# LE MYTHE
# DE LA MALADIE D'ALZHEIMER

# LE MYTHE DE LA MALADIE D'ALZHEIMER

## Ce qu'on ne vous dit pas sur ce diagnostic tant redouté

**Peter J. Whitehouse**
**Daniel George**

Traduit et préfacé par
Anne-Claude Juillerat Van der Linden
et Martial Van der Linden

Imprimé en Belgique

Dépôt légal : 2009

ISBN : 978-2-35327-080-4

# SOMMAIRE

## Partie II

# Science et traitement



## Partie III

# Une nouvelle façon de vivre son vieillissement cérébral



## Épilogue



## Annexes

# LES AUTEURS

Peter Whitehouse est docteur en médecine, titulaire d'un doctorat en psychologie et d'une maîtrise en bioéthique. Il a effectué ses études universitaires à Brown University (Rhode Island) et Johns Hopkins University (Maryland). Il est actuellement professeur à Case Western Reserve University, à Cleveland (Ohio). Il est spécialisé en neurologie gériatrique, neurosciences cognitives et bioéthique « globale ». Ses recherches, innovantes et internationalement reconnues, ont contribué à mieux comprendre la manière dont le cerveau est affecté par ce qu'il avait alors coutume d'appeler la maladie d'Alzheimer et à développer des médicaments destinés à lutter contre cette affection. Son activité clinique intégrative est construite autour du pouvoir qu'ont les récits d'aider les personnes confrontées à des défis cognitifs liés à l'âge. Avec sa femme, il a fondé à Cleveland l'Ecole Intergénérationnelle (« The Intergenerational School »), une école publique en milieu urbain qui rencontre un grand succès.

Daniel George a obtenu en 2009 un doctorat en anthropologie médicale à l'Université d'Oxford, en Angleterre. Originaire de Cleveland (Ohio), il a obtenu son baccalauréat universitaire à l'Université de Wooster dans l'Ohio et sa maîtrise universitaire à Oxford. Il a été assistant de recherche du Dr Whitehouse de 2004 à 2009. Il est actuellement professeur adjoint à Penn State University. Notons en outre qu'il a des aspirations artistiques.

Visitez leur site internet sur www.mythofalzheimers.com.

# LES TRADUCTEURS

Anne-Claude Juillerat Van der Linden est docteure en psychologie, chargée de cours à l'Université de Genève et neuropsychologue à la Consultation mémoire des Hôpitaux Universitaires de Genève.

Martial Van der Linden est professeur de psychopathologie et de neuropsychologie clinique aux Universités de Genève et de Liège.

# PRÉFACE DES TRADUCTEURS

Psychologues ayant tous deux côtoyé, depuis de nombreuses années, des personnes ayant reçu le diagnostic de maladie d'Alzheimer ou redoutant de le recevoir, un profond malaise s'est progressivement installé en nous. Ce malaise résulte de l'identification, non seulement des nombreuses insuffisances dans les pratiques cliniques de diagnostic et d'intervention, mais aussi des nombreux problèmes conceptuels et méthodologiques que pose la recherche actuelle sur le vieillissement cérébral et psychologique.

Au plan de l'évaluation et du diagnostic cliniques, on ne peut qu'être frappé par l'hétérogénéité considérable des profils et des évolutions observés chez les personnes qui consultent pour des difficultés cognitives (de mémoire, d'attention, etc.). Il en va de même pour la multitude des facteurs psychologiques (anxiété, stress, dépression, estime de soi, etc.), environnementaux (précarité, isolement, nutrition, niveau d'éducation, changement de culture, etc.), médicaux (problèmes cardio-vasculaires, insomnie, traumatisme crânien, douleurs chroniques, diabète, alcoolisme etc.) qui sont susceptibles d'influer sur le fonctionnement cognitif de ces personnes et sur son évolution. Il s'ensuit que l'acte consistant à poser un diagnostic (essentiellement sur la base d'un examen neuropsychologique), c'est-à-dire à attribuer une étiquette de maladie à une personne (maladie d'Alzheimer, démence fronto-temporale, démence avec corps de Lewy, etc.) est constamment ressenti comme ayant un caractère éminemment arbitraire. L'extrême complexité des facteurs qui peuvent influer sur les capacités cognitives d'une personne et sur leur évolution nous a amenés à considérer que les critères classiquement utilisés pour distinguer le vieillissement dit normal du vieillissement dit pathologique, ou pour différencier différents types de démences, sont non seulement arbitraires, mais en réalité cliniquement inapplicables. L'hétérogénéité des profils et des évolutions est tout aussi visible dans les examens d'imagerie cérébrale qui ont pour but d'évaluer l'intégrité du fonctionnement du cerveau. Même les examens anatomopathologiques montrent que la majorité des personnes ayant reçu un diagnostic de démence montrent en fait des anomalies cérébrales censées refléter des diagnostics différents (comme, par exemple, la coexistence très fréquente de modifications cérébrales considérées comme le signe d'une maladie d'Alzheimer et de problèmes vasculaires). Plus perturbant encore, les modifications cérébrales considérées comme typiques d'une « démence », de la maladie d'Alzheimer par exemple, se retrouvent également chez des personnes ne présentant aucun signe de détérioration cognitive. Il va sans dire que cette complexité des phénomènes en lien avec le vieillissement cérébral et psychologique, ainsi que le caractère multi-déterminé des tests psychologiques de diagnostic (sans parler des défauts méthodologiques de certains d'entre eux), rend encore plus absurde la création d'une nouvelle catégorie, intermédiaire entre la démence et le vieillissement normal : le trouble cognitif léger (ou « Mild Cognitive Impairment », MCI). Il ne faut pas être grand clerc pour comprendre que cette création répond essentiellement aux motivations économiques des entreprises pharmaceutiques, ravies de voir leur marché potentiel s'accroître. Le concept de MCI est conceptuellement et méthodologiquement très problématique et, en conséquence, son utilisation, tant au plan clinique que de la recherche, nous paraît inacceptable.

En ce qui concerne l'intervention, nous déplorons depuis longtemps le manque chronique de moyens alloués aux interventions psychologiques et sociales centrées sur les activités de la vie quotidienne et exploitant les capacités préservées et les facteurs d'optimisation. Dès la fin des années quatre-vingt, nous avons mis en question l'approche déficitaire de la maladie d'Alzheimer et nous avons indiqué en quoi il était possible d'aider les personnes âgées ayant reçu un diagnostic de « démence » à mener aussi longtemps que possible une existence autonome et plaisante, ainsi qu'à maintenir leur dignité et un sens à leur vie. Depuis lors, les données se sont accumulées pour montrer l'efficacité de divers types d'interventions psychologiques et sociales et pour montrer que ces interventions pouvaient être incorporées dans l'environnement quotidien de la personne, disséminées dans une variété de contextes cliniques et utilisées par différents types de professionnels. Il a également été montré en quoi les proches pouvaient contribuer à ces interventions, que ce soit dans l'adaptation de l'environnement physique de la personne, l'aide à l'utilisation d'aides externes, de facteurs d'optimisation et de capacités préservées ou encore dans le choix des bonnes conditions d'interaction et le soutien à l'image que la personne a d'elle-même. Enfin, l'importance et l'efficacité des interventions psychosociales visant à soutenir les proches ont également été amplement démontrées. En dépit de cela, les interventions se limitent encore très souvent aux traitements par médicament, malgré leur manque d'efficacité globale et les effets secondaires qu'ils peuvent provoquer. Tant les médias que les stratégies de communication des chercheurs, des associations et des firmes pharmaceutiques entretiennent l'attente désespérée du traitement médicamenteux ou biologique « miracle », pour une « maladie » qui est constamment présentée sous une forme apocalyptique. Ceci conduit à susciter l'effroi, voire la honte, chez les personnes qui ont reçu l'étiquette de maladie d'Alzheimer et chez leurs proches, et contribue à les isoler et à les stigmatiser.

La recherche dans le domaine du vieillissement cérébral est principalement le reflet de ce qui se passe dans la pratique clinique : recherches dominées par une approche biomédicale réductionniste en quête du traitement biologique, études visant à identifier les caractéristiques spécifiques des différentes « maladies » dégénératives tout en négligeant largement les questions de recouvrement entre ces « maladies » et du continuum entre les manifestations plus ou moins problématiques du vieillissement, création de nouvelles catégories diagnostiques (comme, par exemple, le MCI, le pré-MCI, le pré-pré-MCI...).

Notre malaise, partagé par nombre de personnes professionnellement engagées dans le domaine du vieillissement et par de nombreux patients et personnes proches, a rencontré le livre écrit par Peter Whitehouse et Daniel George, et il nous est apparu évident qu'il fallait le rendre accessible aux personnes francophones et donc le traduire. Il s'agit indéniablement, tant dans son titre que dans son contenu, d'un livre provocant. Tous les éléments qui nourrissaient notre insatisfaction, et d'autres, y sont développés, à partir de l'expérience clinique et de l'expertise scientifique de Peter Whitehouse (qui est depuis plus de 30 ans un des experts mondialement reconnus de ce qui s'appelle encore la maladie d'Alzheimer, également clinicien au sein d'une consultation spécialisée dans les problèmes de vieillissement cérébral), et sont placés dans un contexte historique et culturel, en profitant du regard de Daniel George (spécialiste de l'anthropologie médicale). Il s'agit aussi d'un livre « à la première personne », reflétant bien la détermination et l'engagement personnels de Peter Whitehouse. Y sont notamment décrits les prises de position et les choix professionnels qu'il a faits en accord avec ses idées (comme par exemple, ne plus collaborer avec les firmes pharmaceutiques ou fonder avec sa femme une école intergénérationnelle).

Cet ouvrage ne se limite donc pas à un ensemble de constats, mais il pousse à penser et surtout à agir autrement par rapport au vieillissement cérébral. Il prône une rupture radicale avec l'approche dominante, à savoir se libérer du concept de maladie d'Alzheimer, pour réintégrer cette soi-disant « maladie » dans le contexte plus large du vieillissement, dans ses multiples expressions plus ou moins problématiques, sous l'influence de nombreux facteurs (environnementaux, psychologiques, biologiques) intervenant tout au long de la vie. Il présente également différentes pistes concrètes qui devraient permettre de différer les manifestations problématiques du vieillissement et d'affronter ce que les auteurs appellent les « défis liés au vieillissement », en conservant des buts et une identité et en restant partie prenante de la société. Les auteurs mettent un accent particulier sur le rôle de la narration dans la construction et le maintien de l'identité, ainsi que dans la transmission intergénérationnelle.

Ce livre n'est en rien obscurantiste : il défend une approche scientifique et une approche du soin qui place la personne humaine et son épanouissement à l'avant-plan, qui assume réellement la complexité des phénomènes et qui accepte de remettre en question ses concepts et ses méthodes. Il n'est pas non plus naïf ou, s'il l'est, c'est en ce qu'il est vrai, sincère et qu'il défend une conception du vieillissement (dans ses diverses expressions) comme faisant partie de la nature même de l'existence. La conception que défend *Le mythe de la maladie d'Alzheimer* est encore minoritaire et peu relayée dans les milieux scientifiques du vieillissement cérébral. Cependant, un nombre grandissant de voix commencent à se faire entendre, rejoignant, au moins en partie, les positions de Peter Whitehouse et Daniel George. Ainsi, dans un éditorial intitulé « Neurologie préventive. De la connaissance à l'action » et publié dans la prestigieuse revue *Neurology* (le numéro de juillet 2009), Miia Kivipelto et Alina Solomon, du Centre de Recherche sur le Vieillissement à l'Institut Karolinska en Suède et du Département de Neurologie de l'Université de Kuopio en Finlande, plaident aussi pour un changement dans la manière de concevoir la démence, qui passerait d'une approche catégorielle extrême de la démence à l'idée d'un continuum de fonctionnement cognitif et d'une approche en termes de lésions cérébrales avec leurs conséquences fonctionnelles à une conception mettant l'accent sur les facteurs de risque de vieillissement cérébral problématique. Elles plaident également pour une plus grande prise en compte des interactions entre différents types de problèmes cérébraux, notamment les pathologies dites neurodégénératives et les pathologies vasculaires. Dans le numéro de novembre 2008 de la revue scientifique *Journal of the American*

*Medical Association*, Vladimir Hachinski du Département des Sciences Neurologiques Cliniques de l'Université de West Ontario au Canada, neurologue réputé et spécialiste de la prévention des accidents vasculaires cérébraux, a publié un commentaire intitulé « Des changements dans la manière de concevoir la démence » qui va clairement dans le même sens. Il insiste lui aussi sur la nécessité d'aborder les déficits cognitifs en termes de continuum, de se focaliser sur les facteurs de risque et de prendre en compte les relations entre problèmes neurodégénératifs et vasculaires. Son constat est clair (p. 2172) : « Le concept de démence est dépassé. Il combine des erreurs de classification catégorielle avec des imprécisions étiologiques. » Plus récemment encore, il a joint sa voix à celles de Peter Whitehouse et Majid Fotuhi pour présenter un nouveau modèle du vieillissement cognitif, prenant en compte la complexité des facteurs en jeu (Fotuhi, Hachinski, & Whitehouse, 2009).

Nous nous sommes efforcés, tout au long de cette traduction, de rester au plus proche de la conception des auteurs et, pour ce faire, nous avons invité Peter Whitehouse à Genève en avril 2009 et avons eu, avec lui et Daniel George, de fréquents contacts dans les mois qui ont suivi. Ceci ne nous exonère néanmoins pas des imprécisions, des déformations, voire des erreurs, que nous aurions laissées dans le texte. Quoi qu'il en soit, ce travail de traduction et les contacts que nous avons entretenus et que nous poursuivons avec les auteurs ont permis de transformer ce qui n'était encore que malaise et réactions ponctuelles en une motivation intrinsèque et affirmée d'agir autrement par rapport aux questions du vieillissement, tant dans nos pratiques cliniques, de recherche et d'enseignement, que dans notre engagement social et politique. Pour cela, ainsi que pour leur disponibilité, nous tenons à remercier vivement Peter Whitehouse et Daniel George.

Anne-Claude Juillerat Van der Linden,
Martial Van der Linden,
septembre 2009

Hachinski, V. (2008). Shifts in thinking about dementia. *Journal of the American Medical Association, 12*, 2172- 2173.

Kivipelto, M., & Solomon, A. (2009). Preventive neurology. On the way from knowldege to action. *Neurology, 73*, 168-169.

Fotuhi, M., Hachinski, V., & Whitehouse, P. (2009). Changing perspectives regarding late-life dementia. *Nature Reviews. Neurology AOP*, publié en ligne le 17 novembre 2009; doi:10.1038/nrneurol. 2009. 175

Note des traducteurs

Certaines informations contenues dans ce livre concernent spécifiquement les Etats-Unis. Aussi, nous avons systématiquement adapté ces informations pour les rendre accessibles à un lectorat francophone et ce, via l'insertion de notes en fin d'ouvrage marquées d'une indication N.D.T. (note des traducteurs).

# AVANT-PROPOS DES AUTEURS

En réfléchissant et en écrivant sur l'émergence du concept de maladie d'Alzheimer et sur son statut dans toute notre vie, nous nous sommes efforcés de trouver le bon ton pour exprimer nos critiques à l'encontre du champ de cette maladie. Quantité de chercheurs travaillant dans ce domaine sont des amis de Peter. Ce sont des personnes engagées, qui travaillent dur et qui ont consacré leur vie à trouver une solution à ce qui est à l'évidence une de nos « maladies » les plus redoutées.

Aucun de nous deux ne souhaite dénigrer qui que ce soit, mais nous voulons remettre en question les hypothèses actuellement les plus répandues dans le domaine de la maladie d'Alzheimer – un domaine qui semble déformer les données fondamentales relatives au vieillissement cérébral et ignorer les implications sociales de la monstrueuse histoire de la maladie d'Alzheimer qu'il propage ; un domaine dans lequel les catégories diagnostiques se sont durcies et dont l'imagination morale[1] s'est progressivement dissipée ; un domaine qui contribue à la séparation des « victimes » de la maladie d'Alzheimer du reste de la population, tout en poursuivant trop souvent des objectifs intéressés.

En mettant en question le mythe de la maladie d'Alzheimer, nous souhaitons encourager nos collègues – tout particulièrement celles et ceux qui s'occupent de patients âgés – à s'engager dans une réflexion approfondie concernant la maladie d'Alzheimer, leur donner l'occasion de reconnaître l'immense pouvoir que les mots et les étiquettes ont dans notre existence, tout en les amenant à réfléchir aux limites de notre capacité à guérir une « maladie » autour de laquelle nous avons construit un mythe culturel si terrifiant. L'année 2007, 100e anniversaire de la publication du premier article d'Aloïs Alzheimer sur la maladie qui porte maintenant son nom, constituait une bonne opportunité pour mener une telle réflexion.

Nous désirons aussi sensibiliser les lecteurs qui font face à leur propre vieillissement ainsi qu'à celui de leurs proches. L'expérience de plus d'un quart de siècle que Peter a accumulée dans ce domaine l'a convaincu que notre approche de la maladie d'Alzheimer devait complètement changer. Les histoires singulières dont les personnes et les familles sont porteuses concernant la vieillesse ne peuvent pas être captées par la conception simpliste et réductionniste de la maladie d'Alzheimer. Bien que Peter ait appliqué (quoique avec réticence) l'étiquette de maladie d'Alzheimer à ses patients pendant trois décennies, il s'est maintenant rendu compte de l'inadéquation de cette appellation. Bien qu'il ait été chargé de trouver des approches thérapeutiques en tant qu'expérimentateur, participant à des essais cliniques ou consultant auprès d'entreprises pharmaceutiques, il croit maintenant qu'il y a de meilleures façons d'améliorer l'existence des personnes qui lui demandent conseil. Nous comprenons qu'*une partie* de la population vieillissante recherche le confort apparent d'un diagnostic médical et nous souhaitons respecter ces personnes, tout en proposant de nouvelles idées pouvant les aider à alléger leur souffrance et mener à une amélioration de leur situation dans cette grande lutte personnelle et familiale. L'espoir de Peter est que les idées et les valeurs exprimées dans cet ouvrage puissent aider ses patients actuels et futurs à profiter d'une meilleure qualité de vie durant leur vieillesse.

Les individus issus de la génération du baby-boom vont révolutionner notre façon de vieillir et vont poursuivre la mise en question de la vision traditionnelle de la retraite et de la vieillesse qui valait pour leurs parents. Ils ont été de créatifs preneurs de risque et ils continueront d'aspirer à une meilleure qualité de vie durant leur vieillesse. Leur sagesse, leurs connaissances et leurs ressources sont à même de transformer notre approche culturelle de la retraite, alors que leur détermination (et peut-être leur droit à ce qu'il en soit ainsi) supprimera les nombreux stéréotypes, stigmates et préjugés que l'on a au sujet de la vieillesse. L'espèce humaine entre dans une période complexe, dans laquelle de nouvelles priorités de santé émergent et de nouvelles façons de penser notre société, notre corps et notre esprit vieillissants sont grandement nécessaires.

Pour aboutir à un nouveau cadre conceptuel qui pourrait nous aider à nous adapter au vieillissement du XXI^e^ siècle, il faut parler de la maladie d'Alzheimer, l'étaler au grand jour et la considérer selon une perspective plus éclairée. Si nous engageons un dialogue authentique et ouvert sur le mythe de la maladie d'Alzheimer, nous en apprendrons tous beaucoup sur nous-mêmes. Plus important encore, nous pouvons commencer à nous émanciper des approches conventionnelles et dépassées du vieillissement cérébral. Après tout, il n'existe pas une manière unique de concevoir le vieillissement. En contestant le cadre conceptuel de la maladie d'Alzheimer, qui n'est pas particulièrement pertinent ou utile pour les personnes vieillissantes et dont la portée est sérieusement limitée, nous pouvons commencer à entrevoir de nouvelles stratégies pour bien vieillir au XXIe siècle.

Pour celles ou ceux parmi nous qui souhaitent reformuler la manière dont notre culture conçoit le vieillissement et se risquer à raconter notre propre histoire du vieillissement, en ce moment critique de l'histoire humaine, nous nous réjouissons de leur participation qui contribuera à en finir avec le concept de maladie d'Alzheimer et à amener les êtres humains vieillissants – et donc nous tous – vers un avenir meilleur, plus sain et plus réellement porteur d'espoir.

Peter Whitehouse et Danny George,
Cleveland, Ohio, 2007

# PRÉFACE DES AUTEURS

*Le mythe de la maladie d'Alzheimer* vous offrira un nouveau point de vue sur le vieillissement cérébral, qui vous aidera, ainsi que les membres de votre famille, à mieux comprendre la maladie d'Alzheimer (ce que la maladie d'Alzheimer est et ce qu'elle n'est pas, qui a intérêt à ce que l'on vous attribue l'étiquette de maladie d'Alzheimer...) et, plus important encore, comment vous pouvez éviter ce diagnostic, maintenir la qualité de votre cerveau – et, plus largement, votre qualité de vie – à mesure que vous vieillissez, et donner du sens au vieillissement plutôt que de le craindre. Vous apprendrez également comment notre société peut aider les familles et les communautés à s'adapter aux défis du vieillissement cérébral et comment nous pouvons, à titre individuel, agir pour faire avancer les choses.

Je n'ai pas de solution miracle pour empêcher le vieillissement cérébral et je ne prétends pas disposer du remède qui guérit de la maladie d'Alzheimer, mais je propose une thérapie puissante – une nouvelle histoire, qui permet d'approcher le vieillissement cérébral en sapant le mythe destructeur de la maladie d'Alzheimer que l'on propage aujourd'hui. Comme mon ami et collègue Mark Turner l'a écrit, l'imagination narrative – la capacité de raconter des histoires – est un instrument fondamental de la pensée. La plupart de nos connaissances et de nos pensées sont organisées sous forme d'histoires et, de fait, les histoires constituent pour nous un moyen-clé de donner sens au présent, de nous projeter dans le futur, de planifier et de créer notre vie[1]. Le développement d'une nouvelle approche du vieillissement cérébral requiert que l'on raconte une nouvelle histoire nous permettant de dépasser le mythe de la maladie d'Alzheimer et d'aller vers une meilleure qualité de vie pour toutes les personnes vieillissant dans notre société.

## MISE EN PLACE DU DÉCOR

Aujourd'hui, l'espérance de vie moyenne aux Etats-Unis est d'environ 82 ans pour les femmes et 77 ans pour les hommes. Tandis que vous progressez sur le chemin de la vieillesse, vous devriez pouvoir le faire à votre manière et non sous l'influence ou la guidance excessive d'une profession médicale et d'une industrie pharmaceutique qui peuvent ne pas avoir toujours vos intérêts à cœur. Le paysage du vieillissement au XXIe siècle est en train de changer et la conception simpliste, unidimensionnelle de la maladie d'Alzheimer commence à s'effriter.

Dans d'autres pays, l'espérance de vie est plus longue qu'aux Etats-Unis, en dépit de notre richesse disproportionnée. En tant que société, nous devons nous demander pourquoi il en est ainsi.

Cet ouvrage va remettre en question les opinions et les hypothèses traditionnelles concernant la maladie d'Alzheimer. Il vous éclairera, vous donnera de l'espoir pour votre propre vieillissement, vous incitera à vous débarrasser des appellations stigmatisantes que des médecins comme moi ont trop rapidement appliquées et vous aidera à progresser sur la voie du vieillissement. A défaut d'autre chose, il vous rendra plus informé, en vous racontant une fascinante histoire : comment un seul cas médical « étrange », observé par le Dr Aloïs Alzheimer en 1906, est devenu une maladie généralisée, qui a grossi pour devenir un mastodonte du marketing et de la recherche, pesant chaque année 100 milliards de dollars[2] et touchant plus de 25 millions de personnes dans le monde.

Dans ce livre, je vais répondre aux questions suivantes :

- La maladie d'Alzheimer est-elle vraiment une maladie ?
- Quelle est la différence entre un cerveau vieillissant naturellement et un cerveau atteint de maladie d'Alzheimer ?
- Quelle est l'efficacité actuelle des médicaments contre la maladie d'Alzheimer ? Valent-ils l'argent que l'on dépense pour eux ?
- Quel type d'espoir la science a-t-elle réellement quant à la découverte d'un traitement pour les pertes de mémoire ? Y a-t-il d'autres interventions qui puissent préserver la vivacité de nos corps et de nos esprits vieillissants ?
- Quelles sont les promesses réellement tenues par la recherche génétique ?

- A quoi ressemblerait un monde sans maladie d'Alzheimer et comment nous, en tant qu'individus et que communautés humaines, pouvons-nous y arriver ?

Les parties une et deux de ce livre dévoileront le caractère non fondé du cadre clinique, politique et scientifique dans lequel s'inscrit la maladie d'Alzheimer et expliqueront pourquoi il reste si difficile de traiter ou de guérir cet état.

La partie trois examine les mesures préventives qui peuvent être prises pour réduire le risque de vieillissement cognitif et illustre la manière dont on peut maintenir sa vitalité cognitive et garder le sentiment de s'épanouir et de contribuer à la société à mesure que l'on vieillit. Je fournirai des réponses pratiques concernant le moment où il faut aller voir un médecin pour une perte de mémoire et j'expliquerai comment trouver la bonne équipe médicale, comment se faire entendre dans un service médical et comment développer une relation de collaboration avec son médecin traitant lorsque l'on est confronté aux difficultés liées au vieillissement cérébral. Comme j'ai travaillé avec des milliers de patients présentant divers degrés de difficultés cognitives, je pourrai aussi vous conseiller sur la manière dont vous et votre famille pouvez intégrer les pertes de mémoire à votre vie et faire face au pire des scénarios : un diagnostic de maladie d'Alzheimer.

Cette conception enrichie – cette nouvelle histoire, établie sur une base solide de connaissances – vous aidera à prendre des décisions pour vous et pour les personnes qui vous sont chères, à réduire votre état de stress, et vous donnera de l'espoir, des buts et des conseils pour vieillir avec dignité et avec un sentiment d'utilité tandis que vous vous embarquez pour le voyage difficile du vieillissement cérébral.

## VAINCRE LA TYRANNIE DE LA MALADIE D'ALZHEIMER

Ce livre n'atténue pas les besoins bien réels de ceux qui souffrent des tourments les plus profonds de la sénilité, de fonctions corporelles altérées, d'errance, de changements d'humeur, d'idées délirantes et d'hallucinations et d'une dépendance 24 heures sur 24. Je m'élève contre la vision traditionnelle de la maladie d'Alzheimer, qui a été enracinée chez chacun d'entre nous – selon laquelle les personnes affligées de la « maladie » dite d'Alzheimer souffrent d'une perte totale et dévastatrice de leur identité, résultant d'un événement pathologique, tandis le reste de la population tremble dans la peur de son propre vieillissement et est dans l'attente d'un traitement biologique. Les affections neurodégénératives ne « réclament » pas leur lot de personnes âgées, elles ne les dominent pas non plus, ni ne dégradent leur humanité : elles modifient simplement la manière dont nous vivons nos vies. *Comme vous l'apprendrez dans ce livre, il n'existe rien qui puisse être qualifié de « victime de la maladie d'Alzheimer » ou de « perte totale de l'identité ». La maladie n'est jamais plus forte que la personne.*

Le mythe de la maladie d'Alzheimer voudrait que nous pensions différemment. Beaucoup de ceux et celles qui reçoivent le diagnostic de maladie d'Alzheimer ou de son soi-disant précurseur, le « Trouble Cognitif Léger » (Mild Cognitive Impairment ; MCI), craignent que leur déclin se transforme en une chute libre vers une perte totale de la mémoire – une véritable « perte d'identité », une « érosion de l'individualité », des « funérailles qui n'en finissent pas ».

## UNE RÈGLE D'OR

En tant que médecin ayant eu le privilège de travailler en étroite collaboration avec des milliers de patients durant les trois dernières décennies, je peux vous dire que chaque cerveau vieillit selon une trajectoire différente. Certains cerveaux vieillissent en suivant une pente douce, d'autres chutent beaucoup plus rapidement et d'autres encore s'infléchissent doucement, puis plongent vers la fin. Quand je vois des patients, je tiens parfois ma main gauche perpendiculairement au sol afin d'illustrer ce point, en expliquant que la trajectoire du vieillissement varie de la même manière que l'orientation de mes doigts. Mon pouce peut en fait pointer vers le haut – certaines personnes s'améliorent – mais mes autres doigts montrent diverses vitesses de déclin. Quand bien même nous perdrons tous progressivement certaines de nos capacités cognitives avec l'âge, *Le mythe de la maladie d'Alzheimer* montrera aux lecteurs qu'il n'existe rien qui s'apparente à une « maladie d'Alzheimer » réclamant ses victimes âgées ou érodant notre identité personnelle et qu'il n'existe pas non plus une trajectoire ou une série de stades progressifs[3] que nous serions tous condamnés à traverser si nous recevions l'étiquette de maladie d'Alzheimer ou de Trouble Cognitif Léger (ou MCI).

Il ne s'agit pas simplement d'une controverse sémantique sur les notions de « *maladie d'Alzheimer* » et de « *sénilité* ». Les scientifiques ne peuvent toujours pas se mettre d'accord sur ce qu'est la maladie

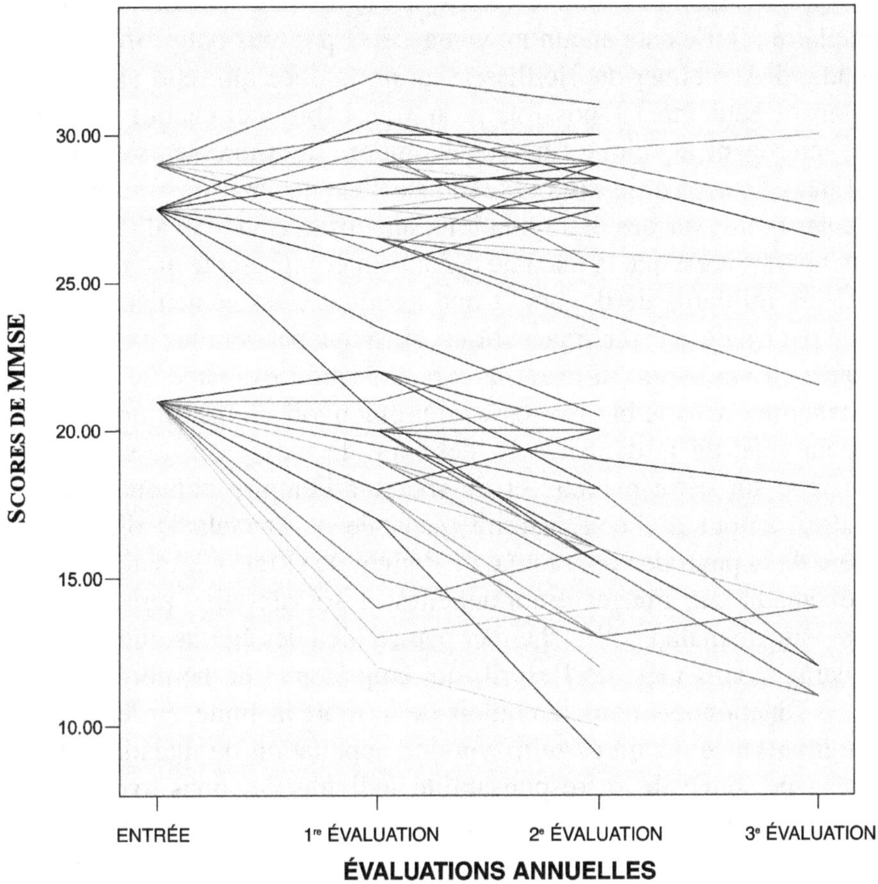


**Figure 1. La variabilité du vieillissement cérébral.**
Chaque ligne représente un participant à notre programme de recherche et son évolution au fil du temps (jusqu'à trois ans). Les données d'autres centres dans le monde auraient la même allure. Le Mini Mental Status Examination (MMSE) est un test simple d'habiletés cognitives, dont les résultats varient de 0 à 30 (meilleur score). Le graphique montre trois groupes de personnes testées à plusieurs reprises : les personnes normales (ligne du haut, avec les meilleurs scores qui ont tous été arbitrairement transformés pour partir du même point), les personnes qui ont reçu un diagnostic de trouble cognitif léger (Mild Cognitive Impairment ; MCI) et les personnes qui ont reçu un diagnostic de maladie d'Alzheimer (scores les plus faibles à l'entrée). Les rythmes d'évolution au fil du temps sont assez variables, avec un important chevauchement entre les trois groupes. En fait, dans certains cas, on constate que les personnes avec démence améliorent leurs scores – il n'y a pas une trajectoire de déclin caractéristique pour la maladie d'Alzheimer, le MCI ou le vieillissement normal. (Analyse et présentation des données reproduites avec l'autorisation de McKee McClendon, University Memory and Aging Center, University Hospitals Case Medical Center.)

d'Alzheimer. Comme vous le verrez, il s'agit d'une maladie sans définition claire ; il n'existe aucun moyen accepté par tous pour différencier la maladie d'Alzheimer du vieillissement normal, ce qui rend ainsi chaque diagnostic seulement « possible » ou « probable » et chaque cas individuel hétérogène et unique dans son évolution. Les traitements existants ne sont pas efficaces et le discours tenu sur l'existence d'un « remède » est basé sur la foi, sur des extrapolations scientifiques non évaluées. Ce que nous savons, c'est que la maladie d'Alzheimer représente une industrie de plusieurs milliards de dollars et que l'étiquette est véhiculée en grande partie par l'industrie pharmaceutique, ainsi que par certains experts scientifiques ou autres qui utilisent la caractérisation exagérée de la maladie d'Alzheimer dans le but intéressé de promouvoir un maximum d'inquiétude au sujet de la démence et, dès lors, de maximiser le soutien à la recherche sur cette maladie et de soutenir l'empire clinique qui a été construit autour d'elle. L'histoire médicale de la maladie d'Alzheimer génère de la peur, de la paranoïa, de l'angoisse et une stigmatisation, tout en évoquant des images émotionnelles et sociales très puissantes. Un diagnostic de maladie d'Alzheimer peut, à bien des égards, faire office de condamnation à mort de l'esprit, qui emprisonne de nombreux adultes encore fonctionnels dans le couloir de la mort mentale. En essayant de déstigmatiser le déclin cognitif via une appellation de maladie qui exonère la personne de sa responsabilité individuelle, nous avons en fait aggravé l'ostracisme dont sont victimes les personnes « malades ». Les mots que nous utilisons pour décrire les maladies peuvent faire du mal, émotionnellement et socialement.

> Rappelez-vous que les maladies peuvent aller et venir. Quand je donne une conférence, je raconte souvent que, dans les années 1800, la « drapétomanie » était considérée comme une maladie qui poussait les esclaves à s'enfuir ! De nos jours, c'est le vieillissement qui est considéré par certains comme une maladie qu'il faut guérir[4].

Cette conception actuelle – ce *mythe* de la maladie d'Alzheimer – nous empêche de voir le potentiel de vitalité, d'épanouissement et même de sagesse qui existe encore tout au long de nos années de déclin. Dans *Le mythe de la maladie d'Alzheimer*, j'accepterai d'affronter les forces puissantes qui ont façonné cette conception erronée et trompeuse et je libérerai nos esprits et nos corps de la tyrannie de l'histoire de la maladie d'Alzheimer, de sorte que nous puissions choisir de vieillir à notre propre manière.

> *« La conquête de la peur est le début de la sagesse. »*
>
> ~ Bertrand Russell[5]

La création d'une nouvelle conception du vieillissement cérébral peut non seulement modifier nos croyances et nos attitudes à l'égard du vieillissement, mais elle peut aussi changer nos choix de soins lorsque nous vieillirons. Envisager le vieillissement cérébral, non pas comme une maladie, mais comme un processus de toute une vie, exposé à de nombreux défis, changera toute notre approche du vieillissement et ajoutera de la qualité à nos dernières années et à la vie des personnes qui nous sont chères. En fait, il y a au cœur d'une conception plus éclairée de la maladie d'Alzheimer une vision plus optimiste et réaliste de ce que cela signifie d'être un être humain vieillissant en relation avec d'autres êtres humains qui vieillissent également. Le langage que nous utilisons a une grande importance. Si nous pouvons apprendre à penser et à parler différemment du vieillissement cérébral – à raconter une autre histoire de nous-mêmes qui vieillissons – nous pourrons mieux aider les personnes et leurs familles à faire face au déclin cognitif.

## MON POINT DE VUE

Au cours des trente dernières années, j'ai travaillé en tant que neurologue spécialisé en gériatrie et vu des milliers de patients luttant contre les défis du vieillissement cérébral. Dans les années 1980, les découvertes que j'ai faites en tant que chercheur à l'Université Johns Hopkins ont contribué au développement des premiers médicaments approuvés pour le traitement de la maladie d'Alzheimer. Bien que je continue à parler de ce que j'avais l'habitude de qualifier de « maladie d'Alzheimer » lors de conférences de par le monde et que j'aie été jusqu'en 2007 consultant pour l'industrie pharmaceutique dans le cadre du développement de médicaments, j'ai lentement modifié ma pratique et me suis écarté de l'approche biomédicale dominante pour essayer de fournir de meilleurs soins aux patients. Certains pourront considérer que mon approche n'est pas orthodoxe, mais j'ai souvent été élu parmi les meilleurs médecins des Etats-Unis (« Top Doctors in America ») et mes patients me complimentent régulièrement sur la nature des soins qu'ils reçoivent.

**Lettre d'une patiente**

« Mon mari a été un patient du Dr Whitehouse depuis qu'il a présenté des signes de démence débutante, voici environ 10 ans. Je ne pense pas que mon mari ou moi-même serions encore en aussi bon état émotionnel ou fonctionnel aujourd'hui sans le soutien bienveillant et compétent du Dr Whitehouse. Tant par sa connaissance des traitements médicamenteux (dans certains cas à la pointe de la recherche) que par son suivi attentif des capacités de mon mari, le Dr Whitehouse a été comme un cadeau du ciel pour mon mari. Et, peut-être plus important encore, les conseils et le soutien émotionnel que le Dr Whitehouse m'a fournis m'ont encouragée et soutenue dans ce difficile défi. Son style médical affectueux, empathique et personnalisé, est un retour au médecin de campagne d'il y a cent ans. »

Helen Krantz, printemps 2006.

Outre mon activité clinique, j'ai été consultant pour de nombreuses multinationales pharmaceutiques, y compris en siégeant dans des comités consultatifs, et j'ai gagné en moyenne 50 000-75 000 dollars de salaire supplémentaire chaque année au cours des vingt dernières années – soit un total de plus d'un million de dollars de revenus personnels au cours de ma carrière. J'ai aussi reçu des subventions pour diverses activités de recherche ou de formation s'élevant à quelques millions supplémentaires. En tant que promoteur du Groupe de Travail International pour l'Harmonisation des Directives concernant les Médicaments contre la Démence (« International Working Group for the Harmonization of Dementia Drug Guidelines »), un groupe visant à l'amélioration de l'efficacité du développement des médicaments, et en tant que leader dans de nombreuses organisations internationales, j'ai voyagé autour du monde pour aider au développement d'interventions plus efficaces pour la maladie d'Alzheimer et les troubles apparentés. Bon nombre de ces voyages ont été subventionnés par les dollars de l'industrie pharmaceutique.

Mon engagement auprès de l'industrie m'a permis de comprendre de l'intérieur les compagnies pharmaceutiques et de découvrir les sources de sa puissance, ainsi que certains des mécanismes de duperie auxquels elle recourt. Mes efforts m'ont valu un minimum d'influence sur ces compagnies et le droit de présenter ma conception sur la manière dont elles et le corps médical devraient agir, au bénéfice du monde plutôt qu'à celui des actionnaires. Du fait de mes années d'expérience, je suis bien conscient des forces sociales qui sont en jeu dans le domaine de la maladie d'Alzheimer et je veux maintenant partager ce que j'ai appris avec un lectorat aussi large que possible, y compris les personnes associées à l'industrie pharmaceutique et aux associations Alzheimer.

Si *Le mythe de la maladie d'Alzheimer* aspire à modifier la manière dont les compagnies pharmaceutiques font des affaires, c'est un livre qui, fondamentalement, est destiné à celles et ceux qui sont nés durant la période de forte natalité qui a suivi la Seconde Guerre mondiale et qui vieillissent (ceux que l'on a coutume d'appeler les « baby-boomers »), aux professionnels des soins de santé, ainsi qu'à quiconque souhaite me rejoindre pour amener à une compréhension nouvelle de la maladie d'Alzheimer et à une prise de contrôle de son propre vieillissement cérébral.

> *« Chaque être humain est l'auteur de sa propre santé ou maladie. »*
>
> ~ BOUDDHA

# PARTIE I

# L'histoire d'une maladie

# Introduction

## RÉVÉLER LE MYTHE DE LA MALADIE D'ALZHEIMER

> *« Si, au départ, l'idée n'est pas absurde, alors, il n'y a aucun espoir. »*
>
> ~ Albert Einstein

Lorsque nous pensons aux mythes, nous pensons habituellement à des histoires intemporelles de dieux, de héros et de monstres, qui divertissent et captivent. Depuis le siècle des Lumières, la mythologie a été considérée comme étant du ressort d'esprits plutôt primitifs – quelque chose que l'humanité a dépassé en embrassant la méthodologie scientifique. Mais la science a-t-elle réussi à purger la civilisation contemporaine de tous les mythes ? Je ne pense pas que ce soit le cas, ni que cela le devienne jamais.

En fait, bien que nous dépendions de l'objectivité de la science, des domaines sous influence scientifique, comme la médecine, sont fréquemment en proie à leurs propres mythes et méprises. La cause en est, comme le croyait l'anthropologue Claude Lévi-Strauss, que chaque mythe – que ce soit un dieu lançant un éclair d'une montagne, un héros s'engageant dans des aventures poignantes remplies de sirènes, de tempêtes et de bêtes féroces ou une génération de scientifiques essayant de combattre une maladie particulière de la vieillesse – est conduit par le besoin d'aborder les complexités de la condition humaine et d'essayer de résoudre les paradoxes qui nous plongent dans la perplexité[1]. A notre époque moderne, qui a vu de remarquables avancées scientifiques et technologiques amener de la qualité à la vie humaine, et l'accroître, nous découvrons des défis majeurs à notre rationalité et à nos valeurs alors que la science tente de comprendre l'organe mystérieux de notre pensée rationnelle – le cerveau – et les processus réels du vieillissement cérébral. Des profondeurs de ce paradoxe s'est élevé un monstre de 100 ans ; il se nomme « maladie d'Alzheimer ».

## LE MYTHE DE LA MALADIE D'ALZHEIMER

La maladie d'Alzheimer représente ce par quoi notre culture a tenté de donner un sens à un processus naturel (le vieillissement cérébral) que nous ne pouvons pas contrôler. Tout comme les civilisations passées recouraient à des explications mythiques pour des événements naturels qu'elles étaient incapables de comprendre, nous avons créé un adversaire : une terrifiante maladie du cerveau contre laquelle nos scientifiques se battent. Les piliers de ce mythe sont les suivants :

### La maladie d'Alzheimer est une maladie singulière

En dépit de la croyance largement répandue qu'il existe une maladie appelée maladie d'Alzheimer contre laquelle la science est en guerre, ce que l'on ne dit pas au public, c'est que cette prétendue maladie d'Alzheimer ne peut pas être différenciée du vieillissement normal et qu'il n'y a pas deux trajectoires de la maladie qui soient identiques. Comme vous l'apprendrez, il n'existe pas un profil biologique de la maladie d'Alzheimer qui se répète d'une personne à l'autre et tous les marqueurs biologiques de la maladie d'Alzheimer sont aussi les marqueurs du vieillissement cérébral normal.

### Les gens « attrapent » la maladie d'Alzheimer en vieillissant

C'est comme si, chaque année, un nombre croissant de personnes étaient victimes de la maladie d'Alzheimer. Les journaux et les magazines voudraient nous faire croire que la maladie d'Alzheimer se propage à travers les populations humaines, et particulièrement parmi les « baby-boomers », comme une épidémie revendiquant des millions de victimes supplémentaires.

Toutefois, ce que l'on ne vous dit pas, c'est que nous ne savons même pas comment diagnostiquer la maladie d'Alzheimer, et encore moins répertorier le nombre de victimes de cette maladie. Comme il n'existe pas de profil biologique unique de la maladie, tout diagnostic clinique est considéré comme « probable » – et, à vrai dire, même l'examen post-mortem ne permet pas de différencier une soi-disant victime de la maladie d'Alzheimer d'une personne qui a vieilli normalement. L'affirmation selon laquelle un diagnostic de maladie d'Alzheimer « certaine » peut être posé après le décès est donc elle-même contestable. L'étalon-or de la neuropathologie est un peu terni. Personne « n'attrape » jamais réellement une maladie singulière dite d'Alzheimer et il n'y a aucune preuve que la maladie d'Alzheimer se propage parmi la population du baby-boom, si ce n'est que le monde vieillit et qu'il y a davantage de personnes d'âge moyen à risque de présenter un phénomène de vieillissement cérébral.

### Nous pouvons trouver un remède contre la maladie d'Alzheimer grâce à l'investissement soutenu de nos dollars publics et privés

Le mythe selon lequel la maladie d'Alzheimer est une maladie séparée du vieillissement porte aussi la promesse que la science gagnera un jour la « guerre » contre cette maladie. Mais, si la maladie d'Alzheimer ne peut pas être différenciée du vieillissement cérébral normal, pour guérir la maladie d'Alzheimer, nous devrions littéralement arrêter le processus naturel du vieillissement cérébral. Je ne suis pas seul à mettre en doute ce mythe. Comme vous le lirez, même des scientifiques travaillant sur la maladie d'Alzheimer vous diront que la découverte d'un remède est peu probable et que nous devrions investir plus sagement notre argent en le destinant à la prévention et aux soins plutôt que de le consacrer essentiellement à la recherche d'un remède. Toutefois, comme le mythe de la fontaine de Jouvence a captivé les civilisations passées, la promesse d'une panacée pour l'une de nos « maladies » les plus redoutées constitue un mythe culturel fort, approvisionné par de puissantes compagnies pharmaceutiques, par des organisations de soutien et par des chercheurs privés qui ont beaucoup de profit à en tirer. C'est un mythe qui nous a séduits et la combinaison d'un battage médiatique et de la peur qu'il inspire a déformé nos attentes et notre compréhension vis-à-vis de nos cerveaux vieillissants.

## MON HISTOIRE

Depuis près de 25 ans, j'ai été un leader dans le champ de la maladie d'Alzheimer et j'ai aidé des organisations Alzheimer au niveau international ainsi que des compagnies pharmaceutiques à façonner les règles,

les directives et les catégories diagnostiques, et ce en acceptant les approches cliniques de la maladie d'Alzheimer. Mes expériences et mes relations avec d'autres collègues m'ont valu une influence et un pouvoir tels que j'ai pu devenir ce que la communauté scientifique appelle un « meneur d'opinion[2] », quelqu'un qui guide la pensée conventionnelle sur un thème particulier.

Au début de ma carrière, alors qu'aucun médicament n'avait été spécifiquement approuvé pour la maladie d'Alzheimer et que les compagnies pharmaceutiques ne savaient trop comment procéder pour en développer un, elles m'ont contacté et ont écouté mes idées et mes opinions quant à la manière de traiter les personnes présentant des problèmes de mémoire. Une fois que les médicaments ont fait leur chemin vers la commercialisation dans les années quatre-vingt-dix, la relation a changé. Plutôt que de s'intéresser à mes idées et d'en tenir compte, c'était comme si l'industrie pharmaceutique voulait changer *mon* esprit et me convaincre qu'il valait la peine de donner ses médicaments à mes patients. Cette focalisation sur les approches biologiques du vieillissement cérébral dans notre société a modifié toute la dynamique du domaine, en s'éloignant des soins aux patients et à leurs familles pour se diriger vers les médicaments comme moyens principaux d'assurer la qualité de vie. Trop souvent, les patients âgés et leurs familles quittent le cabinet médical sans grand chose de plus qu'une ordonnance (qui comprend souvent plusieurs médicaments) et la peur générée par le mythe de la maladie d'Alzheimer, en sachant peu de choses quant à la manière de prendre effectivement en charge la situation.

C'est inhumain et inexcusable.

Maintenant, à l'occasion du centième anniversaire de la première description d'un cas de maladie d'Alzheimer, je me sens obligé de partager mes histoires et les révélations que j'en ai tirées, d'informer le public sur la manière dont j'ai – en tant que chercheur et clinicien ayant consacré toute ma vie à la maladie d'Alzheimer – évolué pour épouser une position idéologique différente, qui transforme une part significative de ce en quoi j'ai cru en tant que professionnel fournissant des soins à des patients. Ayant passé ma vie à étudier et traiter le vieillissement et les maladies humaines dans les institutions scientifiques, politiques, économiques et sociales en lien avec la maladie d'Alzheimer (universités, hôpitaux, entreprises pharmaceutiques), je suis prêt à affronter le pouvoir que le mythe dominant de la « maladie d'Alzheimer » a sur nous, à aider les gens à voir ce que j'ai vu et à réfléchir de manière critique à l'évolution des idées qui s'est produite au cours des dernières décennies, évolution qui a modelé la manière dont nous percevons le vieillissement de notre corps et de notre esprit, ainsi que la manière dont nous agissons à son égard. Je veux présenter clairement une histoire du vieillissement cérébral qui puisse être un point de départ pour nous aider à mieux faire face et à mieux nous préparer aux difficultés du déclin cognitif.

Nous ne pouvons plus imaginer en toute sécurité que la marche du progrès dans la « guerre contre la maladie d'Alzheimer » va dans le bon sens et au bon rythme ; nous ne pouvons plus conserver l'illusion mythique que la bataille contre la maladie d'Alzheimer est une bataille contre une maladie spécifique que, finalement, nous « gagnerons » ; nous ne pouvons plus continuer de regarder les personnes vieillissantes, si empêtrées qu'elles soient dans leurs difficultés, comme étant, d'une certaine manière, « malades ». *Définir le vieillissement cérébral comme une maladie et ensuite tenter de le soigner est fondamentalement non scientifique et erroné. En bref, la maladie d'Alzheimer est un mythe centenaire qui est dépassé. Tout le cadre scientifique, technologique et politique concernant le vieillissement doit être réévalué, afin de mieux servir les patients et leurs familles et ainsi aider les personnes à maximiser leur qualité de vie alors qu'elles progressent sur le chemin du vieillissement cognitif.*

## L'HISTOIRE DE FRANK ET FRAN

**Frank J.**
**68 ans**
**1 m 83**
**86 kg**

**Inquiet au sujet de ses défaillances de mémoire récente**

Frank est un éditeur de journaux à la retraite de Boston, à qui ses oublis des événements récents font craindre une maladie d'Alzheimer. Craignant le pire, il a exploré le site internet de l'Association Alzheimer pour en savoir plus sur son état. Selon le site, « la maladie d'Alzheimer est un trouble cérébral progressif qui détruit graduellement la mémoire d'une personne, ainsi que sa capacité d'apprendre, de raisonner, de se faire une opinion, de communiquer et de réaliser les activités de la vie quotidienne ». Frank obtient le nom d'un neurologue local par une amie médecin et a l'intention de prendre un rendez-vous.

**Fran W.**
**57 ans**
**1 m 65**
**60 kg**

**Problèmes de mémoire et désorientation spatiale**

Fran est une bibliothécaire pour enfants retraitée, confrontée à des problèmes de mémoire qui ont jeté le désordre dans son existence. Elle oublie fréquemment l'heure et la date et est devenue anxieuse, obsédée par ses factures et sa correspondance qu'elle a commencé à entreposer dans des cartons à chaussures sous son lit, selon un système de rangement élaboré. Trois semaines plus tôt, elle s'est trouvée désorientée au volant et a roulé dans une banlieue voisine de Baltimore, où elle a reçu une amende pour avoir presque causé un accident en tournant à gauche alors qu'elle se trouvait sur la présélection de droite. La famille de Fran s'est inquiétée à son sujet, d'autant plus que son père est décédé 25 ans plus tôt avec une démence sévère. Sa famille l'a convaincue de prendre un rendez-vous chez un neurologue recommandé par un ami.

Frank et Fran ont tous deux consulté leur médecin accompagnés de membres de leur famille – Frank avec son fils Patrick et Fran avec sa fille Beth.

Le médecin de Frank est entré dans la pièce d'un air soucieux et lui a rapidement serré la main, ainsi qu'à son fils. Ouvrant le dossier de Frank, il lui demande de décrire ses problèmes de mémoire et procède à un examen physique. Il examine successivement l'audition, la vision, la force musculaire et la sensibilité et prend silencieusement des notes dans son dossier. Il administre ensuite à Frank un bref test de mémoire, durant lequel Frank peste à voix haute parce qu'il est clair qu'il a l'esprit embrumé aujourd'hui.

« Vous savez, Docteur, j'étais journaliste et j'ai l'habitude de réduire une histoire aux éléments essentiels, dit Frank. Il se peut que je n'apprécie pas ce que j'entendrai, mais lorsque vous me direz ce que j'ai, je veux que vous me le disiez franchement. Si c'est la maladie d'Alzheimer, dites-moi que c'est la maladie d'Alzheimer. »

Le médecin a hoché la tête et lui a dit : « Il pourrait effectivement bien s'agir de la maladie d'Alzheimer. Mais je ne vais pas faire le diagnostic avant d'avoir reçu les résultats de vos tests. »

Il organise alors plusieurs examens pour Frank : une ponction lombaire pour mesurer les protéines amyloïdes et tau dans le liquide céphalo-rachidien (LCR), deux examens d'imagerie cérébrale (une imagerie par résonance magnétique [IRM] et une tomographie par émission de positons [PET]), ainsi qu'un bilan neuropsychologique. Il demande également un examen de sang pour voir si Frank est porteur de l'allèle 4 de l'apolipoprotéine E (ApoE-4). Frank essaie de rester calme, mais la perspective de passer tous ces tests et la peur de ce qu'ils pourraient révéler le rendent nauséeux et l'effraient.

Au rendez-vous suivant, deux semaines plus tard, le neurologue entre dans la pièce en portant le rapport médical de Frank et les résultats de ses tests. Après un bref échange de plaisanteries, il va droit au but : « Votre examen neurologique montre des problèmes de dénomination et de mémoire que nous associons à la maladie d'Alzheimer. De plus, votre examen d'imagerie cérébrale et les tests du LCR sont compatibles avec ce diagnostic et nous avons identifié que vous étiez porteur de l'allèle 4 de l'ApoE. Ceci vous expose à un risque plus élevé de développer la maladie d'Alzheimer que la population normale. Ainsi, en bref, je peux vous dire, Frank, que vous avez la maladie d'Alzheimer. »

Frank est mal à l'aise et n'arrête pas de changer de position sur sa chaise, une vague de nausée se mêlant au sentiment de ne plus savoir où il en est. Après une brève pause, le médecin poursuit, en dirigeant son attention vers Patrick.

« Ce n'est pas la fin du monde. Nous avons des médicaments sûrs et efficaces qui s'appellent des inhibiteurs de la cholinestérase, que je vais immédiatement prescrire à votre père. Je suppose que cela vous va ? »

Frank regarde ses mains, puis lance un regard vers Patrick, qui fixe le sol et acquiesce d'un hochement de tête.

« Bien, Docteur », dit Frank d'une voix rauque, rassemblant ses esprits, « je ne peux pas dire que c'est stupéfiant d'apprendre ceci, mais c'est assurément une nouvelle difficile à accepter. Je veux juste ne pas être un fardeau. » Il fait une pause. « Docteur… pouvez-vous me dire que je ne vais pas décliner comme ma mère l'a fait ? Pouvez-vous me dire que je ne vais pas me perdre dans la maladie d'Alzheimer ? »

La visite de Fran s'annonce sous de meilleurs auspices que celle de Frank. Elle et sa fille Beth rencontrent le médecin et ont le plaisir de constater qu'il est bien de sa personne. De bonnes relations s'établissent rapidement entre eux. Le médecin écoute Fran parler de son activité de bibliothécaire, de ses loisirs, de sa famille – de quand elle s'est sentie saine d'esprit la dernière fois. Bien que Fran ait de la peine à parler aujourd'hui, essentiellement à cause de sa nervosité, le médecin l'encourage à raconter l'histoire de ses problèmes de mémoire et la manière dont ils affectent sa vie quotidienne et ses relations avec le reste de la famille.

Sans rien dire, elle tire de son sac à main un petit cadre qu'elle passe au médecin.

C'est une photographie de son père, en uniforme de la Marine.

« Mon père avait une démence. Il est mort il y a 25 ans. Le voir décliner, c'était juste... juste... enfin, pire que tout ce que vous pourriez jamais imaginer. Mais maintenant, mon esprit s'amoindrit exactement comme le sien l'a fait. J'ai si peur de devenir un fardeau pour ma famille », lui dit-elle.

Le médecin lui fait un signe de tête rassurant. Il demande à Fran si elle a consulté quelqu'un en dehors de la communauté médicale au sujet de son état, ou a cherché de l'aide auprès de services de médecine douce ou alternative, ou parlé avec quelqu'un d'une communauté religieuse. Il encourage Fran à garder espoir plutôt qu'à avoir peur.

Le médecin poursuit en disant à Fran qu'elle va passer un examen neuropsychologique, qui permettra d'évaluer ses forces intellectuelles et sa créativité ainsi que ses faiblesses. Par ailleurs, elle n'aura à subir aucun test agressif, ce qui est un grand soulagement pour Fran. Ils se reverront dans une semaine pour faire le point.

La semaine suivante, le médecin invite Fran et Beth à l'accompagner dans son bureau. Il demande à Fran comment elle va et l'écoute parler de ses lectures récentes. Elle a récemment rendu les livres qu'elle avait pris sur la maladie d'Alzheimer et a emprunté deux ouvrages sur le vieillissement réussi : *L'âge créatif* de Gene Cohen et *Trouver du sens à la seconde partie de sa vie* de James Hollis.

« Bien, Fran », lui dit-il, « je pense que c'est le moment opportun pour passer en revue les résultats de vos tests, qui sont en fait assez positifs. Ce qu'ils m'ont montré, c'est que même si vos capacités visuospatiales peuvent être relativement faibles, vous obtenez toujours de très bonnes performances verbales, ce à quoi que je pourrais tout à fait m'attendre de la part de quelqu'un qui a passé sa vie entourée de livres. »

Fran acquiesce et regarde le médecin dans les yeux.

« Mais, vous devez me dire, Docteur : ai-je une maladie ? Ai-je la maladie d'Alzheimer comme mon père ? »

« Eh bien, Fran, vous avez ce que d'autres personnes pourraient étiqueter comme une « maladie d'Alzheimer », mais je ne crois pas que ce type d'appellation s'applique bien à votre situation. Tout le monde a un cerveau qui vieillit avec le temps, et tous nos cerveaux vieillissent de manière différente. Certaines personnes perdent certaines capacités visuospatiales, d'autres perdent des habiletés verbales – il n'y a pas deux cas identiques de vieillissement cérébral. Il existe une variabilité remarquable dans l'évolution clinique de ce que les gens avaient l'habitude d'appeler maladie d'Alzheimer. La trajectoire de chaque personne vieillissante est unique. Il est important que vous sachiez que vous n'êtes pas seule avec vos problèmes de mémoire et que vous n'êtes pas malade, même si vos pertes de mémoire peuvent être plus prononcées que celles d'autres personnes de votre âge. Presque tout le monde rencontre en vieillissant des problèmes de mémoire à un degré ou un autre ; malheureusement, certains sont plus touchés que d'autres. »

« Mais, vais-je finir comme mon père ? »

« Je crains que personne ne puisse prédire votre type d'évolution avec le temps. Mais vous n'allez pas juste dépérir, ce n'est jamais si simple », dit le médecin, « Ceci ne doit pas être une tragédie », continue-t-il, « même si vous vieillissez, vous êtes toujours un être humain énergique, avec des forces cognitives qui peuvent apporter leur contribution à la vie de votre famille et à celle de la société, et vous permettre d'explorer votre potentiel créatif. Pensez à votre cerveau comme à un vieux livre. Même s'il peut être un peu abîmé, un peu usé sur les bords, il contient toujours de la sagesse, des connaissances et des valeurs qui peuvent être transmises aux autres. »

« Merci, Docteur, dit Beth, mais je voudrais quand même savoir ce que ma mère a. »

Le docteur acquiesce. « Beth, après toutes les années durant lesquelles j'ai exercé en tant que neurologue, j'ai acquis la conviction qu'il est nécessaire que nous nous libérions de la croyance selon laquelle les pertes de mémoire sont une sorte de "maladie" que l'on attrape. Les pertes de mémoire de votre mère font partie de ce que mes collègues et moi-même commençons à entrevoir comme la résultante variable du vieillissement cérébral. Bien que cela puisse paraître quelque peu étrange, la maladie d'Alzheimer ne peut pas être diagnostiquée. C'est une construction mentale que la science ne peut pas totalement comprendre et que je ne considère pas comme très utile dans une situation telle que la vôtre. Nous pouvons adopter un meilleur cadre de réflexion pour expliquer l'état de votre mère. »

Le médecin se tourne vers Fran.

« Je pense qu'il vaut mieux considérer ceci comme un défi qui vous place, vous et votre famille, dans une situation difficile à laquelle vous devez vous adapter. Maintenant, à l'évidence, la prochaine question logique à poser est "Que pouvez-vous faire ?" C'est la part la plus importante d'un vieillissement réussi. »

Le médecin passe les dix minutes suivantes à lui parler de changements à apporter dans son alimentation, manger plus de fruits et de légumes, ainsi que des nourritures riches en antioxydants et en vitamines B, ainsi que du poisson contenant beaucoup d'acides gras de type Omega-3, lesquels semblent avoir un effet protecteur tant sur le plan cardiaque que cognitif. Il explique l'importance d'un régime alimentaire qui maintienne de bas niveaux de cholestérol et de pression sanguine et qui réduise le risque de diabète.

« Mais, ce qui est encore plus important que ce que vous mangez, c'est avec qui vous mangez », dit-il.

En outre, il lui conseille vivement de rester socialement et physiquement active et lui recommande de marcher à l'extérieur lorsqu'il fait beau, ou dans des lieux couverts lorsqu'il fait froid ; il souligne aussi l'importance de continuer à jouer au bridge avec ses amis et de les rencontrer pour dîner chaque semaine. Il lui suggère de prendre des cours dans le cadre d'un programme d'enseignement pour adultes qui se déroule dans un bâtiment communal à l'autre bout de la ville, et dans lequel elle peut peindre, écrire, rédiger des directives anticipées (au cas où elle deviendrait invalide et incapable de prendre des décisions la concernant), jouer aux cartes, apprendre des techniques de méditation, et il ajoute : « Faites tout ce qui pourra vous permettre de rester active et engagée dans la communauté. »

Enfin, il explique à Fran qu'il existe des médicaments pour son état, qui pourraient avoir un petit effet bénéfique et mériteraient d'être essayés. Il souligne qu'il est plus important qu'elle se concentre sur les autres moyens lui permettant de garder une bonne vitalité cognitive et de s'adapter émotionnellement à la réalité des modifications de sa mémoire, et ajoute qu'une équipe au sein de la clinique – une infirmière et une assistante sociale – l'aideront à le faire.

« Rappelez-vous, dit-il à Fran, votre vie a un but, et une partie de ce but, c'est de continuer à aider les autres, tout comme vous l'avez fait par le passé avec votre famille et avec votre travail dans les bibliothèques. »

Beth tend la main à sa mère tandis que le médecin poursuit.

« Fran, je voudrais aussi vous proposer, compte tenu de vos compétences verbales et de votre expérience en tant que bibliothécaire, de participer à un projet de recherche que j'ai entrepris, dans lequel vous aideriez à apprendre à lire à des enfants de la banlieue. Il s'agit d'une initiative intergénérationnelle qui aidera des personnes comme vous à trouver un sens à leur vieillesse, tout en vous permettant de mettre vos capacités à disposition d'une communauté qui en a vraiment besoin. »

Fran rit. « Je suis une bibliothécaire, Docteur, nous n'avons pas le droit d'aimer les enfants ! » Néanmoins, elle accepte d'essayer le bénévolat.

Le médecin remercie Fran et Beth d'être venues et, sur le chemin de la sortie, il dit : « La chose la plus importante est que je ne veux pas que vous viviez dans la peur de la maladie d'Alzheimer, Fran. Vous êtes encore une personne pleine de vitalité qui peut trouver un sens et un épanouissement dans son existence et qui peut apporter sa contribution à la vie de sa famille et de sa communauté, même avec un cerveau vieillissant. Votre famille et moi-même allons œuvrer ensemble pour vous aider à écrire l'histoire d'un vieillissement réussi. »

## LA LEÇON À TIRER DE L'HISTOIRE DE FRANK ET FRAN

Dans ces récits, Frank et Fran ont présenté des symptômes cliniques qui pourraient leur valoir une étiquette de maladie d'Alzheimer, mais chacun a entendu de son médecin une histoire clinique différente, qui a radicalement modifié la manière de considérer cette situation. Le médecin de Frank lui a prescrit toute une batterie de tests agressifs qui semblent tous indiquer que le patient a les déficits caractéristiques de la maladie d'Alzheimer. En conséquence, Frank a reçu un diagnostic de maladie d'Alzheimer probable – l'histoire standard – et il lui a été immédiatement prescrit des pilules d'inhibiteurs de la cholinestérase pour traiter sa maladie. Se percevant comme une victime de la « maladie d'Alzheimer », Frank craint que cette maladie ne le condamne à une mort lente et passive et ne l'amène à devenir un fardeau pour son fils. Le médecin de Frank considère qu'il lui a fourni un cadre biomédical de base lui permettant de comprendre sa détérioration cognitive et d'en tirer quelque espoir. En réalité, ce mythe culturel corrompu de la maladie d'Alzheimer met Frank au centre d'une histoire effrayante, avec la perspective d'une trajectoire tragique qui le plonge dans la souffrance et le malheur.

Par contre, l'exemple de Fran montre comment une patiente avec des difficultés de mémoire peut être tirée vers le haut par son interaction avec un médecin et comment une histoire plus humaine et empathique du vieillissement cérébral peut combiner la réalité clinique tant avec l'histoire personnelle qu'avec une vision d'espoir, en permettant aux personnes âgées de se rendre compte de leur potentiel humain et de vieillir avec succès, même si elles perdent certaines de leurs capacités cognitives. Le médecin de Fran a pris conscience du mal causé par l'histoire dominante de la maladie d'Alzheimer et il aide activement ses patients à créer leur propre histoire en lieu et place du mythe standard de la maladie d'Alzheimer. A la différence de Frank, qui a reçu une étiquette de maladie, une ordonnance pour des médicaments inhibiteurs de la cholinestérase et une promesse que des traitements plus efficaces étaient en vue, comme cela se passe pour des milliers de personnes chaque année, Fran a bénéficié d'une stratégie globale de prise en charge bio-psychosociale qui devrait l'aider à maintenir son indépendance fonctionnelle et à garder un sentiment de normalité, d'intégration et d'utilité sociale et familiale en dépit de ses difficultés cognitives.

Les problèmes de mémoire de Fran et ses continuelles inquiétudes de devenir comme son père ne sont pas niés, ignorés ou banalisés par son neurologue. Au contraire, le médecin apaise son anxiété concernant la maladie d'Alzheimer en lui racontant une autre histoire du vieillissement cognitif, une version scientifiquement honnête, qui n'insiste plus sur l'étiquette de maladie et offre un plan d'action à Fran plutôt que de contribuer à ses peurs. Alors que Frank s'inquiète d'être stigmatisé par l'étiquette et se résigne avec fatalité à décliner, Fran comprend que le fait de rencontrer des difficultés de mémoire la place dans la majorité plutôt que dans la minorité. Le médecin nourrit une histoire qui permettra à Fran de vieillir avec dignité et sans concessions plutôt que de mourir honteusement dans le cadre intimidant d'une maladie.

Maintenant, je vais vous livrer un petit secret : le médecin qui a traité Frank s'est aussi occupé de Fran. Et, dans les deux cas, c'était moi le médecin.

J'ai rencontré des milliers de patients comme Frank et Fran. Frank est une synthèse moderne des patients qui venaient me voir alors que j'étais un jeune médecin à l'hôpital Johns Hopkins à Boston dans les années 1980, un professionnel à la rationalité sans limite, orienté vers la technologie, qui voyait ce que j'appelais alors la maladie d'Alzheimer comme une pathologie qui pouvait être guérie avec des médicaments. J'insistais sur la tragédie du vieillissement cognitif et le fardeau que constitue le fait de s'occuper d'une personne dépendante, plutôt que sur l'espoir qui subsiste encore pour les personnes touchées et le potentiel de développement pour leurs familles. Fran est la synthèse des patients qui ont rencontré le médecin que je suis devenu : un soignant dévoué à ses patients âgés.

Les exemples de Frank et Fran peuvent avoir des implications réelles quant à la manière dont notre société prend soin des hommes et des femmes qui vieillissent au XXI^e^ siècle. J'interprète l'histoire de Fran avec d'autres patients dans mon cabinet médical et encourage mes collègues à en faire autant. Chaque aspect du plan de vieillissement réussi de Fran est authentique. Mes patients à Cleveland :

- mangent plus sainement ;
- restent en forme physiquement ;
- participent à des groupes de lecture ;
- font du bénévolat dans divers programmes de soutien à des enfants de la banlieue qui apprennent à lire, en utilisant ainsi les ressources locales pour acquérir de nouvelles habiletés, en restant cognitivement actifs et en demeurant socialement engagés ;
- participent à des conversations structurées destinées à guider les familles dans les décisions difficiles qui doivent être prises à la fin de la vie.

En d'autres termes, mes patients et moi-même avons commencé à imaginer une nouvelle histoire du vieillissement cérébral, qui triomphe du mythe de la maladie d'Alzheimer. Je trouve qu'un modèle du vieillissement cérébral scientifiquement plus honnête et plus humaniste pourra accroître la qualité de vie de ceux et celles qui sont confrontés à des difficultés cognitives et qui sont pris en charge médicalement, ainsi que la qualité de vie de leurs familles. Cliniquement, j'ai cessé d'utiliser le diagnostic de maladie d'Alzheimer pour décrire le processus du vieillissement cognitif à mes patients et j'ai réduit l'accent mis sur l'utilisation des inhibiteurs de la cholinestérase pour traiter les symptômes du vieillissement cérébral. Je suis plus attentif aux histoires de mes patients et j'intègre leurs problèmes de mémoire dans un récit en évolution, qu'ils m'aident eux-mêmes à écrire, plutôt que de les faire entrer dans le mythe terrifiant et sans issue que la médecine a écrit pour eux.

## LE RÔLE DE LA SCIENCE DANS LA NOUVELLE HISTOIRE DU VIEILLISSEMENT CÉRÉBRAL

Je n'ai pas abandonné ma foi dans la science, ni mon espoir que l'on trouvera un jour de meilleurs moyens de protéger le cerveau contre les effets du vieillissement. Comme le dit le dalaï-lama, nous, êtres humains, devons constamment nous consacrer à la recherche de nouvelles connaissances. C'est dans notre nature. Toutefois, je crois que le mythe de la maladie d'Alzheimer est à l'origine d'un énorme gaspillage de ressources, dans la quête déraisonnable d'une potion magique qui vise à « réparer » le vieillissement cérébral, plaçant ainsi le remède avant le soin et la prévention et essayant de dominer un domaine qui continuera à nous résister. Les biotechnologies font tourner la tête à nos imaginations collectives et méritent un investissement raisonnable de nos ressources ; toutefois, des réponses plus profondes résident en nous, en tant qu'individus et membres de communautés de soin, plutôt que dans les banques de données et les modèles thérapeutiques proposés par des scientifiques qui travaillent avec des théories incomplètes sur le fonctionnement du cerveau et sur les mécanismes qui produisent les pertes de mémoire.

**La démence reconsidérée**

« L'une des conséquences de la dépathologisation de la démence est qu'il n'y a pas d'autorité médicale suprême à laquelle s'adresser pour obtenir des réponses définitives et qu'il n'y a pas de solutions techniques, toutes prêtes, sur lesquelles on peut compter... D'une certaine manière, c'est un motif de soulagement ; il n'est plus besoin de garder le temple de la science biomédicale que nous avons eu à endurer si longtemps. Toutefois, dans un autre sens, cela représente un défi énorme, car cela signifie une acceptation totale de responsabilité ; nous devons trouver en nous-mêmes toutes les ressources principales de soin. »

– Tom Kitwood, psychologue britannique[3], 1937-1998.

L'engouement pour la technologie nous conduit à oublier de prendre des mesures préventives simples pour protéger nos cerveaux des pertes cognitives telles que porter un casque alors que l'on fait du vélo, manger sainement, faire de l'exercice ou permettre l'accès à une eau du robinet dépourvue de produits toxiques tels que le plomb, l'arsenic, le mercure et les polychlorobiphényles (PCB)[4], qui abîment le tissu cérébral, ou encore fournir à tous les enfants un accès aux substances nutritives dont leur cerveau a besoin pour croître et se développer. Cela convainc aussi nos législateurs d'investir de manière disproportionnée dans la recherche d'un remède, alors qu'en réalité nos ressources seraient bien mieux investies dans la construction de communautés qui pourraient aider les familles à prendre soin du nombre important de personnes âgées que verra notre XXI$^{e}$ siècle.

## ÉCRIRE LA NOUVELLE HISTOIRE DU VIEILLISSEMENT CÉRÉBRAL

Comme le dit l'écrivain britannique Philip Pullman, les histoires ne constituent peut-être pas le meilleur médicament, mais elles sont nourrissantes et consistantes[5]. Elles alimentent l'esprit avec des informations et le cœur avec de l'espoir et de la force. La nature et les sciences médicales peuvent toutes deux faire beaucoup pour aider notre corps et notre esprit à se soigner eux-mêmes, mais disposer d'une meilleure histoire pour concevoir notre inévitable vieillissement mental et physique peut nous fournir l'alimentation qui nous nourrira quand nous vieillirons.

**CITATION À MÉDITER**

« Une bonne histoire est, peut-être, essentielle à la confiance en soi. »

– ROBERT FULFORD, journaliste.

Alors on en arrive à ceci : préféreriez-vous être dans l'histoire de Frank ou dans celle de Fran ? Préféreriez-vous une consultation clinique traditionnelle, comme celle de Frank, dans laquelle on vous applique une étiquette de maladie sans issue, on vous dit qu'il n'existe pas de moyen de vous guérir et l'on vous fait suivre la trajectoire « trouver un remède » de la recherche biologique ? Ou préféreriez-vous être dans la position de Fran : voir votre souffrance reconnue et respectée sans devoir porter le boulet de l'étiquette Alzheimer, mais aussi se voir offrir l'opportunité de participer à une recherche concernant des travaux d'intérêt général, dans laquelle vous pouvez apporter votre contribution à votre communauté et aux générations d'enfants à venir ?

Quelle histoire préféreriez-vous vous raconter ?

Ce livre vise à nous faire dépasser le mythe actuel de la maladie d'Alzheimer – l'histoire qui modèle la réalité de tant de personnes vieillissantes – et le meilleur moment pour le faire, c'est maintenant ! Alors, où commence le changement ? Il commence avec vous. Comme William James l'a écrit, les êtres humains, en changeant les dispositions intimes de leur esprit, peuvent changer les aspects extérieurs de leur vie. Le langage est l'outil que nous pouvons utiliser pour activer une nouvelle histoire du vieillissement cérébral. Pour penser différemment, nous devons parler différemment.

**CITATION À MÉDITER**

« Si nous parlions une autre langue, le monde que nous percevrions serait quelque peu différent. »

- LUDWIG WITTGENSTEIN

Ce qui suit présente les modifications, légères, subtiles, mais importantes, que nous pouvons apporter à notre langage courant et à notre pensée pour nous aider à dépasser la terreur, la peur et les métaphores désespérées du mythe de la maladie d'Alzheimer et à nous représenter un avenir meilleur. Je m'attends à ce que nombre de ces modifications vous paraissent à première vue étranges. Mais, lorsque vous aurez terminé *Le mythe de la maladie d'Alzheimer*, j'espère que vous pourrez revenir à ces changements avec un point de vue enrichi et que ce nouveau langage du vieillissement cérébral pourra commencer à entrer dans la compréhension que vous avez de vous-même et dans les conversations que vous avez avec les autres.

**La maladie d'Alzheimer est une maladie du cerveau → Le vieillissement cérébral est variable**

Nous apprendrons que la maladie d'Alzheimer n'est pas une maladie cérébrale spécifique. Elle ne peut pas être diagnostiquée de façon absolue, ni chez une personne vivante, ni chez une personne décédée, et elle n'a pas de caractéristique pathologique fondamentale qui permette de la définir. L'étiquette de maladie d'Alzheimer en tant que terme relatif au vieillissement cérébral est inadéquate : elle militarise la compréhension que nous avons de notre corps et elle nous amène à dénigrer et exclure ceux qui ont « la maladie ». Elle est également très injuste à l'égard du Dr Aloïs Alzheimer ; en effet, celui-ci n'a jamais vraiment cru que l'état qu'il avait observé chez sa première patiente, Auguste D., devait être caractérisé en tant que maladie distincte ; et pourtant, il a maintenant son nom attaché à l'une des affections les plus redoutées de l'humanité.

Une conception humaniste, écologique du vieillissement cérébral admet les épreuves et les défis de la vieillesse, tout en nous permettant d'éviter les stigmates associés à l'étiquette de maladie mentale. Au lieu d'utiliser un langage « mythique », de parler d'une maladie qui « affaiblit l'esprit » et qui « vole l'identité personnelle » de ceux que nous aimons, ainsi que d'une « guerre courageuse contre la maladie d'Alzheimer » à la recherche d'un moyen de réparation biologique, nous pouvons, pour nous référer à ceux qui vieillissent, utiliser des termes tels que *individualité*, *intégrité* et *dignité* et des mots tels que *équilibre, qualité de vie, responsabilité envers les générations futures, communauté, prévention* et *protection* pour reformuler nos priorités individuelles et culturelles[6].

Un tel langage peut nous éloigner de la notion selon laquelle le cerveau d'une personne (ou son génome) est le terrain d'une guerre qui peut être gagnée et nous amener à une vision de la santé qui respecte la fragilité et les limites de la vie humaine et insiste plus sur la prévention et la prise en charge globale[7] des pertes cognitives que sur leur « réparation ». En pensant à la maladie d'Alzheimer comme à une maladie moléculaire de la fin de vie, on ne voit que les flaques du vieillissement et l'on ignore les trombes d'eau qui s'abattent durant toute la vie. Nous devons regarder le vieillissement cérébral de façon globale, comme un processus qui se déroule de la naissance à la mort[8], de sorte que nous puissions voir, à partir du point de vue de la jeunesse, l'amoncellement de nuages du déclin cognitif et nous protéger de la pluie battante qui tombe sur nous quand nous vieillissons.

## La maladie d'Alzheimer ravage le cerveau → Le vieillissement cérébral crée des défis cognitifs associés à l'âge

Notre compréhension militarisée de la maladie d'Alzheimer nous conduit à voir le vieillissement cérébral comme une maladie singulière qui ravage nos esprits, ce qui est un mensonge scientifique. Le concept de défis cognitifs associés à l'âge admet la complexité biologique et les épreuves personnelles découlant d'un dysfonctionnement cognitif, mais conçoit le vieillissement cérébral (et sa prise en charge globale) comme une entreprise exigeante, quoique stimulante, qui confronte les personnes et leurs familles à des défis. On succombe à une « maladie », mais on peut relever un « défi » et gagner en sagesse, de sorte qu'être étiqueté constitue une opportunité d'apprendre, de grandir et de donner à son tour, plutôt qu'une forme de condamnation publique. Dans cette perspective, souffrir peut être une occasion de transformation personnelle face à un processus naturel plutôt qu'une lutte inexorable contre un adversaire infâme. J'essaie activement d'intégrer ce concept dans les histoires de mes patients.

### La maladie d'Alzheimer conduit à une perte d'identité
### → Le vieillissement cérébral produit un changement dans l'identité

Nous devons à ceux qui ont des cerveaux vieillissants de ne pas réduire leur humanité à un organe. Chacun de nous change constamment tout au long de sa vie et les dernières étapes du vieillissement cérébral font partie de ce continuum. C'est ce qu'une patiente, une femme de 80 ans chez laquelle une maladie d'Alzheimer probable avait été diagnostiquée, disait : « Je vais bien... je suppose que ça doit être normal, pour mon âge[9]... » L'utilisation d'une nouvelle métaphore peut nous aider à voir la personne dans la maladie d'Alzheimer, plutôt que de voir la maladie d'Alzheimer dans la personne. Une telle vision souligne aussi l'idée importante que nous ne sommes pas des identités solitaires. Notre individualité même évolue constamment et dépend de nos relations avec les autres. Quand les relations évoluent du fait de la perte de mémoire, elles peuvent tout à fait devenir plus riches et plus profondes plutôt que plus pauvres et plus superficielles.

En l'état des choses, les gens fuient ceux qui souffrent de démence. Nous plaçons nos aînés dans des institutions et nous nous en éloignons encore davantage par des étiquettes stigmatisantes qui les traitent de tout, sauf de personnes normales. En fait, un problème important avec ces infrastructures de soin de longue durée est que ceux qui sont en bonne santé cognitive évitent soigneusement ceux qui présentent des difficultés. Lorsque nous serons capables de confronter notre identité future à celle des personnes qui ont la malchance de vieillir plus rapidement que nous sur le plan neurologique, de rassembler nos forces pour leur offrir une prise en charge globale et de les voir comme des êtres humains vieillissants représentant la condition humaine, plutôt que comme des victimes malades, nous parviendrons à un point de conscience de soi accrue concernant notre développement. Les relations avec des personnes ayant des problèmes de mémoire peuvent ouvrir sur des relations plus profondes et favoriser notre propre développement. Cela peut aussi solidifier et réaffirmer les relations à la fin de la vie et nous permettre de célébrer l'interdépendance dont nous bénéficions en tant que familles.

### Mener une guerre contre la maladie d'Alzheimer
### → Accepter et s'adapter à notre finitude

Nous ne sommes pas en guerre avec nos cerveaux vieillissants et il est dangereux et illusoire de penser qu'il existe, à portée de main, un moyen de réparation. Il est nettement préférable de démasquer les métaphores, à base de confrontation, du mythe de la maladie d'Alzheimer et de commencer, au mieux de nos possibilités, à accepter et intégrer que nous sommes mortels. Cela peut enrichir le temps que nous passons avec ceux qui nous sont chers et nous permettre d'aboutir à une vie plus palpitante et plus épanouissante. Nous pouvons toujours espérer de nouveaux traitements pour le vieillissement cérébral, sans pour autant faire de nos proches les « victimes » d'une « guerre ».

De l'argent devrait être dépensé pour la recherche fondamentale sur le vieillissement cérébral, mais la quantité correcte à investir devrait être estimée via une identification réaliste des priorités auxquelles nous devons faire face dans le monde d'aujourd'hui et elle devrait être évaluée au regard des autres priorités de santé telles que la relation d'aide globale et la prévention. Outre le fait de réduire le besoin de contrôle et de conquête qui caractérise la médecine occidentale, une perspective écologique peut mettre un accent plus important sur la prévention et sur les interventions de santé publique, tout en réduisant l'accent mis sur les interventions dispendieuses en fin de vie. Cela peut aussi nous accoutumer aux ressources que notre culture offre pour apaiser la mort et la fin de vie, notamment les services destinés aux personnes qui ont besoin d'une assistance pour les activités de la vie quotidienne et les structures destinées à accompagner les personne en fin de vie[10].

## Mon père a une maladie d'Alzheimer → Mon père a ce que les gens avaient coutume d'appeler « maladie d'Alzheimer »

Nous savons que personne « n'a » jamais la maladie d'Alzheimer et que cette étiquette est porteuse d'une forte stigmatisation sociale. La conception ancienne de la maladie d'Alzheimer est scientifiquement imprécise et socialement préjudiciable à nos proches ; par conséquent, nous devrions calibrer le langage que nous utilisons en fonction de nos connaissances scientifiques. En faisant le choix de ne pas être (ainsi que vos proches) pris dans le mythe médicalisé de la maladie d'Alzheimer, vous pouvez préserver votre humanité, vieillir avec une plus grande dignité et ajouter de la qualité à vos dernières années de vie. La maladie d'Alzheimer ne doit pas nécessairement entrer dans votre maison si vous ne le souhaitez pas et l'adjonction d'un qualificatif (« mon père a ce que *les gens ont coutume* d'appeler maladie d'Alzheimer », « ma mère a une maladie d'Alzheimer *probable* », « j'ai une *soi-disant* maladie d'Alzheimer ») peut éloigner la personne dont vous parlez de la généralisation stérile induite par la conception de la maladie.

**La maladie d'Alzheimer est une mort lente → Les personnes vieillissantes peuvent encore apporter des contributions essentielles**

Le vieillissement est un projet, une œuvre d'art existentielle, une histoire que l'on continue d'écrire jusqu'à ce que l'on ne puisse plus l'écrire – cela ne s'achève pas quand un médecin vous donne un diagnostic de maladie d'Alzheimer. Les stigmates de la maladie d'Alzheimer sont profonds. Mais ils ne devraient pas empêcher les personnes dont les cerveaux vieillissent de trouver des rôles qui aient une signification.

A Cleveland, comme vous l'apprendrez, les personnes qui ont des problèmes de mémoire et même des diagnostics de maladie d'Alzheimer participent à des programmes d'aide aux enfants. Le vieillissement cérébral change les personnes – certaines plus que d'autres – mais il ne les écarte pas entièrement de la société. En fait, les personnes qui souffrent de démence peuvent encore apporter des choses à leur communauté. Il y a de la vigueur dans le vieillissement. On peut trouver de la vie dans le processus qui conduit à la mort.

L'anthropologue Emily Martin a écrit que de nombreuses voix individuelles travaillant ensemble peuvent défier l'hégémonie des catégories médicales et produire un « chœur retentissant[11] ». En s'engageant dans un nouveau langage sur le vieillissement cérébral, nous pouvons transcender le mythe dominant de la maladie d'Alzheimer et développer une conception plus honnête et humaine de notre corps et de notre identité. Si nous nous mettons tous à parler autrement du vieillissement cérébral, de la mort et de la prise en charge de ceux qui nous sont chers, et à y penser différemment, nous pouvons commencer à écrire un nouveau récit culturel, qui peut modeler la façon dont on vieillit au XXI^e^ siècle.

> *« Un homme c'est toujours un conteur d'histoires, il vit entouré de ses histoires et des histoires d'autrui, il voit tout ce qui lui arrive à travers elles ; et il tente de vivre sa vie comme s'il la racontait. »*
>
> ~ JEAN-PAUL SARTRE

Je transforme déjà le langage que j'utilise dans ma propre pratique et j'intègre la nouvelle conception que j'ai proposée avec un succès jusqu'ici croissant. Je sais que la manière dont nous pensons et parlons de la démence sera d'une importance cruciale pour déterminer comment nous prendrons soin des personnes qui ont des cerveaux vieillissants, sans parler de la façon dont nous tous prendrons soin de notre propre cerveau et des cerveaux des générations plus jeunes. En changeant l'histoire de la maladie d'Alzheimer et en étant pleinement conscients du langage que nous utilisons pour comprendre le vieillissement cérébral, nous supprimerons les stigmates du vieillissement et nous améliorerons la qualité de nos dernières années.

Ensemble, nous pouvons commencer à modifier notre conception de la maladie d'Alzheimer.

Et changer le récit de la maladie d'Alzheimer, cela commence avec vous.

> *« Quoi que tu rêves d'entreprendre, commence-le.*
> *L'audace a du génie, du pouvoir, de la magie. »*
> ~ JOHANN WOLFGANG VON GOETHE

# Chapitre 1

# UNE VOIE D'ENTRÉE VERS L'AVENIR DE LA VIEILLESSE

> *« Le progrès est impossible sans changement et ceux qui ne peuvent jamais changer d'avis ne peuvent rien changer. »*
>
> ~ George Bernard Shaw

Je me souviens d'une histoire que j'ai entendue, alors que j'étais étudiant à l'Université de Brown, à propos de Socrate qui était assis à l'extérieur des portes d'Athènes, plongé dans ses pensées. Au bout d'un moment, un homme s'approcha de lui et lui dit : « Je pense déménager à Athènes ; pouvez-vous me dire comment c'est de vivre ici ? » Socrate répondit : « Je serais heureux de vous le dire, mais vous devez d'abord me dire comment c'était de vivre dans la ville dans laquelle vous étiez. » L'homme fit la grimace et dit : « Oh, c'était affreux ! Les gens vous faisaient des coups bas, vous abandonnaient et volaient tout ce à quoi vous teniez. Je ne laisse aucun ami derrière moi, que des ennemis. » Socrate fronça les sourcils et dit d'une voix sombre : « Eh bien, je suis désolé de vous dire que vous trouverez la même chose ici à Athènes. » L'homme baissa la tête alors qu'il passait les portes de la ville.

Un peu plus tard, un second étranger s'arrêta pour parler à Socrate et demanda : « J'envisage de déménager ici à Athènes. Pouvez-vous me dire comment c'est de vivre ici ? » Socrate regarda l'homme et à nouveau répondit : « Je serais heureux de vous informer, mais, d'abord, pouvez-vous me dire s'il vous plaît comment c'était de vivre dans la ville dans laquelle vous viviez ? » L'homme sourit et dit : « D'où je viens, les gens travaillent tous ensemble et s'entraident. La gentillesse est omniprésente et l'on ne vous traite jamais qu'avec le plus grand respect. » « Bienvenue à Athènes, dit Socrate en souriant, vous pouvez être assuré de trouver la même chose ici. »

Tout comme Socrate a pu aider les deux voyageurs à modeler leurs propres attentes par rapport à Athènes, la communauté médicale se trouve aux portes de l'avenir de ses patients, aidant les personnes avec des problèmes de mémoire et leurs proches à développer une conception de ce à quoi ils doivent s'attendre tandis qu'ils vieillissent. De nombreux patients âgés arrivent chez leur médecin en entretenant une anxiété, une peur, voire une terreur, concernant leurs pertes de mémoire, lesquelles sont produites par le mythe public, encore très simpliste et négatif, que nous faisons de la maladie d'Alzheimer. Lorsqu'elle n'est pas totalement incomprise, avec une évocation de personnes qui « déclinent » et « se perdent », la maladie d'Alzheimer est vue à travers le prisme d'une guerre contre une maladie qui attaque nos cerveaux à l'âge avancé. Trop souvent, l'émotion qu'elle évoque est la peur et non l'empathie qu'elle mérite.

> « Se pourrait-il que le terme de maladie d'Alzheimer ait une connotation semblable à celle de la lettre écarlate[1] ou de la peste noire ? Est-il même plus embarrassant que le terme de maladie sexuellement transmissible ? »
>
> – Ecrit par une femme chez laquelle une maladie d'Alzheimer a été diagnostiquée[2]

Cette terreur préconçue que les patients ont de leur perte de mémoire se trouve trop souvent validée par leurs médecins, et la manière dont le diagnostic est transmis peut être une expérience dévastatrice pour les personnes comme pour leurs familles. Annoncée sans la délicatesse qui sied, l'étiquette de maladie d'Alzheimer introduit des croyances, des attitudes, des significations culturelles, des inexactitudes scientifiques et des options de traitement limitées qui affectent négativement ce que la personne attend de ses dernières années. En conséquence, des millions de personnes approchent la vieillesse en s'attendant à devenir des fardeaux pour leurs familles et pour la société tandis qu'elles « déclinent lentement » et « perdent leur identité » dans une « maladie ». Malheureusement, c'est en train de devenir la conception dominante du vieillissement pour des millions de personnes dans le monde, tout particulièrement dans les pays influencés par la période des Lumières et dominés par les concepts d'autonomie et de rationalité. Les conceptions orientales de l'illumination, au sens spirituel du terme, peuvent nous offrir des perspectives plus sages du vieillissement et du rôle des aînés.

Depuis mon séjour à Brown, l'histoire de Socrate aux portes d'Athènes m'a toujours accompagné. Bien qu'il puisse sembler audacieux de remettre en question l'un des plus grands philosophes de la civilisation occidentale, je pense que nous et la communauté médicale devons dépasser Socrate. Après tout, les gériatres ne sont pas des philosophes neutres et inactifs aux portes du bien-être de l'humanité – nous absorbons plutôt ce que nos patients nous disent en consultation et les aidons, ainsi que leurs familles, à faire face au vieillissement cérébral et à toute la confusion et l'angoisse qui vont avec.

Quand les aînés sont confrontés au déclin cognitif, les médecins peuvent soit appliquer l'étiquette standard de maladie d'Alzheimer, soit aider les patients et leurs familles à faire face au défi de leur propre vieillissement cérébral de façon plus positive et proactive – ce choix produira en fin de compte les croyances personnelles que les patients et leurs familles porteront avec eux dans les derniers chapitres de leur existence. Le choix qu'effectuera la médecine pour répondre aux défis présentés dans cet ouvrage jouera un rôle crucial pour déterminer si notre société peut réimaginer le vieillissement cérébral d'une façon plus salutaire, qui permette aux nouveaux aînés de suivre une voie qui réduise leurs souffrances et leur honte. Pour le moment, le mythe standard introduit une conception extrêmement négative et déterministe, qui peut être résumée dans l'image populaire de la « perte de l'identité » ou de la « mort qui laisse le corps derrière elle ». De plus, cette conception traite les personnes âgées de façon technique, comme si elles étaient des ordinateurs dont le logiciel fonctionnait mal ; en outre, elle précise et développe peu la démarche globale de soins, tout en insinuant que rien ne s'arrangera jusqu'à la survenue d'une solution technologique[3].

### Vous n'avez que l'âge que vous pensez avoir

Dans un article récent du *New York Times*, Gina Kolata écrivait : « Des études rigoureuses montrent maintenant que le fait de voir ou d'entendre de sombres prédictions sur ce que c'est de vieillir peut favoriser le fait que les gens marchent plus lentement, entendent et se souviennent moins bien, et cela peut même affecter leur système cardio-vasculaire. Des images positives du vieillissement ont l'effet inverse. Le message continuel selon lequel on s'attend à ce que les personnes âgées soient lentes, faibles et aient une mauvaise mémoire n'est pas une cause du syndrome de fragilité généralisée. Mais il peut contribuer à pousser les personnes sur cette voie[4]. »

## LES MÉDIAS ET LA MALADIE D'ALZHEIMER

L'histoire standard de la maladie d'Alzheimer racontée par votre journal ressemble à quelque chose de ce genre : la maladie d'Alzheimer est provoquée par une dégénérescence cérébrale et une perte de cellules nerveuses dues à de nombreux facteurs, dont la plupart sont inconnus et certains sont génétiques. En comprenant le fonctionnement des gènes, disent ces histoires, nous pourrons en apprendre plus sur les modifications chimiques des protéines cérébrales des personnes touchées, développer des médicaments pour éviter que les protéines anormales ne causent des lésions et réparer les problèmes de mémoire qui dévastent les victimes et leurs familles.

Il s'agit d'une histoire de la maladie d'Alzheimer, linéaire, technologique et onéreuse avec laquelle beaucoup d'entre nous ont grandi. Prenez l'actrice de cinéma Rita Hayworth et l'ancien président Ronald Reagan – tous deux touchés par la maladie –, ajoutez quelques orgueilleux à la recherche du prix Nobel, la main de fer de l'industrie pharmaceutique, une goutte de battage médiatique autour des biotechnologies et une bonne cuillerée de politique en provenance de Washington et vous avez formé un récit par trop tragique et réductionniste qui domine notre cœur et notre esprit. C'est une histoire que les professionnels de la santé – moi compris – ont racontée à un public terrifié durant des dizaines d'années.

Il y a certaines failles fondamentales dans cette histoire ; tout ce que vous pensiez connaître sur la maladie d'Alzheimer doit être réévalué et remis en question et, avec cela, toute notre approche du vieillissement. En tant que personne qui a consacré son existence à prendre soin des patients dans le champ de la maladie d'Alzheimer, je suis prêt à mettre mon intégrité en jeu dans *Le mythe de la maladie d'Alzheimer.*

## RÉSISTER À LA MÉDICALISATION DU VIEILLISSEMENT CÉRÉBRAL

En tant que clinicien de longue date, je peux dire que toute démence est un malheur qui déconcerte profondément les personnes et leurs familles, ainsi que les médecins qui soignent des personnes âgées.

La démence est un terme générique qui englobe de nombreux processus se déroulant tout au long de la vie, y compris chez les enfants et les jeunes adultes. Il existe de nombreuses formes de démences, parmi lesquelles la maladie d'Alzheimer est considérée comme la plus fréquente. Il y a d'autres types de démences, comme la démence vasculaire, la démence avec corps de Lewy, la démence fronto-temporale, la maladie de Pick, la maladie de Parkinson, la chorée de Huntington et la maladie de Creutzfeldt-Jakob.

Je veux suggérer que tant notre conception du vieillissement cérébral que notre manière de traiter les patients pourraient être moins pénibles si nous pouvions donner aux patients et à leurs familles le choix de voir la maladie d'Alzheimer, non pas comme une perte d'identité provoquée par une maladie, mais comme un *changement dans l'identité*, à l'instar de celui que vivent de nombreuses personnes à diverses autres étapes de leur vie ; non pas comme une *guerre*, mais comme une étape naturelle de l'existence, avec ses défis et l'opportunité offerte aux familles tant de se rapprocher en reconnaissant l'interdépendance des uns avec les autres que de saisir cette occasion de proximité face à la perte cognitive. Les effets de la démence abîment effectivement la conscience de sa propre identité et ils peuvent être graves, inquiétants et tragiques. Des personnes peuvent finalement perdre certaines de leurs qualités essentielles, telles que la communication. Mais ces modifications nous donnent peu de raisons d'affirmer qu'une identité a été détruite ou perdue, et ne fournissent certainement pas de justification pour cesser de les comprendre, de les impliquer, de les inclure dans nos propres vies et dans notre société. La maladie d'Alzheimer change l'individualité, mais ne l'efface pas complètement et ne crée pas des non-personnes qui ne seraient que les coquilles d'elles-mêmes. Comme l'écrivait Tom Kitwood, un pionnier de la prise en charge de la démence, la perception de la perte d'identité n'est pas uniquement liée à la progression de la maladie, mais résulte du désespoir et de la confusion que nous projetons sur les personnes atteintes de démence et du fait que nous ne prenons pas le temps de les faire participer, de comprendre leurs besoins, de percevoir le vieillissement comme une partie de la condition humaine et de réintégrer les personnes âgées dans nos existences[5].

## MÉDICALISATION

La médicalisation est une tendance majeure qui est apparue depuis le siècle des Lumières, durant lequel la médecine et les modèles, conceptions et institutions scientifiques ont commencé à exercer leur jugement et leur influence sur des domaines de nos vies qui n'étaient jusqu'alors pas considérés comme médicaux. Par exemple, la naissance des enfants ne se passait pas à l'hôpital, mais à la maison ; des processus tels que les dysfonctionnements sexuels ou l'hyperactivité, ou des pratiques telles que la circoncision, n'étaient pas davantage considérés comme des problèmes d'essence médicale. Au fil des années, ces questions et un nombre croissant de pratiques quotidiennes ont été prises dans le filet de la médicalisation et il leur a été donné un cadre scientifique rigoureux. Nous avons maintenant des standards très stricts d'accouchement, des pilules pour traiter l'impuissance et les syndromes d'hyperactivité, et la circoncision est devenue essentiellement une procédure réalisée à l'hôpital pour 80 % des familles nord-américaines[6]. Voici les histoires qui façonnent notre réalité, certaines pour le meilleur, d'autres pour le pire.

> « *L'"Alzheimérisation" de la démence... a servi à entraver le processus de transformation culturelle*[6]. »
>
> ~ Tom Kitwood

Le vieillissement cérébral n'a pas toujours été une maladie appelée maladie d'Alzheimer et les personnes âgées n'ont pas toujours frappé à la porte de leurs médecins pour demander que leur vieillissement cérébral soit diagnostiqué en tant que maladie et réclamer des traitements pharmaceutiques. En fait, avant notre époque hautement médicalisée, l'histoire du vieillissement cérébral a été racontée de nombreuses façons. Le terme de *démence*, qui vient du latin et signifie « privé d'esprit[7] », a longtemps été utilisé pour caractériser des personnes dissidentes ou déviantes, en particulier des femmes âgées, qui étaient désignées comme sorcières lorsqu'elles commençaient à présenter des signes de déclin mental. Le récit a évolué au fil du temps. Les hommes et les femmes âgées qui vivaient au XIXe siècle étaient soumis à une histoire leur racontant que le déclin cognitif était dû à un apport toujours décroissant d'énergie vitale, qui s'était dissipée depuis la naissance, et que leurs cerveaux, en l'absence de cet élan vital, étaient simplement en train de devenir froids, secs et durs[8]. Aussi récemment que le siècle passé, la démence a été associée à la dégénérescence morale – à savoir l'alcoolisme, les excès sexuels et à la masturbation. Nous sommes les premiers êtres humains à penser le vieillissement cérébral lui-même comme une maladie neurologique (tragique) qui pourrait être réparée.

## LEÇONS DE L'ORIENT

La perte de fonctions cognitives que nous connaissons quand nous vieillissons peut être conçue d'une manière bien plus favorable que nous le faisons dans l'Occident rationnel. Bien que je ne sois pas bouddhiste pratiquant, j'ai tiré beaucoup de sagesse des enseignements du Bouddha et j'ai, au fil des années, tenté d'intégrer cette sagesse à ma manière de soigner mes patients. En particulier, le précepte du Bouddha selon lequel la vie est comme une flamme a toujours évoqué en moi des sentiments profonds.

> *« Je […] vois maintenant ma réticence à appliquer le terme de maladie d'Alzheimer à mon père comme un moyen de protéger la spécificité de Earl Franzen de la généralité d'un état nommé[9]. »*
>
> ~ JONATHAN FRANZEN

Ayant observé les processus de vieillissement et de fin de vie chez mes patients, je sais que la flamme de vie d'une personne ayant des problèmes cognitifs n'est pas éteinte par le dysfonctionnement du cerveau ou l'acquisition d'une étiquette de maladie, mais qu'elle diminue à mesure que la personne se déconnecte lentement du passé, ne se sent plus concernée par le futur et vit uniquement dans un présent perpétuel. La flamme de la personne est toujours là.

Du fait que notre mythe standard, médicalisé et centenaire, de la maladie d'Alzheimer nous fait interpréter la diminution de vitalité cognitive d'une personne comme une perte tragique de l'identité, nous imposons automatiquement des souffrances et du malheur aux êtres chers qui succombent au processus neurodégénératif, alors qu'ils pourraient en fait s'approcher d'un état de calme intérieur et de simplicité.

### UN RÉCIT DE MA CONSULTATION

Un de mes patients était une ancienne gloire de la NFL[10], qui présentait les symptômes d'une maladie d'Alzheimer et d'une maladie de Parkinson. Je m'attendais à voir entrer dans la clinique d'un pas tranquille un homme grand, vigoureux et agressif, et j'ai été surpris de me trouver en présence d'un homme calme et paisible. De nombreuses personnes craignent que ceux qu'elles aiment deviennent agressifs ou violents à mesure que la démence progresse et cela peut être le cas dans certaines circonstances ; pourtant, la démence peut également apaiser les individus et elle peut aussi potentiellement les rapprocher d'un état de calme intérieur – même ceux dont l'existence consistait à écraser leurs adversaires ! Qu'une personne avec une atteinte démentielle exagère ses caractéristiques de personnalité, les pires ou les meilleures, dépend souvent des circonstances dans lesquelles elle se trouve et, en particulier, du type de personne qui s'occupe d'elle. L'ancienne gloire de la NFL avait une épouse qui était une soignante dévouée et prévenante. Elle considérait l'état de son mari comme une opportunité d'enrichir et d'approfondir leur relation sous un angle différent et faisait de son mieux pour créer un environnement qui stimule son mari et lui convienne.

Les familles n'arrivent souvent pas à trouver de la rédemption et du sens dans l'état progressivement évolutif de ceux qu'ils aiment. Nous changeons à chaque étape de notre vie et la démence progressive crée en fait l'opportunité – si difficile que ce soit – d'approfondir les relations et de profiter à nouveau d'une interdépendance familiale souvent fracturée par le rythme rapide de nos vies. Ceci est particulièrement vrai pour ceux parmi nous dont les parents déclinent. Leur retour à un état moins fonctionnel inverse la relation que nous avons eue avec eux durant toute notre vie. Il crée une interdépendance qui peut ne pas avoir existé auparavant, une occasion de rendre à nos parents de la gentillesse, de la compassion et de la chaleur à un moment où ils en ont à leur tour besoin. Si notre relation était tendue, le vieillissement cérébral avancé peut même représenter une opportunité de réconciliation et de rédemption.

Elinor Fuchs, professeure d'art dramatique à l'Université de Yale et une de mes collègues, a écrit un ouvrage intitulé *Making an Exit*[11] au sujet de sa mère, Lil, qui avait une maladie d'Alzheimer. Femme indomptable et ambitieuse, Lil avait gâché sa relation avec sa fille du fait de son style de vie orienté vers sa carrière – au point qu'Elinor l'évitait durant ses années d'université. Cependant, à mesure que la démence de Lil progressait après que le diagnostic d'Alzheimer avait été posé, la relation entre elle et Elinor s'est transformée ; Elinor a pris goût à adopter le rôle de « mère de sa mère » et Lil à communiquer avec sa fille en atteignant un haut degré d'intimité lié à la simplicité qu'entraînait la désintégration de son langage. Quand j'ai parlé à Elinor lors d'une conférence sur la maladie d'Alzheimer au printemps 2007, elle m'a donné un exemplaire dédicacé de son livre et m'a montré une déclaration de sa mère reprise en quatrième de couverture, qui disait que « ces dix dernières années ont été nos meilleures années ».

Assister au déclin d'un proche est tragique, mais, comme je l'ai vu maintes et maintes fois avec mes patients et même avec mes collègues, il y a aussi, dans une tragédie, une possibilité de croissance personnelle, de chaleur et d'humour. En l'absence de parole, il peut encore y avoir le toucher et des sourires. Même sans conversation importante et profonde, vous pouvez encore apprendre beaucoup sur vous-même dans la relation avec une personne souffrant de démence. Plus important encore, il peut encore y avoir de l'espoir en l'absence de moyen pharmacologique de « réparation » du vieillissement cérébral. Judith Levine, une auteure de Brooklyn qui a écrit un livre sur la démence de son père intitulé *Do you remember me*[12] *?*, m'a un jour envoyé ce message après m'avoir vu cité dans un article du *New York Times* dans lequel j'exprimais du scepticisme quant aux traitements médicamenteux actuels de la maladie d'Alzheimer : « J'ai été enthousiasmée de voir votre nom dans le *Times*, exprimant enfin publiquement ce que bon nombre d'entre nous savions déjà au sujet des médicaments concernant la maladie d'Alzheimer. Une bonne partie de la réponse laisse entendre que les médecins qui doutent des médicaments volent de l'espoir aux personnes qui souffrent et à leurs familles. Ma propre réaction a été exactement opposée : pour la première fois depuis que mon père a été diagnostiqué, voici 12 ans, j'ai bon espoir que l'on puisse commencer à penser et agir différemment à propos de la démence. »

> *« Attendez des gens qu'ils fassent mieux qu'ils ne le font*
> *Cela les aide à devenir meilleurs*
> *Mais ne soyez pas déçus s'ils n'y arrivent pas*
> *Cela les aide à poursuivre leurs tentatives. »*
>
> ~ AUTEUR INCONNU

## LE POUVOIR DE CHOISIR

Il existe un nombre infini d'histoires qui peuvent être racontées à propos du vieillissement cérébral. Un excellent contre-exemple du mythe de la maladie d'Alzheimer a été écrit par mon amie Ann Davidson qui a publié deux livres au sujet de la prise en charge globale de son mari, Julian, un ancien professeur de Stanford qui a été touché par une démence et a reçu un diagnostic de maladie d'Alzheimer probable. Son premier livre, *Alzheimer's : a love story*[13], raconte une année passée à assumer son rôle de soignante. Anne m'a dit qu'elle avait dû beaucoup lutter pour mettre les termes « love story » (histoire d'amour) dans le titre parce qu'au départ, son éditeur s'était opposé à l'idée d'associer amour et maladie d'Alzheimer. L'argument d'Ann était qu'il n'était pas nécessaire que la tragédie constitue l'objectif au travers duquel on examine le déclin cognitif. Au lieu de voir l'état de son mari comme une perte d'identité produisant une coquille d'homme et un deuil permanent pour elle, elle voulait se rapprocher de lui en profitant de l'interdépendance causée par les difficultés cognitives. Dans son second livre, *A curious kind of widow*[14], qui traite de son expérience de soin avec plus de détails encore, Ann écrit : « Durant la première année qui a suivi le diagnostic, une intuition m'est venue durant une séance d'hypnose chez un psychiatre. Alors que j'étais figée d'anxiété sur le divan du médecin, le sage homme m'a demandé ce que je désirais. Ce fut comme un éclair : je voulais, quoi qu'il advienne, me laisser glisser dans un esprit d'amour, et non de peur ou de colère. »

Le voyage d'Ann et de Julian n'en était pas moins une grande lutte, mais une lutte qui était définie par un lien émotionnel et des moments joyeux, heureux. Même lorsque le déclin de son mari a requis qu'il soit placé dans une structure pour personnes âgées dépendantes, lui et Ann ont encore partagé des moments de qualité – se promenant dehors, écoutant de la musique, se tenant les mains – et Julian a longtemps réussi à entretenir un cercle d'amis et faire du volontariat dans une banque alimentaire locale. Le choix d'Ann de se laisser glisser dans un esprit d'amour n'a jamais faibli. Son histoire d'amour a pris le pas sur le mythe de la maladie d'Alzheimer.

### UN RÉCIT DE MA CONSULTATION

Une de mes anciennes patientes m'envoie encore des lettres et des cartes postales des différents endroits qu'elle visite de par le monde. Au cours des dernières années, j'ai reçu des cartes d'Italie, de Grèce, de Macédoine, d'Ecosse, d'Australie, de Thaïlande et du Japon. Elle a une aphasie progressive, ce qui signifie qu'elle a perdu presque toute capacité de parler et de s'exprimer. Néanmoins, elle et son mari ont continué de parcourir le monde, en faisant ainsi ce qu'ils aiment le plus, et ils ont gardé une qualité de vie élevée en s'embarquant dans des voyages périodiques qui élargissent leurs horizons et leur demandent de s'adapter à des situations nouvelles et inédites. Ces voyages les ont tous deux aidés à rester vifs sur le plan cognitif et à enrichir leur relation durant ce qui aurait pu n'être qu'une période de déclin lent et inexorable.

Un autre de mes patients – un physicien célèbre – a une démence progressive, mais il a continué de rendre visite à ses collègues du monde universitaire tout au long de son vieillissement cérébral. En restant en relation avec eux, il a pu maintenir un sentiment d'appartenance ainsi qu'un sentiment de fierté par rapport à ses réalisations professionnelles. Dans sa carrière, mon patient avait découvert une « constante » – une loi de la nature, qui est devenue célèbre dans le monde entier. Alors que ma patiente globe-trotter gardait une qualité de vie grâce à ses voyages autour du monde, mon patient physicien semblait tirer sa force de la stabilité de ses relations avec ses anciens collègues. La leçon de ces histoires est simple : une des clés du vieillissement réussi consiste à faire ce que vous aimez aussi longtemps que vous le pouvez.

## MON APPROCHE DÉMOCRATIQUE DU VIEILLISSEMENT

Ce livre insiste sur le choix – votre choix. Comme pour Ann et Julian, c'est entièrement à vous qu'il incombe de choisir l'histoire que vous et ceux qui vous sont chers allez vivre dans votre vieillissement et il n'est nul besoin que cette histoire soit le mythe standard offert par les médecins à la plupart d'entre nous, influencé par les peurs et les insécurités que la société nous impose. Le choix est primordial dans toute culture démocratique et représente un aspect important de la qualité de vie. Lorsque nous renonçons à notre responsabilité démocratique, nous risquons de nous exposer à la tyrannie de ceux qui détiennent le pouvoir. Il en va de même en médecine. Lorsque nous donnons trop de pouvoir et de responsabilité à nos médecins, nous risquons de nous déresponsabiliser et de limiter l'histoire que nous et nos proches sommes amenés à vivre. Il n'est pas surprenant que Platon, lorsqu'il décrivait sa République utopique, ait souligné que le pouvoir que les médecins exerçaient sur nous devrait être restreint. La conception biomédicale de la maladie d'Alzheimer constitue le cadre conceptuel dominant dans le monde d'aujourd'hui. Il n'est cependant pas nécessaire qu'elle domine votre vie – nous pouvons choisir de reformuler la manière dont nous vieillissons.

### La responsabilisation apporte-t-elle des bénéfices cognitifs ?

L'étude Whitehall II entreprise par la chercheuse britannique Joan M. Griffin et ses collègues a révélé que les femmes âgées qui rapportaient avoir moins de contrôle sur leur vie présentaient des taux plus élevés de maladies cardio-vasculaires et de maladies mentales[15].

La conception – ou l'histoire – que nous choisissons aura un impact significatif sur notre sentiment d'identité personnelle et de bien-être. Le langage de la maladie d'Alzheimer, fait de réductionnisme et de distanciation, qui construit notre conception standard nous sépare des personnes avec maladie d'Alzheimer en catégories distinctes (« nous » et « eux ») et exclut toute possibilité que le vieillissement cérébral soit une histoire d'amour. Rappelez-vous, un certain déclin de nos cerveaux avec le temps est un aspect immuable – certains pourraient dire essentiel – de ce que nous sommes en tant qu'êtres humains mortels *; à vrai dire, le déclin cognitif confirme que chacun d'entre-nous est une personne vivante et non que nous cessons de l'être*. En outre, contrairement à ceux de mes collègues qui souhaitent réduire les êtres humains à leurs cerveaux (ou même à leurs gènes neuro-actifs), je crois de tout mon cœur que les êtres humains sont plus que la somme de leur équipement cognitif. Comme le dit la philosophe Mary Midgley : « *Les gens affirment parfois que le cerveau humain est ce qui existe de plus complexe dans l'univers. Pourtant, la personne entière dont ce cerveau fait partie est nécessairement bien plus complexe que le cerveau seul*[16]. » Quel que soit le déclin de notre fonctionnement cognitif, nous gardons toujours notre humanité et cette humanité peut toujours être engagée dans la vie sociale et aimée, même dans les situations de changement les plus dures : il n'y a jamais de « *perte d'identité* », uniquement un « *changement dans l'identité* ». Même dans la mort, une personne aimée garde toujours sa vitalité au travers des histoires que l'on raconte en sa mémoire.

## L'HISTOIRE, UN INSTRUMENT DE CHANGEMENT

L'histoire de la maladie d'Alzheimer peut être reformulée et, comme les histoires d'Ann Davidson, d'Elinor Fuchs et de Judith Levine l'illustrent, c'est sur nous que le choix repose. Le pouvoir du mythe de la maladie d'Alzheimer commencera à diminuer lorsque chacun d'entre nous se mettra à changer le langage qu'il utilise pour parler du vieillissement cérébral. Nous devons penser et agir d'une manière plus équilibrée, et moins en termes d'embuscade, de guerre, de catégories de maladie, de pertes et de gains, de destruction de l'individualité et de course aux armements biologiques. Les humains et leurs cerveaux vieillissants ne sont pas en guerre. Les personnes souffrant de démence ne constituent pas une espèce différente du reste d'entre nous. Il faut plutôt considérer que nous sommes tous engagés dans le processus du vieillissement et que, quand nous subissons ce processus dont la difficulté est indéniable, nous avons en nous un potentiel considérable de sagesse, de connaissance de soi et de connexions émotionnelles.

### LE PARCOURS DE LA MALADIE

Anne Hunsaker Hawkins, une spécialiste du mouvement des Humanités Médicales[17], a écrit un livre majeur intitulé *Reconstructing illness : Studies in pathography* (« Reconstruire la maladie : Etudes en pathographie »). Elle y décrit comment les écrits et les récits inspirés par la maladie ont proliféré au cours des dernières décennies et comment, lorsque les gens écrivent à propos de leur expérience du SIDA, de l'autisme, de la boulimie, du cancer, de la schizophrénie, d'un accident vasculaire cérébral ou de la maladie d'Alzheimer, ils ont tendance à choisir des narrations prototypiques telles qu'un voyage ou une renaissance afin de donner un sens à leur état. Ces reconstructions narratives atténuent souvent les mythes culturels prescrits par notre société et aident les personnes à comprendre les raisons pour lesquelles ils sont tombés malades, ce que la maladie signifie dans le contexte plus large de leur existence et comment une nouvelle histoire peut les aider à faire face aux défis importants que leur maladie entraîne et les mener vers de nouvelles perspectives, de nouvelles significations et de nouveaux buts. Anne croit que le processus d'écriture et de reformulation de la maladie est une expérience profondément apaisante.

## CHANGER L'HISTOIRE

Au Japon, des efforts sont actuellement menés pour changer la terminologie diagnostique des personnes ayant reçu une appellation de troubles mentaux associés au vieillissement. L'étiquette attribuée actuellement aux personnes démentes, *chihou*, est un mot composé, où *chi* signifie « idiot et perdant la raison » et *hou* « stupide et distrait ». Plusieurs collègues japonais m'ont dit que cette connotation est souvent perçue comme une insulte et que de nombreuses personnes qui ont reçu un diagnostic de *chihou* sont souvent, de façon assez compréhensible, honteuses et pleines de ressentiment. Cette grave stigmatisation a créé le besoin d'une nouvelle appellation. Les professionnels du domaine ont proposé que cette nouvelle appellation soit *ninchishou*. *Ninchishou* est également un mot composé, avec *ninchi* qui signifie « cognition » ou « conscience », et *shou* qui signifie « tempérament », « symptômes » ou « défis », la traduction approximative étant « conscience des symptômes cognitifs ».

En 2005, le ministre japonais de la Santé, du Travail et de l'Aide sociale a affiché sur son site Internet l'intention de changer le nom utilisé pour faire référence à la démence, ainsi que les raisons et les informations associées à ce changement, et il a invité le public à exprimer son opinion. *Ninchishou* est sorti vainqueur.

L'établissement de cette nouvelle terminologie a pour objectif que les patients auxquels elle aura été attribuée soient davantage capables d'accepter leur état et de s'y adapter sans avoir le sentiment d'être fous. De même, une telle adaptation sémantique peut réduire la tendance à ostraciser les personnes vieillissantes et aider la communauté à inclure ses aînés et à voir la personne plutôt que la démence. Ce recadrage conceptuel optimal consiste en : modifier l'appellation, changer l'histoire des patients, faire en sorte que les familles sentent qu'elles font partie de cette dernière et améliorer la qualité de vie sans compromettre les soins cliniques. Plus important encore, ce changement a été apporté démocratiquement, par la population japonaise, plutôt que par la communauté médicale. Un précédent a été créé pour la fin du mythe de la maladie d'Alzheimer et nous pouvons nous aussi rejeter et remplacer ce mythe culturel corrompu par une histoire plus humaine et plus compréhensive, qui aide les personnes vieillissantes et leurs familles.

A ceux qui se demandent si changer les mots peut réellement avoir un impact sur le plan neurologique, réfléchissez à ceci : en tant que neuroscientifique, je peux vous dire que chaque fois que l'on entend le mot « Alzheimer », cela affecte notre cerveau. Le mot active certains circuits neuronaux, qui donnent accès à notre lexique interne des mots et des significations. Les mots qui sont chargés d'émotions fortes (maladie d'Alzheimer, mort, terreur, peur, etc.) affectent plus fortement le cerveau et peuvent même induire des changements physiologiques dans le cerveau, tels que la libération d'hormones de stress qui peuvent endommager les neurones. Peut-on empêcher de tels changements en ayant recours à des mots différents ? Peut-être. Toutefois, même dans l'éventualité où ces mots n'auraient pas un effet direct au niveau moléculaire, l'utilisation de mots et de concepts différents peut toujours aider les personnes et leurs familles à s'adapter à leur état. Le gouvernement japonais ne dépenserait pas autant d'argent à développer une nouvelle terminologie si les mots n'étaient que des mots.

## POURQUOI NOUS DEVONS AGIR MAINTENANT

A l'heure actuelle, on estime à 25 millions (dont 5 millions d'Américains[18]) le nombre de personnes dans le monde qui sont considérées comme étant touchées par la maladie d'Alzheimer et qui induisent des coûts immenses, estimés à 250 milliards de dollars par an. Dans la prochaine décennie, quand les membres de la génération du baby-boom vont avancer dans leur soixantaine, ils constitueront la plus importante population de personnes âgées de l'histoire des Etats-Unis. En 2030, on estime que près d'un cinquième (70 millions) des habitants des Etats-Unis auront 65 ans ou plus, avec une espérance de vie moyenne de 77,5 ans pour les hommes et de 83 ans pour les femmes[19]. En 2040, on estime qu'il y aura 40 millions de personnes âgées de 85 ans ou plus[20]. Cette évolution démographique est encore plus marquée dans les pays en voie de développement qui ont d'importantes populations, parmi lesquelles un nombre croissant de personnes vivent plus longtemps du fait de la modernisation. L'Inde et la Chine comportent déjà les populations de personnes présentant une démence les plus importantes que l'on ait jamais connues et l'ensemble des pays en voie de développement comprendra les deux tiers de la population mondiale de personnes avec maladie d'Alzheimer. Pour mettre ceci en perspective, on diagnostiquera dans les prochaines années un nouveau cas de maladie d'Alzheimer toutes les 11 secondes – à moins que, comme les Japonais, nous cessions d'utiliser ce terme et imaginions de meilleures histoires à raconter sur la condition humaine.

Comme la médecine continue à progresser dans sa capacité de traiter des affections telles que les maladies cardio-vasculaires qui affectent une bonne part de la population âgée, les personnes vivront plus longtemps. Et comme les gens vivront plus longtemps, il y aura un nombre sans précédent de personnes aux stades les plus avancés du vieillissement cérébral. Les projections font état de près de 14 millions d'Américains susceptibles de recevoir un diagnostic de maladie d'Alzheimer en 2050, induisant des coûts de bien plus de 300 milliards par année. L'organisation internationale de la maladie d'Alzheimer (Alzheimer's Disease International ; ADI) estime le nombre de personnes touchées par la maladie au niveau mondial à 80 millions[21]. Souhaitons-nous qu'un grand nombre de ces personnes ayant des difficultés de mémoire – y compris nous – vivent le crépuscule de leur existence dans la peur, avec l'étiquette stigmatisante d'une maladie, comme c'est déjà le cas pour des millions de personnes de par le monde ? Souhaitons-nous continuer d'établir une séparation entre nous et nos proches vieillissants en catégories de « nous » et « eux » ?

Ou bien, allons-nous plutôt adopter une approche plus positive et humaniste, qui les rassure sur le fait que l'essentiel des pertes de mémoire liées à l'âge et des autres ralentissements fonctionnels sont des composantes normales du vieillissement qui ne nécessitent pas une étiquette de maladie et que tant les familles que les communautés peuvent les prendre en charge plutôt que les dévaluer ? Ne serait-il pas préférable de croire que les personnes avec des difficultés cognitives peuvent encore être des êtres humains pleins d'énergie vitale, avec une qualité de vie élevée, et contribuer au bien commun en restant des membres à part entière de leur famille et de leur communauté, malgré les ravages apparents de leurs pertes de mémoire ? C'est l'histoire que je crée pour mes patients à Cleveland, où plusieurs personnes chez lesquelles on a diagnostiqué une démence font du bénévolat dans le programme d'encadrement de la lecture d'une école de quartier avec charte (« charter school[22] »), tout en participant à des thérapies basées sur l'art et la narration qui les intègrent à la communauté et honorent l'individualité qui reste en chacune d'entre elles.

**ET VOUS ESPÉRIEZ... ?**

Une étude de 2004 a montré que, parmi 88 personnes avec démence légère à modérée, 67 % déclaraient jouir d'une « très bonne » ou « bonne » qualité de vie, alors que seulement 15 % d'entre elles rapportaient avoir une « mauvaise » qualité de vie. Pour celles qui répondaient par l'affirmative, la bonne qualité de vie était généralement associée à l'existence de relations enrichissantes avec les autres et au sentiment d'avoir une utilité sociale. Outre le fait d'indiquer les éléments cruciaux de qualité de vie que nous devrions tous nous efforcer d'avoir, cette étude n'accorde aucun soutien à l'hypothèse selon laquelle la démence est nécessairement un état de souffrance atroce ou un désastre sans consolation, comme tant de personnes l'imaginent.

## UNE CONCEPTION DU VIEILLISSEMENT CÉRÉBRAL PEUT-ELLE VÉRITABLEMENT S'IMPOSER ?

Un de mes collègues m'a interrogé en me rapportant l'histoire d'une femme de 66 ans, mère de trois enfants, qui disait vouloir tuer son mari et avouait se sentir « idiote » et ne plus rien pouvoir faire pour sa famille. Il m'a dit que cette femme avait une histoire de déclin cognitif progressif et que les examens sanguins et de neuro-imagerie habituels réalisés auparavant n'avaient détecté aucun signe spécifique d'autres formes de démence que la maladie d'Alzheimer. Autrement dit, son histoire était parfaitement compatible avec un diagnostic de maladie d'Alzheimer. « Pouvons-nous véritablement considérer le cas de cette femme comme le reflet d'un vieillissement normal ? », me demanda mon collègue.

Clairement, quand le vieillissement cérébral frappe plus tôt que nous nous y attendons et, en particulier, quand il met au premier plan des symptômes comportementaux marquants tels que l'agressivité et des pensées suicidaires, il est impossible de considérer la situation d'une personne comme étant normale. Statistiquement parlant, il n'est pas normal d'être démentifié à 66 ans, alors que l'apparition d'une démence à 80, 90 ans ou plus constitue une attente plus ou moins normale. J'utilise le mot *normal*, car notre corps et notre esprit, qui ont évolué sur des millions d'années, ont été optimisés pour assurer la prolifération et la survie de notre espèce plutôt qu'une durée de vie individuelle prolongée. Ainsi, l'apparition d'états associés à l'âge, tels que le vieillissement cérébral, semble faire partie de la séquence « normale » des événements qui se produisent après que nous avons atteint l'âge auquel nous ne pouvons plus nous reproduire ou remplir notre rôle dans l'évolution[23]. A vrai dire, il serait plutôt anormal que quelqu'un *n'ait pas* des difficultés croissantes de mémoire à soixante-dix, quatre-vingts ans et plus.

Pour en revenir à la patiente de mon collègue, je suis prêt à admettre que l'on puisse à juste titre attribuer son état à une maladie, ou à tout le moins le considérer comme anormal, car il se situe en dehors des variations normales de problèmes que l'on s'attendrait à trouver chez quelqu'un de son âge. Toutefois, la question essentielle est : d'un point de vue pratique, devons-nous considérer son cas ou d'autres cas similaires comme des maladies ? Une telle approche contribue-t-elle à la démarche de soins ou la dessert-elle ? Pour certaines familles, le modèle standard de la maladie est nécessaire et réconfortant, mais, comme je l'ai vu dans ma pratique, d'autres sont troublées par les étiquettes de maladie et elles sont sensibles à la possibilité de choisir des manières plus ouvertes d'aborder la situation. Imaginons-nous à la place du médecin de cette femme. Vous ne pouvez pas guérir sa maladie ; vous ne pouvez pas adéquatement traiter sa maladie ; vous ne pouvez qu'offrir un diagnostic de maladie d'Alzheimer probable. Toutefois, ce que vous pouvez influencer, c'est l'histoire dans laquelle elle entre, ainsi que sa famille. Supposons que vous appliquiez à cette femme l'étiquette de « maladie d'Alzheimer » et que vous introduisiez cette histoire profondément marquée sur le plan culturel dans sa vie. Au vu de mon expérience clinique, ceci confère une justification à ses sentiments de stupidité et d'inutilité, ainsi qu'à des attentes moindres vis-à-vis d'elle-même ; cela lui donnera plus de raisons encore d'être troublée, agressive et dédaigneuse. L'histoire de cette maladie peut devenir autoréalisatrice et exacerber une situation déjà compliquée.

Par contre, en prenant le temps de s'asseoir et de parler avec cette femme et sa famille, de leur dire que tous les tests montrent qu'elle vieillit prématurément, mais qu'elle et sa famille peuvent s'adapter à ces changements, on peut les amener à concevoir son déclin sous un jour très différent. Cela peut juguler ses souffrances et apaiser ses sentiments de victimisation et de désespoir. Cela peut représenter un défi pour sa famille au lieu d'impliquer un déclin tragique sans rédemption possible. Nous pouvons toujours poursuivre toutes les options de traitement à disposition – y compris les médicaments – tout en façonnant une narration plus douce et plus globale du vieillissement cérébral pour la patiente et ses proches, s'ils choisissent d'aller au-delà du mythe standard de la maladie d'Alzheimer.

Voici quelques années, l'acteur Michael J. Fox a écrit une autobiographie intitulée *Lucky Man* ; il y a détaillé sa maladie de Parkinson précoce et démontré comment la « reconceptualisation » de son existence pour y intégrer sa maladie lui a permis d'aboutir à une vie ayant plus de sens. Fox ne fait pas référence à lui-même en tant que victime, mais en tant qu'« homme qui a eu la chance » d'avoir une maladie de Parkinson, parce que cet état a transformé sa vie de manière positive quand il s'est adapté à son handicap physique. L'histoire de Fox nous montre que, si chaque maladie humaine possède une base biologique, elle est aussi socialement construite et cette dimension sociale nous aide à interpréter et à agir en fonction de cet état biologique.

La prédominance du modèle de la maladie d'Alzheimer en tant que cadre conceptuel guidant les personnes vieillissantes empêche une pensée plus éclairée au sujet de notre propre vieillissement. *Une fois de plus, la façon dont nous choisissons de concevoir le vieillissement cérébral est cruciale.*

Pour que la génération du baby-boom affronte le défi sans précédent d'une société de plus en plus vieillissante, nous devons réfléchir à nos paradigmes actuels de soin pour les personnes d'un âge avancé, ainsi qu'à nos attitudes à propos du vieillissement et de la mort. Nous devons réfléchir aux moyens de promouvoir d'une manière efficace et avec un bon rapport coût/efficacité la qualité de vie des hommes et des femmes qui vieillissent et qui sont confrontés aux pertes de mémoire. Les « baby-boomers » ne vieilliront pas comme leurs parents l'ont fait. Nous serons plus réfléchis à propos de notre long déclin et plus réceptifs à de nouvelles manières de penser nos corps et nos esprits, qui défient les modèles officiellement dominants. *Le mythe de la maladie d'Alzheimer* fait partic d'un nouveau mouvement qui vise à une redéfinition de notre compréhension du vieillissement.

**LE BABY-BOOM EN CHIFFRES**

- Environ 76,9 millions d'enfants sont nés aux Etats-Unis durant le baby-boom.
- 26,8 % de la population des Etats-Unis sont des « baby-boomers ».
- 51 % de la population des « baby-boomers » est constituée de femmes.
- Un ménage de « baby-boomers » dépense en moyenne 45 664 dollars par an.
- 12,6 % des « baby-boomers » ne se sont jamais mariés.
- 88,8 % des « baby-boomers » ont achevé l'équivalent du lycée ou des études secondaires (« High School »).
- 28,5 % des « baby-boomers » ont obtenu un baccalauréat universitaire ou plus.
- Plus de la moitié de tous les « baby-boomers » vit dans 9 états (la Californie, la Floride, l'Illinois, le Michigan, le New Jersey, l'état de New York, l'Ohio, la Pennsylvanie et le Texas).

Source : *MetLife Mature Market Institute*

## LA SAGESSE D'OPRAH : UN REGARD VERS LE PASSÉ ET VERS L'AVENIR

Durant les années quatre-vingt, j'ai, comme bon nombre de mes collègues, eu le fervent espoir que la maladie d'Alzheimer soit une maladie biologique qui puisse être significativement améliorée par le développement de médicaments. En fait, je me souviens avoir été assis sur la scène de l'émission télévisée d'Oprah Winfrey[24] au milieu des années quatre-vingt pour partager les développements importants de mes recherches à l'université Johns Hopkins. J'ai raconté aux téléspectateurs d'une émission de télévision nationale ce que je considère maintenant comme étant l'histoire standard de la maladie d'Alzheimer. Les producteurs de l'émission m'avaient recruté en tant qu'expert de la maladie d'Alzheimer et je devais m'entretenir avec plusieurs personnes dont la vie avait été affectée par la maladie. L'une d'entre elles était une ballerine professionnelle dont le mari neurochirurgien était décédé d'une maladie d'Alzheimer ; l'autre était une femme afro-américaine qui s'était trouvée séparée de sa famille à New York durant trois jours et dont une communauté de SDF s'était occupée. Malgré que j'aie émis quelques réserves quant à la précision scientifique de notre classification de la maladie d'Alzheimer, j'ai bien joué mon rôle habituel, parlant de la maladie d'Alzheimer avec une confiance mesurée. Au moins trois fois, Oprah, en intervieweuse obstinée, m'a demandé de dire en quoi la maladie d'Alzheimer n'était pas simplement une forme de sénilité. La sénilité, ai-je dit, est un terme générique imprécis, alors que la maladie d'Alzheimer a une définition médicale claire, qui renvoie à une pathologie biologique : c'est une maladie neurodégénérative qui cause une perte neuronale et une atrophie.

En revoyant cet entretien, je suis impressionné par les observations d'Oprah traduisant le pressentiment d'une construction sociale de la maladie d'Alzheimer. A l'époque, je supposais qu'elle était peu familiarisée avec les conceptions récentes de la démence. Rétrospectivement, je pense qu'elle était en avance sur moi. Oprah me demandait peut-être d'aller au-delà du battage médiatique fait autour du mythe de la maladie et d'envisager ce qui, des décennies plus tard, est devenu la question centrale concernant la maladie d'Alzheimer : *les appellations biomédicales de maladie, porteuses d'effrayantes significations culturelles, devraient-elles être utilisées pour décrire un état qui pourrait plutôt être considéré comme un vieillissement cérébral humain d'évolution variable ?*

## ACCEPTER LES LIMITES DE LA SCIENCE

La science a accumulé beaucoup de données sur le cerveau et l'on entend de fréquentes déclarations sur les avancées spectaculaires réalisées dans la compréhension de la manière dont le cerveau traite l'information. Pourtant, nous ne savons pas vraiment comment le cerveau fonctionne, comment les pensées sont produites et pourquoi nous sommes conscients de notre propre cognition. De plus, seuls des pas de bébé ont été faits pour atténuer les symptômes de la perte de mémoire qui affectent des millions de familles dans le monde. Notre fixation sur la recherche biomédicale conduit à formuler la maladie d'Alzheimer en des termes purement mécaniques et moléculaires et engloutit toutes nos ressources dans l'inexorable recherche d'un remède. Le fait est que le vieillissement cérébral n'est pas quelque chose qui peut être guéri. Le déclin cognitif qui accompagne la vieillesse est inévitable, mais nous pouvons trouver les moyens de nous assurer que ces difficultés cognitives ne diminuent pas notre efficacité globale ou notre qualité de vie.

Je ne suis pas en train de suggérer que des découvertes thérapeutiques n'émergent jamais. De fait, je ne doute pas que des thérapies plus efficaces peuvent être développées, mais les questions sont : quelle sera l'efficacité de ces thérapies ; quand arriveront-elles ; combien coûteront-elles et quel sera leur coût pour la société comparé à d'autres options de traitement ? Nos ressources et nos espoirs sont surinvestis dans la recherche d'un remède lointain alors qu'en réalité les réponses véritables et efficaces se trouvent en nous et dans notre capacité à prendre soin les uns des autres.

Ceci dit, si mon père, ma mère ou ma femme venaient à développer des problèmes cognitifs handicapants, j'aimerais beaucoup qu'une solution miracle apparaisse. Mais qu'un remède salvateur apparaisse ou non, je choisirais, comme Ann Davidson, de me laisser glisser dans un esprit d'amour, en célébrant la vie et l'héritage que ceux que j'aime ont laissé ; j'espérerais que mon esprit d'amour transforme ma peur, ma tristesse et ma colère et rende la prise en charge plus facile et plus riche. Je m'efforcerais, comme Ann, d'être plus pleinement présent dans la vie de ceux que j'aime et d'apprécier les plaisirs simples – se tenir la main, se promener, écouter de la musique et partager un repas. De cette manière, j'espérerais réussir à devenir une personne plus affectueuse dans ma relation avec eux et ne pas laisser la maladie interférer avec l'évolution de notre relation. Car c'est dans la relation d'aide globale, et non dans les prouesses technologiques, que nous pouvons trouver le véritable espoir pour la maladie d'Alzheimer.

A aucun moment de l'histoire de notre espèce, une adaptation à notre vieillissement et à notre mortalité n'a été plus critique. Non seulement y a-t-il aujourd'hui plus que jamais auparavant de personnes âgées vivant avec des corps et des esprits vieillissants, mais il y a aussi plus de défis liés à l'adaptation de notre espèce sur une planète qui a des ressources limitées. Le mouvement de la maladie d'Alzheimer représente le pouvoir écrasant de la marche vers le progrès : donnez-nous assez de temps, assez de personnes, assez d'argent, la recherche est en marche et nous réparerons les dégâts de cette maladie. Mais, après 30 ans de recherches et des dizaines de milliards de dollars dépensés, nous en sommes très loin. En fait, nos coûteux tests génétiques et outils de neuro-imagerie nous ont fait plonger plus profondément dans la confusion et ne nous ont guère rapprochés de la découverte d'un remède. Nous donnons un faux espoir aux gens. De nouveaux investissements pourraient conduire au développement de médicaments qui améliorent certains des aspects négatifs du vieillissement cérébral, mais, après 30 ans d'échec relatif dans le développement d'un médicament, ne devrions-nous pas commencer à envisager la ré-allocation de certaines de nos ressources à d'autres pistes, comme par exemple : investir dans l'éducation des personnes concernant les mesures (comportementales) de prévention que nous pouvons prendre tout au long de notre vie pour éviter des dégâts à notre cerveau, ainsi que développer d'autres types de thérapies, telles que des interventions basées sur la narration, la musique, le toucher, ou encore élaborer des pratiques innovantes d'aide aux patients et aux familles qui s'adaptent aux difficultés de mémoire ? Le mythe culturel fait la promotion du remède. Notre nouvelle histoire doit mettre un accent plus fort sur la prévention et sur les pratiques d'aide, d'accompagnement et de prise en charge globale.

Dans les chapitres qui suivent, je suggérerai de réduire l'accent mis sur la prescription de médicaments au profit d'interventions non pharmacologiques (mentales, sociales, physiques et spirituelles), qui engagent la personne âgée dans sa globalité, plutôt que de traiter son cerveau vieillissant. Je préconiserai des mesures de prévention en santé publique qui peuvent traiter les causes du vieillissement cérébral et non seulement ses effets, comme le fait notre approche actuelle. Par exemple, nous devons réussir à réduire les toxines environnementales telles que le plomb et le mercure dans nos maisons, rivières et parcs ; ces toxines sont responsables de maladies neurologiques, en particulier chez les jeunes enfants, et nous devons aussi aborder la question des contextes sociaux qui soumettent de nombreuses personnes à la pauvreté, à la malnutrition, aux infections, aux traumatismes, à un travail pénible et à une apathie mentale qui accélèrent le déclin cognitif.

J'exprimerai clairement un projet pour nos villes, qui permette de fournir de meilleurs soins aux personnes âgées et de soutenir leurs familles. De plus, j'inciterai fortement les médecins à renoncer à l'utilisation clinique auprès de leurs patients de termes tels que maladie d'Alzheimer et Trouble Cognitif Léger (« Mild Cognitive Impairment ») – ou à tout le moins d'être plus judicieux dans l'application de ces appellations et dans le fait de placer les personnes dans des catégories figées. Ceci ouvrira une nouvelle voie sur laquelle les familles et leurs proches pourront vieillir – une voie d'autodétermination et d'espoir.

Voici de nombreuses années, une vigoureuse patiente âgée de ma consultation, une actrice professionnelle, m'a dit que la vieillesse avait été pour elle une source de responsabilisation. « Le vieillissement ne vous soumet pas, me dit-elle lors de l'un de ses rendez-vous, il crée l'opportunité de prendre plus de risques. »

**LE PROBLÈME DU MILD COGNITIVE IMPAIRMENT**

Le Trouble Cognitif Léger (MCI) est un soi-disant précurseur de la maladie d'Alzheimer, qui existerait prétendument sur un continuum entre le vieillissement normal et la maladie d'Alzheimer. En d'autres termes, il représenterait une zone grise, difficile à définir, entre la normalité et la maladie. Comme vous pouvez vous y attendre, cette classification a rencontré une certaine résistance de la part des cliniciens et l'on a mis en cause l'industrie pharmaceutique, coupable d'avoir poussé à la formation d'un nouveau créneau de classification qui élargit le nombre potentiel de consommateurs de médicaments (et de patients) en étendant la pathologie à ceux qui subissent un vieillissement cérébral naturel. Il a même été question de promouvoir une catégorie nommée pré-MCI ! Ce terme est particulièrement préoccupant quand vous réfléchissez à son importation dans d'autres cultures. Par exemple, un leader d'opinion chinois a traduit le terme « Mild Cognitive Impairment » en chinois, puis à nouveau en anglais, comme « perte de sagesse ». La stigmatisation et le désespoir que cette appellation peut engendrer sont effectivement très inquiétants.

## LE POUVOIR DES HISTOIRES : UNE APPROCHE NARRATIVE POUR EN FINIR AVEC LA MALADIE D'ALZHEIMER

En changeant la manière dont nous pensons la maladie d'Alzheimer, nous changeons l'histoire que nous racontons au sujet de notre vieillissement cérébral. Ceci est important, car les histoires nous entourent, nous façonnent, servent d'éléments constitutifs de nos vies et tissent les liens que nous entretenons avec nos communautés humaines. Lorsque nous sommes enfants, on nous raconte des histoires simples dont nous tirons des leçons sur le monde et, lorsque nous vieillissons, nous passons à des romans, des manuels, des mythes, des légendes, des fables, des évangiles, des tragédies, des drames, des comédies, des chansons, des émissions de télévision et des films qui nous proposent des histoires avec des thèmes moraux et historiques plus complexes, que nous intégrons dans la structure de notre caractère[25].

Même dans notre vie quotidienne, les histoires sont omniprésentes : elles paraissent dans les journaux, à la télévision, sur Internet, elles font surface dans nos conversations avec des amis, dans les courriels et dans les discussions téléphoniques, surviennent même dans nos monologues intérieurs et dans nos rêveries. Les histoires qui ont le plus de signification pour nous sont celles qui façonnent nos valeurs et nos croyances et forment les cadres cognitifs qui nous aident à mettre de l'ordre dans un monde complexe qui sinon pourrait nous submerger. Comme le philosophe Alasdair MacIntyre l'a écrit dans son livre *After Virtue*, les êtres humains créent leur sentiment de ce qui est important pour eux en faisant référence, consciemment ou non, aux histoires qu'ils ont apprises : « Je ne peux répondre à la question “Que dois-je faire ?” que si je peux préalablement répondre à la question “De quelle ou de quelles histoires est-ce que je me sens faire partie [26] ?” » Le langage est le facteur médiateur qui constitue notre identité et nous avons un désir instinctif d'organiser nos expériences sous une forme narrative. L'une des raisons pour lesquelles je trouve la maladie d'Alzheimer si perturbante, c'est que sa description comporte une histoire forte, qui génère une peur énorme, de l'angoisse et une stigmatisation sociale pour les millions de personnes qui ont reçu un diagnostic de maladie d'Alzheimer et pour les millions d'autres parmi nous qui vieillissons. Il existe une différence entre dire à quelqu'un que son cerveau vieillit et l'aider à s'intégrer à sa communauté ou lui dire qu'il a une « maladie » dégénérative cérébrale progressive qui s'appelle maladie d'Alzheimer et lui appliquer une étiquette susceptible de l'ostraciser. L'histoire que le médecin choisit façonnera sans aucun doute la ligne narrative de la vie de cette personne ; c'est une histoire qui peut même écarter une personne de sa communauté. Comme le sociologue Erving Goffman l'a écrit, une personne stigmatisée, qui est marquée d'une étiquette redoutée ou haïe, est une personne qui a perdu son intégrité aux yeux de la société : « Elle est rabaissée, dans notre esprit, passant d'une personne entière et ordinaire à une personne contaminée, dévalorisée[27]. »

### L'ÉTIQUETTE DE MALADIE D'ALZHEIMER PEUT HANDICAPER

J'ai eu une fois une patiente très brillante et charismatique qui maintenait catégoriquement qu'elle se suiciderait s'il s'avérait qu'elle avait une maladie d'Alzheimer. Certaines personnes viennent me voir en tenant cette position extrême, parce que l'étiquette de maladie d'Alzheimer tend à mener à des idées suicidaires. Dans le cas de cette femme, et dans chaque cas similaire que j'ai rencontré dans ma pratique, j'ai tenté de la persuader de réfléchir plus positivement à la trajectoire de son état et j'ai souligné la variabilité de l'évolution clinique du vieillissement cérébral. Je lui ai rappelé que, même si le pire scénario se produisait et qu'elle déclinait rapidement, elle pourrait devenir plus sereine et en paix avec sa condition et, ce faisant, perdre le désir de se suicider. Il était toujours possible que son déclin ne soit pas rapide et qu'elle soit capable de tirer une signification, une motivation et un épanouissement substantiels de ses dernières années.

Nancy Waxler, une anthropologue qui a contribué au développement de la théorie de l'étiquetage social, a montré que les appellations socialement stigmatisantes que nous utilisons dans les pays occidentaux industrialisés prolongent et exacerbent souvent la maladie[28]. Par exemple, elle a constaté que, dans les sociétés modernes, les attentes et les croyances concernant la maladie mentale contribuent pour une grande part à aliéner les patients schizophrènes de leurs rôles normaux et ainsi à prolonger leur maladie. En revanche, les croyances et les pratiques non biomédicales que l'on trouve dans les sociétés non industrialisées favorisent des maladies de moins longue durée et un retour plus rapide à la normalité. Sur base de mon expérience personnelle limitée de l'indemnisation des travailleurs (et de l'évaluation des accidents de travail pouvant limiter la capacité professionnelle d'une personne), je suis convaincu que, s'il y a un avantage économique à recevoir une étiquette d'affection neurologique, les gens resteront handicapés plus longtemps. C'est le pouvoir autoréalisateur des mots[29].

J'écris ce livre pour une raison simple : permettre aux lecteurs de résister au mythe biologique dominant et stigmatisant de la maladie d'Alzheimer que des scientifiques comme moi, avec plus qu'un peu de soutien des entreprises pharmaceutiques, et d'autres, ayant des intérêts financiers et personnels, ont lâché sur les vies individuelles et aussi les aider à reformuler la manière dont nous connaissons et ressentons nos identités vieillissantes. Certains font bon accueil à l'étiquette de maladie d'Alzheimer, puisqu'elle peut à la fois mobiliser des ressources et absoudre les individus de leur responsabilité pour la détérioration de leur fonctionnement mental. Je crois que nous pouvons aboutir au même résultat en changeant la façon dont nous approchons le vieillissement cérébral. Nous pouvons offrir à nos aînés des soins et des ressources de qualité sans les stigmatiser avec une maladie scientifiquement imprécise et socialement préjudiciable. Point n'est besoin de coller une étiquette à quelqu'un uniquement parce que c'est demandé par un code de facturation de l'assurance maladie ou par un budget d'homme politique.

Notre compréhension scientifique de la maladie d'Alzheimer devient chaque jour plus embrouillée. En définitive, c'est à vous de raconter l'histoire du vieillissement cérébral, pas à moi, pas à votre médecin, et certainement pas aux compagnies pharmaceutiques ou aux institutions de recherche qui tirent profit de la classification biologique de la maladie d'Alzheimer en tant que maladie. La maladie d'Alzheimer a été la façon dont la culture occidentale a décrit le vieillissement cérébral durant les 100 dernières années. En démontant ce mythe à partir d'une perspective biologique, sociale et historique, je vous montrerai que ce mythe ne doit pas nécessairement être l'histoire dominante de votre vie ou de celle d'un membre vieillissant de votre famille.

> « *Une fois que vous avez enlevé toute la langue morte, les dogmes de seconde main, les vérités qui ne sont pas les vôtres mais celles d'autres personnes, les devises, les slogans... les mythes de votre époque – une fois que vous avez enlevé tout ce qui a faussé votre expérience pour en faire une forme que vous ne reconnaissez pas et en laquelle vous ne croyez pas – ce qui vous reste, c'est quelque chose qui s'approche de la vérité de votre propre conception.* »
>
> ~ ZADIE SMITH

Il est en très grande partie de votre pouvoir de modifier la manière dont vous considérez que les choses peuvent changer votre vie et de choisir l'histoire que vous souhaitez vivre en tant qu'être humain qui vieillit. *Si nous pouvons reformuler la manière dont nous pensons, parlons et agissons à l'égard de nos cerveaux vieillissants et intégrer dans la conception psychosociale de la maladie d'Alzheimer, un nouveau langage, de nouvelles compréhensions, croyances, attitudes, mesures de prévention et options de traitement psychologiques et sociales, nous pouvons ré-imaginer l'histoire de cette maladie et décrire le vieillissement cérébral d'une façon qui apporte de la qualité aux dernières années de vie des personnes plutôt que d'ajouter de la détresse et de la peur, et par là-même mieux aider notre société à se préparer aux défis de l'avenir.* Un nouveau récit thérapeutique peut nourrir l'espoir de millions de personnes qui vieillissent et qui redoutent les maladies associées au vieillissement, telles que la maladie d'Alzheimer. Aussi perturbant que puisse être le vieillissement cérébral, il n'éclipsera jamais votre humanité, ne vous privera pas de votre dignité et ne niera pas votre histoire de vie. Même si, avec le temps, notre capacité mnésique se détériorera inévitablement et de façon plus ou moins importante, du fait des changements physiologiques cérébraux associés à l'âge, le désir ardent des êtres humains d'être écoutés et respectés – un instinct central de l'expérience humaine souvent ignoré par la médecine biologique réductionniste qui ne pense qu'à traiter les organes défaillants – ne disparaîtra jamais complètement.

En écrivant ce livre, je veux vous aider à triompher de l'histoire terrible de la maladie d'Alzheimer et à faire face au vieillissement cérébral, sans concession de votre part, en m'assurant que cette histoire ne vous submerge jamais, vous ou vos familles. Je désire que votre histoire en évolution soit un élément d'un mouvement sociétal plus vaste, dans lequel nous engageons notre imagination morale – la force collective créatrice de l'intelligence, de la raison, du sentiment et de l'imagination – et que nous commencions à re-conceptualiser notre approche de la mort ainsi que de la période qui la précède.

En fin de compte, ce livre cherche à alimenter le déroulement de *votre histoire*. Il s'agit de vaincre votre peur de la maladie d'Alzheimer en acquérant des connaissances sur le vieillissement cérébral et en apprenant à reformuler pour vous-même un récit qui favorisera, durant votre vieillesse, la qualité de vie, la vitalité cognitive, la motivation et le sentiment communautaire.

> *« Tous les chagrins peuvent être supportés si vous les mettez dans une histoire ou si vous racontez une histoire à leur sujet. »*
>
> ~ Isak Dinesen

# Chapitre 2

# LE B.A.BA DE LA MALADIE D'ALZHEIMER : APPRIVOISER L'HISTOIRE SCIENTIFIQUE DE LA MALADIE D'ALZHEIMER

> *« Lorsqu'une science semble s'essouffler et que, malgré les efforts de nombreuses personnes dynamiques, elle débouche sur une voie sans issue, la faute en est souvent à rechercher dans ses concepts de base, qui abordent le sujet de façon trop conventionnelle. Ou alors l'erreur peut se situer dans la terminologie qui, une fois introduite, est approuvée et adoptée inconditionnellement par la grande majorité et n'est écartée qu'avec réticence, même par des penseurs indépendants, et seulement dans des cas isolés. »*
>
> ~ JOHANN WOLFGANG VON GOETHE

Voici quelques années, un de mes collègues dans le domaine de la maladie d'Alzheimer, un scientifique d'une grande université de l'Ohio, spécialisé dans les neurosciences, m'a dit en aparté lors d'une conférence qu'il en avait assez du mythe de la maladie d'Alzheimer.

« Je me sens coupable de faire partie de cet empire social et politique bien établi qu'est la maladie d'Alzheimer, me dit-il, nous faisons un tel tort aux personnes en leur faisant de grandes promesses sur ce qu'est la maladie d'Alzheimer et en leur faisant trop valoir ce que nous pouvons leur délivrer. Nous avons créé un monstre. J'en ai assez de faire partie de cela. »

Alors que le mythe de la maladie d'Alzheimer a grandi au point de « faire la une » de notre culture, les médecins ont dû faire face au dilemme consistant à s'occuper de patients croyant avoir une maladie qui ne peut pas être diagnostiquée de façon absolue et encore moins traitée ou guérie. Bon nombre de mes collègues ont été réticents à admettre publiquement les limites de notre compréhension du vieillissement cérébral et la nature aussi problématique qu'arbitraire des étiquettes que nous utilisons. Une partie de ceci provient peut-être du fait que les personnes ont consacré leur vie professionnelle à lutter contre la maladie d'Alzheimer et qu'elles ne souhaitent pas reconnaître que nous n'avons pas réalisé, au cours des dernières décennies, les progrès que nous espérions dans le diagnostic et le traitement de cet état. Leur réticence peut aussi provenir du fait que l'industrie pharmaceutique a une influence si forte sur de nombreux médecins et que les concepts de maladie d'Alzheimer et de MCI – stigmatisation mise à part – les aident à vendre des médicaments à des millions de personnes.

### AU PREMIER RANG DE L'EMPIRE ALZHEIMER

Voici quelques années, j'ai été invité à New York à un gala organisé pour collecter des fonds et animé par la section locale de l'Association Alzheimer. Dans cette somptueuse affaire à 10 000 dollars la table, j'étais entouré de chefs d'entreprise, de scientifiques et de consultants, parés de leurs smokings et de leurs ondoyantes robes de soirée. J'avais été invité par Forest Labs, une entreprise pharmaceutique pour laquelle j'étais consultant et qui produisait le traitement contre la maladie d'Alzheimer connu sous le nom de mémantine.

Après plusieurs discours, le maître de cérémonie s'est tenu devant l'assemblée des fortunés donateurs et a dit de manière assez péremptoire : « Nous allons un jour trouver un remède pour cette maladie ! Et ce jour approche ! »

Inspirés par cette proclamation d'espoir sans réserve, les donneurs mirent la main à la poche et réunirent en une soirée des centaines de milliers de dollars pour l'Association Alzheimer. Leur est-il venu à l'esprit que nous ne savons même pas ce qu'est « la maladie d'Alzheimer » ? Probablement pas. L'espoir prend souvent le pas sur le bon sens. Et les faux espoirs permettent de collecter plus d'argent que des attentes réalistes. Les organisations qui constituent l'empire de la maladie d'Alzheimer prospèrent car le mythe de la maladie est une vache à lait qui ne cesse pas de produire. Nous sommes nombreux dans le domaine à nous inquiéter de ce que la quête de la vérité ait été éclipsée par la recherche de fonds.

Nous sommes de plus en plus nombreux à vouloir, comme mon collègue l'a dit, en finir avec le règne cruel du « monstre » de la maladie d'Alzheimer et nous soustraire à l'emprise de peur qu'il exerce sur nous. Nous voulons vous permettre de voir que, même si votre cerveau va inévitablement vieillir à mesure que vous avancerez en âge, suscitant des défis et des difficultés chez vous comme chez vos proches, vous ne serez jamais frappé par une maladie nommée maladie d'Alzheimer, ni ne deviendrez victime d'une sorte de contagion cognitive.

Changer la manière dont nous pensons et parlons de nos corps vieillissants nous aidera à approcher le déclin cognitif avec plus de sagesse.

> *« La maladie d'Alzheimer, telle que la science tente de l'appréhender, semble nous glisser entre les doigts. Les interactions complexes entre la neurochimie, la génétique, l'environnement, l'histoire de vie et la personnalité jouent toutes un rôle dans la manière dont les individus font l'expérience de la démence. Aucune approche unique n'expliquera tout. »*
>
> ~ HARRY CAYTON [1]

## LA B.A.BA DE LA MALADIE D'ALZHEIMER

Je dois admettre que le mythe de la maladie d'Alzheimer peut être monstrueux. Il n'est pas étonnant que les gens aient peur. Après tout, personne ne veut se perdre dans une maladie dégénérative aussi horrible que la maladie d'Alzheimer. Toutefois, nous devons d'abord examiner si la maladie d'Alzheimer est ou n'est pas une maladie. A coup sûr, nos cerveaux, tout comme nos corps fragiles, nous trahissent physiologiquement quand nous vieillissons : mais comment savons-nous quand ce processus cesse d'être la trajectoire normale du vieillissement cérébral et commence à être l'œuvre d'une terrible maladie ? Quel taux de difficultés mnésiques faut-il exactement dans notre vie quotidienne pour être qualifié de pathologique et quel taux peut être attribué au vieillissement normal ?

En dépit des millions de dollars que nous avons dépensés pour la recherche au cours des dernières décennies, même les meilleurs scientifiques du monde n'ont pas de réponse à ces questions. Personne ne sait quel processus moléculaire différencie la maladie d'Alzheimer du vieillissement. Des déclarations ont été faites en ce sens, mais, comme c'est trop souvent le cas avec les « découvertes capitales », elles n'ont pas été reproduites par d'autres scientifiques.

Rappelez-vous, je ne suis pas étranger au mythe standard ; j'ai été formé à croire en lui et j'ai contribué à le développer et à le répandre. Il fut un temps où j'avais la certitude que la maladie d'Alzheimer était une histoire d'épouvante qui se terminerait bien. Maintenant, je n'en suis pas si sûr. Je pense que nous nous sommes complètement trompés dans notre manière de raconter cette histoire et je suis d'accord avec mon collègue pour dire que, ce faisant, nous avons créé un monstre qui doit être apprivoisé.

## UNE INITIATION À LA MÉMOIRE

Dans notre culture, nous avons tendance à visualiser le cerveau comme un lieu de stockage mnésique de données, un disque dur personnel, dans lequel nous chargeons des unités d'information relatives aux expériences, connaissances et images. Bien que cette métaphore populaire soit utile, il est préférable de considérer la mémoire comme un processus complexe plutôt que comme un entrepôt dont nous extrayons de l'information. Il en est ainsi car le processus de stockage de l'information est étroitement associé à la pensée, à l'émotion et à la perception ; il implique l'interaction de nombreux sous-systèmes dans le cerveau qui travaillent ensemble dans presque toutes les situations impliquant le stockage et la récupération en mémoire. Notre récupération en mémoire se fait en grande partie sous une forme narrative ; comme d'autres l'ont dit, nous ne stockons pas nos expériences sous forme de données, comme un ordinateur, nous les formulons sous forme d'histoires[2].

Le processus de remémoration implique aussi plus que nos seuls cerveaux. Nos corps et leurs processus hormonaux, musculaires et métaboliques jouent un rôle-clé de soutien au cerveau. La vérité première est peut-être que nous nous souvenons rarement de choses sans un contexte social, dans lequel ceux qui nous entourent facilitent et influencent la récupération en mémoire. Quiconque lit ce livre peut très certainement recenser de nombreuses personnes dans sa vie sur lesquelles il compte pour se rappeler des informations spécifiques à sa place : codes bancaires, numéros de téléphone, dates d'anniversaire des proches et généalogie familiale. Nous emmagasinons tous des informations auprès des personnes qui nous entourent – famille, amis, collègues – et, lorsque nous perdons ces codétenteurs d'information, nous avons souvent le sentiment d'avoir perdu une partie de notre système de mémoire externe. La mémoire est un phénomène social qui est souvent partagé conjointement par ceux qui nous sont les plus proches. Elle ne peut pas être uniquement réduite à nos cerveaux. Afin d'étudier la maladie d'Alzheimer, nous allons quand même restreindre notre champ d'exploration au cerveau et examiner plus profondément les processus cérébraux de la mémoire.

### SÉLECTION

Durant chaque moment d'éveil de notre vie, nous sommes assaillis par des informations incessantes. Des stimulations sensorielles affluent de nos organes sensoriels et entrent dans notre cerveau, qui traite l'information, en en filtrant la plus grande part. Ce qui reste, c'est l'information dont, pour des raisons émotionnelles et contextuelles, nous nous souvenons. Par exemple, si nous assistons à une conférence d'une heure de Bill Gates, nous pouvons prendre note de ce qui était le plus significatif pour nous. Même si Bill Gates a produit des milliers de mots, nous examinons ses phrases, nous en filtrons la majorité et confions à la mémoire ce que nous estimons être essentiel. De fait, ce dont nous nous rappelons sans notes de la conférence, en particulier après des jours ou des mois, est extrêmement limité. Il va sans dire que personne ne peut se souvenir de chaque aspect sensoriel de tout ce qu'il a vécu (bien que ceux qui ont une mémoire photographique se débrouillent bien avec les images visuelles et les séquences).

> *« Il n'est pas encore démontré que l'oubli existe ; tout ce que nous savons, c'est qu'il n'est pas en notre pouvoir de nous ressouvenir. »*
>
> ~ FRIEDRICH NIETZSCHE

La variabilité du fonctionnement de la mémoire chez les personnes soi-disant normales est remarquable et, pourtant, toutes les personnes normales fonctionnent dans leur vie quotidienne en compensant leurs faiblesses (p. ex. : les noms des personnes) par leurs forces (p. ex. : l'imagerie visuelle).

**Neurones** : Bébés, nous naissons avec plusieurs milliards de neurones dans nos cerveaux. Les neurones – plus communément appelés cellules nerveuses – ont un corps cellulaire, un axone et des dendrites, et ils fonctionnent via la transmission d'impulsions électriques. Ces signaux, nommés potentiels d'action, sont causés par un flux de particules (telles que le sodium ou le potassium) porteuses d'une charge électrique qui traverse les frontières de la cellule, nommées membranes cellulaires. Au bout du long axone, la cellule libère des substances chimiques nommées neurotransmetteurs qui font la navette dans les espaces se trouvant entre les neurones, nommés synapses, afin de stimuler la transmission chimique et d'augmenter la décharge neuronale ou d'inhiber l'activité électrique dans les dendrites de la cellule receveuse. Cette libération de neurotransmetteurs à de nombreuses dendrites permet aux neurones d'établir des connexions

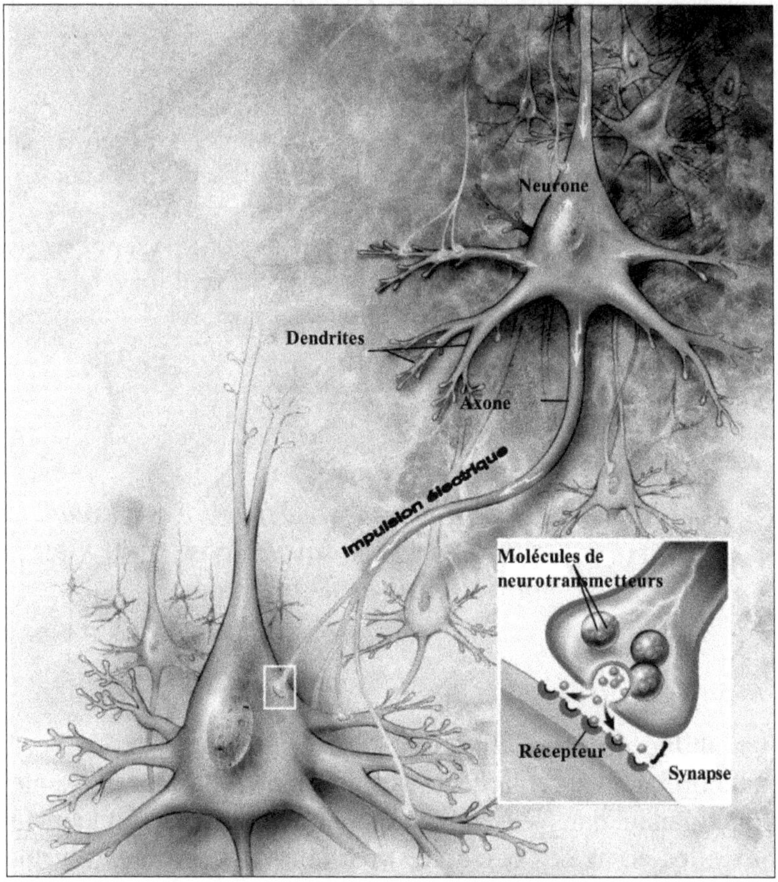


**Figure 2. Schéma d'un neurone.**
Reproduit avec l'autorisation du National Institute on Aging, *Alzheimer's Disease: Unraveling the Mystery.*

synaptiques avec des milliers d'autres neurones. Ces circuits neuronaux complexes créent et maintiennent nos souvenirs par le biais de processus que la science ne comprend pas totalement.

**Maintien de l'information** : Le processus par lequel l'information est emmagasinée dans les neurones est mal compris. Pour qu'un souvenir se forme, les neurones doivent changer leur mode de décharge. Un de ces modes est nommé la potentialisation à long terme, un processus par lequel certaines connexions synaptiques sont renforcées pour permettre aux cellules nerveuses de se souvenir et ainsi de répondre de manière différente à de futures entrées ou activités. De nouveau, imaginez-vous regarder Bill Gates parler. La plupart des choses qu'il dit sont filtrées inconsciemment, mais il se peut que vous notiez certaines de ses formules les plus profondes. Après la conférence, pour les confier à votre mémoire, vous devez vous concentrer sur elles et peut-être répéter plusieurs fois ces énoncés pour essayer de vous souvenir de la manière dont ils étaient formulés. Cette focalisation augmente l'activité électrique dans certaines régions de votre cerveau et conduit à la libération de neurotransmetteurs entre des milliers de vos synapses. Cette augmentation de l'activité forme des connexions synaptiques de neurone à neurone qui, en fin de compte, solidifient les énoncés dans votre esprit et vous rendent plus enclin à vous en rappeler à l'avenir si on vous y incite. Néanmoins, tout ce dont vous vous souvenez ne nécessite pas un effort conscient. En fait, notre capacité à contrôler les souvenirs que nous emmagasinons et ceux que nous oublions est assez limitée.

### VIVRE DANS LE PRÉSENT

Le bouddhisme enseigne une leçon sensée d'un point de vue neurologique : nous devrions tous vivre dans l'instant. Deux des enseignements du Bouddha étaient :

- « Ne vous appesantissez pas sur le passé, ne rêvez pas de l'avenir, concentrez votre esprit sur le moment présent. »
- « Le secret de la santé, tant pour l'esprit que pour le corps, consiste à ne pas déplorer le passé, ni à s'inquiéter du futur, mais à vivre le moment présent, sagement et sérieusement. »

En effet, que vous rencontriez quelqu'un pour la première fois et essayiez de vous souvenir de son nom ou que vous tentiez de mémoriser des faits lus dans le journal, prêter attention au présent est extrêmement important pour récupérer ultérieurement les souvenirs.

L'histoire n'est cependant pas complète. Nos souvenirs sont en réalité élaborés par des groupes de cellules qui interagissent. Il n'existe par de cellule « grand-mère » qui détienne les droits exclusifs de conserver le souvenir de votre grand-mère. Un groupe important de cellules nerveuses se nomme l'**hippocampe**. L'hippocampe est un organe courbe se situant en dessous de la couche corticale du cerveau, dans le lobe temporal (derrière vos oreilles) et dont le nom vient de l'animal éponyme et du grec ancien (hippos « cheval » et kampos « sorte de poisson »). Lorsque l'information sélectionnée entre à flots en provenance de vos organes sensoriels, l'hippocampe, d'une manière que nous ne comprenons pas complètement, convertit certains souvenirs à court terme en souvenirs à long terme. Une lésion de l'hippocampe, subie à n'importe quel âge, détériore notre capacité à mettre l'information sous une forme qui permette de s'en souvenir des années plus tard. De multiples facteurs, tels que le manque d'oxygène au cerveau, certaines infections, l'alcoolisme, le stress, la dépression et le vieillissement normal lui-même, sont associés à une perte de cellules dans l'hippocampe. De plus, le télencéphale basal cholinergique (« cholinergic basal forebrain »), un groupe de cellules nerveuses que

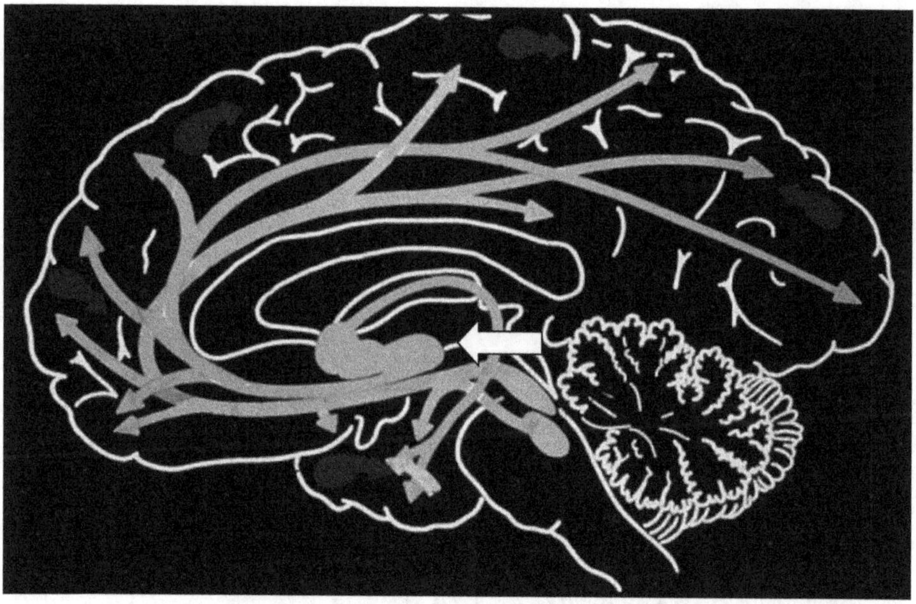

**Figure 3. Le télencéphale basal cholinergique (cholinergic basal forebrain) et d'autres populations de neurones affectées dans la « maladie d'Alzheimer ».**
Les neurones du télencéphale basal cholinergique (indiqué par la flèche) produisent de l'acétylcholine et projettent leurs axones vers l'hippocampe et ailleurs à travers tout le cerveau. D'autres populations de cellules indiquées sur le schéma sont également affectées dans le vieillissement et la démence.

j'ai étudié à Johns Hopkins et qui produit le neurotransmetteur du nom d'acétylcholine, envoie ses axones vers l'hippocampe et stimule cette structure via ce neurotransmetteur.

Lorsque le télencéphale basal cholinergique cesse de produire des niveaux adéquats d'acétylcholine, cela affecte également l'hippocampe et d'autres régions cérébrales, et réduit ainsi notre capacité d'apprendre et de nous souvenir.

### LONDRES DANS LA TÊTE

Une étude récente a examiné les hippocampes de conducteurs de taxis londoniens, qui confient à leur mémoire un très grand nombre de trajets de la célèbre cité. Ces conducteurs étaient soumis à un test nommé « The Knowledge[3] », dans lequel ils devaient mémoriser près de 20 000 rues et points de repère londoniens, ainsi que les trajets les plus rapides pour y parvenir. Les chercheurs ont montré qu'une partie de l'hippocampe (l'hippocampe postérieur) est en fait plus développée chez ces chauffeurs que dans la population générale et que la taille de l'hippocampe est positivement associée au nombre d'années d'expérience[4].

**Remémoration** : Le processus de remémoration implique que nous ayons accès à l'information que nous avons réussi à emmagasiner, généralement en réponse à un indice. Plus explicitement, la reconnaissance implique de revoir une personne, un objet, un mot ou une sensation et de savoir qu'on l'a déjà vu auparavant. Le rappel spontané (ou libre) signifie que l'on parvient à déloger un souvenir du cerveau sans aucun indice. Toutefois, la mémoire ne fonctionne pas comme un ordinateur, en ce sens que l'on n'effectue pas simplement un double-clic sur la souris pour ouvrir un fichier de notre esprit. Nous avons accès à nos souvenirs de façon créative, en amenant dans le processus de récupération nos perceptions, émotions et pensées présentes. Par exemple, après avoir bu quelques verres lors d'un cocktail après le travail, quelqu'un pourrait évoquer Bill Gates et son incroyable fortune (ou son système d'exploitation et sa conception des affaires quelquefois irritants). Ceci active le circuit neuronal que vous avez formé au sujet de Gates mais réalisant que vous ne pouvez pas rappeler ses mots exacts, vous paraphrasez certaines de ses citations en parsemant quelques-uns de vos propres mots ou idées. La récupération mnésique est contextuelle et liée aux émotions – elle est donc imparfaite et faillible, tout comme l'est la compréhension scientifique de son fonctionnement.

## CLASSER LA MÉMOIRE

Il existe de nombreuses manières de classer la mémoire, mais la plupart des modèles s'accordent sur les types suivants :

- **La mémoire épisodique** : les faits autobiographiques, les souvenirs à long terme (les histoires de son enfance). La mémoire épisodique met du temps à se développer chez les enfants et peut être associée à la capacité de raconter des histoires. La difficulté de récupérer des événements récents constitue une caractéristique distinctive du vieillissement. Les souvenirs épisodiques anciens, par exemple les souvenirs d'enfance, sont extrêmement bien préservés chez les personnes âgées, même celles qui présentent des difficultés cognitives.
- **La mémoire sémantique** : les faits qui existent indépendamment de l'expérience personnelle, souvent associés à la signification de mots spécifiques (les États-Unis ont obtenu leur indépendance en 1776 ; la définition du mot démocratie est une forme de gouvernement dans laquelle la souveraineté appartient au peuple ; les quatre Beatles étaient John, Paul, George et Ringo). La mémoire sémantique est souvent mise dans la même catégorie que la mémoire épisodique sous l'appellation de mémoire déclarative, un terme général pour la mémoire qui enregistre les faits et les expériences personnelles plutôt que des habiletés apprises par cœur.
- **La mémoire procédurale** : comment réaliser des tâches motrices (se souvenir de la manière dont on attache ses chaussures, dont on conduit un vélo ou dont on joue un morceau de guitare). Il est souvent difficile de verbaliser la mémoire procédurale ; c'est une mémoire qui est incarnée, faisant ainsi parfois référence à une mémoire musculaire. Imaginez que vous devez essayer d'expliquer à quelqu'un la manière de rouler à vélo : l'action est assez facile à réaliser, mais très difficile à verbaliser.
- **La mémoire de travail** : notre mémoire à court terme (se souvenir du numéro de téléphone de la pizzeria du coin pendant 15 secondes, le temps de le composer). La mémoire de travail peut être conçue comme une ardoise magique : on y note l'information importante et on efface la tablette après quelques instants.
- **La mémoire implicite** : les subtiles implications du fait que nous sommes capables de nous souvenir en la quasi-absence de cognition consciente (vous éprouvez de l'aversion pour une nourriture qui vous a rendu malade de nombreuses années auparavant) et

aussi l'effet de « déjà vu » (vous êtes prêt à jurer que vous vous souvenez avoir déjà vu précédemment la femme aux cheveux noirs à l'épicerie).

La culture occidentale ayant mis un tel accent sur l'importance de la cognition, beaucoup d'entre nous souffrent d'une peur quasi névrotique d'un déclin inévitable de notre capacité à emmagasiner et à récupérer des souvenirs, particulièrement les souvenirs de nature épisodique et sémantique qui semblent être des agents indispensables de notre identité. En fait, dans la plupart des sondages, près de la moitié des personnes de plus de 50 ans rapportent que leur mémoire est anormalement affaiblie et bon nombre d'entre eux craignent que ceci ne soit le présage d'une descente vers la maladie d'Alzheimer. Comme vous l'apprendrez, avec le temps, une diversité de facteurs – certains génétiques, certains hormonaux, certains environnementaux, certains liés à une diminution des apports de sang et de glucose au cerveau en raison d'affections telles que le diabète ou des problèmes vasculaires – contribuent inévitablement au dysfonctionnement et parfois à la mort des neurones. Ce processus se produit chez tous les êtres humains à mesure qu'ils vieillissent, à un degré plus ou moins important, et nous perdons graduellement notre acuité visuelle, notre ouïe, notre sens olfactif et même des mécanismes fondamentaux tels que la capacité de réguler la température de notre corps, ainsi que, bien sûr, notre mémoire.

### OUBLIER LA MÉMOIRE

Ma collègue Anne Basting a écrit un livre intitulé *Forget Memory*[5]. Cet ouvrage reconnaît que la peur de perdre la mémoire est présente dans notre culture, mais s'interroge sur la possibilité que cette peur rende l'expérience de la maladie bien pire qu'elle ne devrait. *Forget Memory* aborde cette peur de front et nous invite à imaginer ce que pourrait être l'expérience d'une perte de mémoire si la peur n'était pas notre première et seule réaction. Comment notre système de soins pourrait-il changer ? Comment la vie des gens pourrait-elle changer ? De ceux que nous aimons ? De nous-mêmes ? Je recommande vivement la lecture du livre d'Anne, car elle remet en question, de façon extrêmement créative, nos peurs et suppositions conventionnelles au sujet du vieillissement et de la perte de mémoire.

Déterminer quand commence vraiment ce déclin se fait sur la base d'une distinction arbitraire – certains ont proposé que le vieillissement cérébral débute après 20 ans, lorsque nous avons la quantité maximale de neurones dans nos cerveaux, d'autres évoquent notre pic de fertilité comme étant le seuil critique, tandis que certains prétendent que le déclin de la mémoire commence après l'âge de 40 ans. De mon point de vue, il est préférable de considérer le processus de vieillissement cérébral comme un continuum au long duquel nous progressons tous à des rythmes différents. A mesure que nous progressons le long de ce continuum, notre capacité à traiter, emmagasiner et récupérer les informations se trouvera inévitablement compromise et la perte de mémoire sera positivement associée à l'âge. D'une certaine manière, nous finirions tous par avoir la maladie d'Alzheimer si nous vivions assez longtemps. Comme vous pouvez l'imaginer, la séparation entre le vieillissement normal, la maladie d'Alzheimer et le Trouble Cognitif Léger (Mild Cognitive Impairment ; MCI) n'est pas clairement établie sur ce continuum du vieillissement cérébral. Mais cela n'a pas empêché les scientifiques et des associations qui plaident la cause de la maladie d'Alzheimer de tenter de dessiner des frontières nettes.

### Une histoire à propos du MCI

J'ai reçu une fois un message téléphonique intéressant, que m'avait laissé un patient qui était conseiller juridique des systèmes de santé publique. Il avait appelé une compagnie d'assurances pour se renseigner sur l'achat d'une assurance de soins de longue durée[6] et la personne à l'autre bout de la ligne lui avait administré un test de mémoire. Apparemment, il ne se souvenait pas d'un nombre satisfaisant de mots de la liste qui lui avait été soumise et la compagnie d'assurances lui avait dit qu'il était à risque de développer un MCI et elle lui avait refusé une assurance pour cette raison. Il avait lu un article de journal me concernant et avait le sentiment que j'étais un clinicien qui serait sensible à l'injustice de sa situation. Bien que, dans nos conversations, mon patient fût plutôt furieux contre l'attitude de la compagnie d'assurances, je l'avais rassuré sur le fait que le diagnostic téléphonique de « pré-MCI » était sans importance. Ma propre évaluation clinique avait montré qu'il était toujours d'une intelligence au-dessus de la moyenne et qu'il rencontrait certains changements pouvant être attendus chez des personnes de son âge. Avec une confiance retrouvée en ses capacités, il avait continué à faire du bénévolat dans sa communauté et à mener sa vie comme une personne normale plutôt que comme une personne malade, ce qui comprenait le maintien de son engagement dans plusieurs organisations sociales dont il avait fait partie.

## LE MYTHE DOMINANT DE LA MALADIE D'ALZHEIMER

La maladie d'Alzheimer est considérée comme étant la forme de démence la plus fréquente dans le monde. C'est une maladie cérébrale progressive et dégénérative, caractérisée par la mort irréversible des cellules cérébrales. Cette dégénérescence graduelle, encore mal comprise, conduit à un rétrécissement et à une atrophie de certaines régions du cerveau, à une diminution de certains neurotransmetteurs, notamment l'acétylcholine, ainsi qu'à une altération des connexions synaptiques entre les cellules qui nous permettent d'apprendre et de retenir des informations (cf. Figure 4, pages suivantes).

Le résultat global de ces pertes est un déclin mental variable, qui affecte la capacité à se souvenir des événements récents, à apprendre de nouvelles choses et à effectuer plusieurs choses à la fois. Les médecins ne savent pas ce qui est à l'origine de ce processus. Les changements les plus graves débutent généralement après la soixantaine et près de la moitié des personnes âgées de 85 ans ou plus (ce que l'on nomme les « vieux-vieux ») sont touchés. Selon la plupart des épidémiologistes, les taux de personnes affectées continuent d'augmenter chez les centenaires et « super centenaires » (les personnes âgées de plus de 110 ans). Mais, comme l'indique le mythe standard, ce déclin ne fait pas partie du vieillissement normal, c'est un processus pathologique.

Les effets de cette maladie sont : des dysfonctionnement mnésiques, une perturbation de la capacité d'apprendre, de raisonner, de se faire une opinion, d'identifier des objets, de communiquer, et de maintenir un sentiment d'identité, des difficultés profondes à réaliser les activités de la vie quotidienne qui requièrent planification, organisation et fonction motrice, de l'agitation, de l'anxiété, de la dépression, des hallucinations, de la déambulation et de l'insomnie. Il est dit que ces déficits sont corrélés à la présence dans le cerveau de lésions pathologiques particulières, causées par deux structures essentiellement protéiniques : les plaques (séniles) de protéine bêta-amyloïde (beta-amyloid protein ; BAP) et les dégénérescences neurofibrillaires (neurofibrillary tangles ; NFTs) (cf. Figures 5 et 6, pages suivantes).

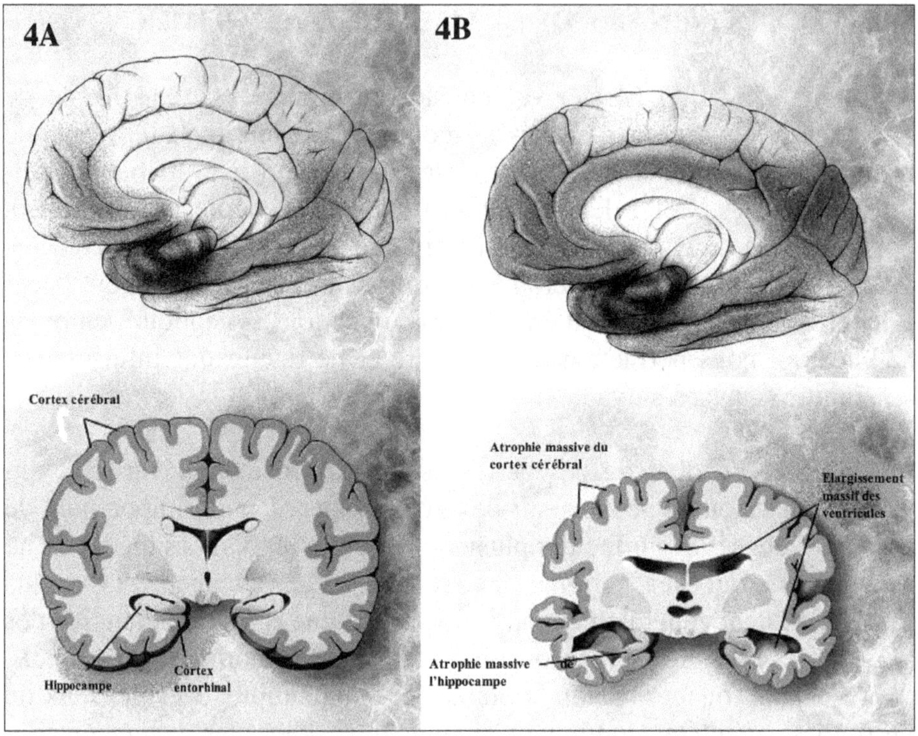


**Figure 4. Les modifications cérébrales dans la maladie d'Alzheimer.**
Les figures 4A et 4B représentent deux stades de vieillissement cérébral. Les deux figures comportent deux images du cerveau vu selon deux angles différents. Dans les figures du haut 4A et 4B, on voit la moitié droite (l'hémisphère droit) du cerveau vue du milieu. Le lecteur peut s'imaginer que l'on a utilisé un couteau pour partager par le milieu, d'avant en arrière, les moitiés droite et gauche du cerveau. Les zones ombrées indiquent les parties du cerveau où les neuropathologistes trouvent les plus grandes concentrations des deux types de lésions caractéristiques de la maladie d'Alzheimer (les plaques séniles, qui sont des structures constituées d'un cœur de protéine amyloïde entouré de prolongements nerveux anormaux, et les dégénérescences neurofibrillaires qui se trouvent à l'intérieur des cellules nerveuses). Dans les figures du bas 4A et 4B, on voit le cerveau comme si on l'avait coupé verticalement d'une oreille à l'autre. Ces coupes montrent l'atrophie des tissus cellulaires dans diverses régions affectées. Cette atrophie est visible lorsque la perte tissulaire dans les replis (nommés gyri) de la partie extérieure du cerveau (dans le cortex, qui signifie « écorce ») devient plus marquée, avec davantage d'espace entre les replis. Dans l'image 4A du haut (stade préclinique/normal), il y a moins de régions fortement ombrées, ce qui signifie que l'on trouve moins de plaques séniles et de dégénérescences neurofibrillaires dans le cerveau, et que leur distribution est plus limitée. Ceci est associé à moins d'atrophie dans l'image du bas et représente le vieillissement normal ou peut-être une forme pré-clinique de maladie d'Alzheimer. Dans l'image 4B du haut, qui représente un vieillissement cérébral avancé (ou des formes plus avancées de maladie d'Alzheimer), les plaques sont plus répandues et leur concentration est plus dense. Dans l'image du bas, l'atrophie est devenue plus marquée (davantage d'espace entre les replis du cortex). (Reproduit avec l'autorisation du National Institute on Aging, *Alzheimer's Disease: Unraveling the Mystery.*)

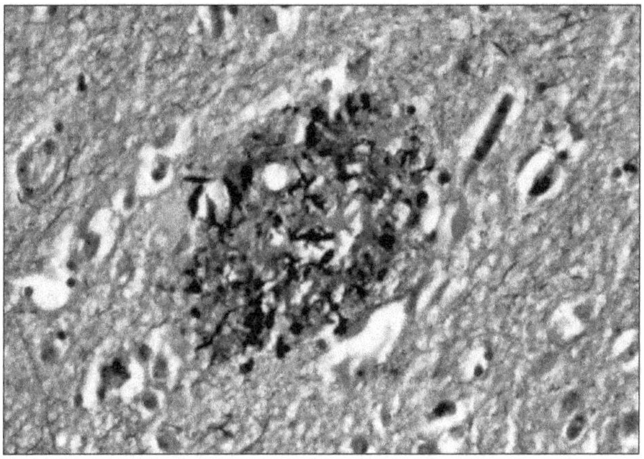

**Figure 5. Plaque de protéine bêta-amyloïde** (Beta-Amyloid Protein ; BAP).
Les plaques de BAP, une des caractéristiques neuropathologiques de la maladie d'Alzheimer, sont composées d'un cœur de protéine bêta-amyloïde entouré de prolongements nerveux anormaux. (Reproduit avec l'autorisation du National Institute on Aging, *Alzheimer's Disease: Unraveling the Mystery.*)

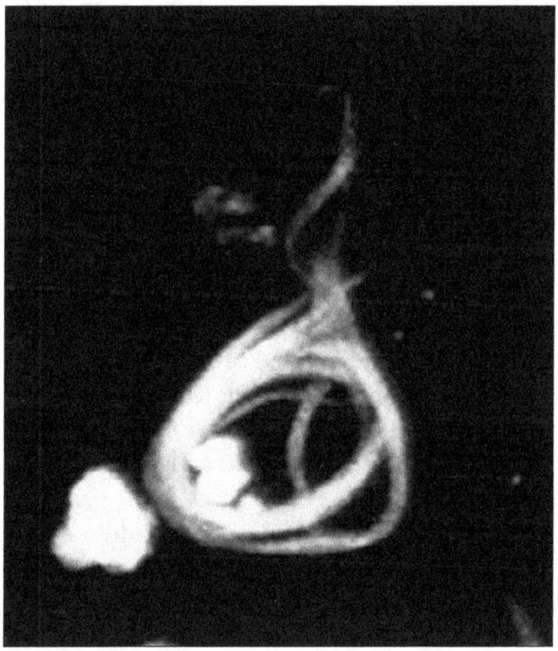

**Figure 6. Dégénérescence neurofibrillaire.**
Les dégénérescences neurofibrillaires, qui sont avec les BAP des caractéristiques diagnostiques de maladie d'Alzheimer, sont composées de protéines structurelles anormales situées à l'intérieur de la cellule nerveuse. (Reproduit avec l'autorisation du National Institute on Aging, *Alzheimer's Disease: Unraveling the Mystery.*)

## PLAQUES ET DÉGÉNÉRESCENCES NEUROFIBRILLAIRES

Les plaques séniles et les dégénérescences neurofibrillaires, toutes deux observées par le psychiatre allemand Aloïs Alzheimer, se forment de façon plus ou moins importante – et peut-être naturellement – au cours du vieillissement normal. Dans la maladie d'Alzheimer, le siège majeur de leurs effets se situe dans deux régions, le cortex et l'hippocampe, où elles interfèrent avec le fonctionnement cognitif normal et contribuent à la mort des neurones. On considère que leur présence permet de distinguer la démence de type Alzheimer de la démence vasculaire, qui s'installe de façon plus soudaine et est causée par des obstructions ou des saignements de vaisseaux sanguins qui endommagent le cerveau, et de la démence avec corps de Lewy, caractérisée par des déficits cognitifs fluctuants, des problèmes moteurs parkinsoniens et la présence de dépôts protéiniques sphériques dans les cellules nerveuses. Les plaques séniles et les dégénérescences neurofibrillaires ne se voient pas aux examens habituels de neuro-imagerie, ce qui ne laisse que deux moyens pour détecter leur présence : en autopsiant le cerveau après la mort du patient ou en effectuant une biopsie, c'est-à-dire en prélevant un échantillon du tissu cérébral alors que le patient est encore en vie. Pour d'évidentes raisons de sécurité, et parce qu'elle conduit rarement à une intervention thérapeutique, cette dernière procédure est rarement effectuée.

### UN RÉCIT DE MA CONSULTATION

Je recommande rarement la réalisation de biopsies cérébrales dans ma pratique clinique. Il persiste en moi le souvenir d'un jeune homme d'une vingtaine d'années, qui avait développé un amyloïdome cérébral, un état rare, dans lequel une forme de protéine amyloïde s'accumule dans le cerveau comme une tumeur et endommage le tissu cérébral, très probablement parce que le cerveau est lentement comprimé contre le crâne. Nous avons réalisé une biopsie cérébrale de mon jeune patient pour identifier sa maladie rare et, heureusement, tout s'est bien passé. Nous n'avons pas les idées claires concernant le rôle de l'amyloïde dans le cerveau. Certains pensent que c'est le principal responsable de la maladie d'Alzheimer, tandis que d'autres, y compris mon ami et distingué collègue George Perry, croient que l'accumulation d'amyloïde pourrait indiquer d'autres processus, peut-être même un processus d'autoréparation dans le cerveau.

Bien que l'on accepte d'une manière conventionnelle que les plaques séniles et les dégénérescences neurofibrillaires sont les responsables de la maladie d'Alzheimer, leurs rôles respectifs demeurent controversés et la question est de savoir s'il existe suffisamment de preuves pour les impliquer en tant qu'agents causaux de la maladie d'Alzheimer. Les scientifiques sont divisés quant à la protéine qui porte la plus grande responsabilité. Une partie des scientifiques – à laquelle on se réfère en parlant des BAPtistes – croient que les plaques séniles de BAP (de protéine bêta-amyloïde) induisent la mort cellulaire observée dans la maladie d'Alzheimer, alors qu'un nombre plus réduit de scientifiques – les TAUistes – croient que c'est la protéine tau qui en est responsable.

Il existe plusieurs autres marqueurs pathologiques de la maladie d'Alzheimer, tels que les corpuscules d'Hirano (des agrégats de protéine cytoplasmique qui affectent la structure des cellules nerveuses) et la dégénérescence granulo-vacuolaire (un défaut des cellules dans l'hippocampe, caractérisé par la présence de petites granules), pour lesquels pratiquement aucune subvention de recherche n'a été obtenue du fait de la focalisation sur les plaques séniles et les dégénérescences neurofibrillaires.

## LA THÉORIE BAPTISTE

Enchâssé dans chaque membrane de cellule nerveuse se trouve un composé produit naturellement et nommé protéine précurseur de l'amyloïde (Amyloid Precursor Protein ; APP), qui aide les neurones à croître et à survivre par des moyens que la science ne comprend pas complètement à l'heure actuelle. On croit que l'APP facilite la communication entre les cellules. Dans un cerveau sain, l'APP, qui est composée d'environ 700 éléments (constitutifs des protéines) nommés acides aminés, est divisée et relâchée des membranes cellulaires par l'action d'enzymes appelées sécrétases. Différents types de sécrétases peuvent agir sur différentes portions de l'APP, créant des peptides de longueurs différentes. Les peptides sont de petites protéines composées d'acides aminés.

Si l'enzyme alpha-sécrétase est active, l'APP est divisée par le milieu et forme des fragments protéiniques apparemment inoffensifs. Mais si l'APP est coupée par des enzymes nommées bêta-sécrétases et gamma-sécrétases, un fragment peptidique de type BAP (protéine bêta-amyloïde) est formé.

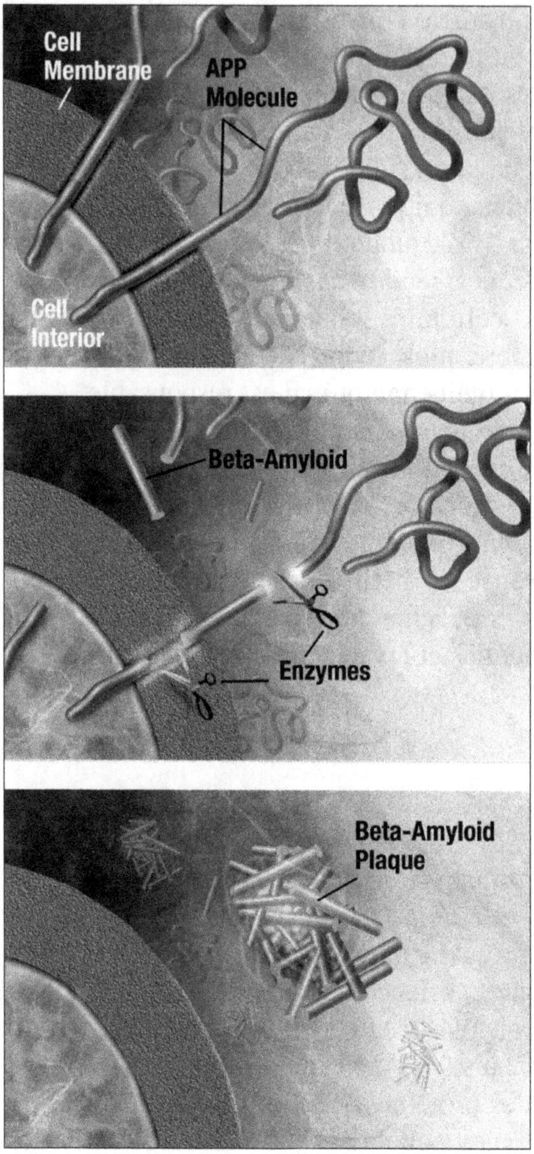


**Figure 7. Clivage de la protéine précurseur de l'amyloïde (Amyloid Precursor Protein ; APP)**
L'APP est coupée par les bêta- et gamma-secrétases pour former une plaque sénile (Beta-Amyloid Plaque), ce qui est montré de haut en bas dans les séquences 7 A, B et C. (Reproduit avec l'autorisation du National Institute on Aging, *Alzheimer's Disease: Unraveling the Mystery.*)

Ce mode différent de division de l'APP (protéine précurseur de l'amyloïde) est important, car l'hypothèse de la cascade amyloïde soutient que ce fragment de protéine bêta-amyloïde (BAP) formé de 42 acides aminés est toxique pour le cerveau. Selon cette théorie, le fragment de BAP libère des molécules réactives qui altèrent la chimie neuronale lorsqu'il est déposé parmi les neurones ; ces molécules compromettent la structure et le système de transport nutritif des neurones et peuvent précipiter la formation de dégénérescences neurofibrillaires tau-positives, lesquelles conduisent à la mort cellulaire et au développement graduel d'une démence. Des études de laboratoire ont montré que la BAP peut tuer des neurones dans des boîtes de Petri[7] et affecter les connections entre les neurones chez des souris qui ont été génétiquement modifiées afin de créer un modèle de la maladie d'Alzheimer.

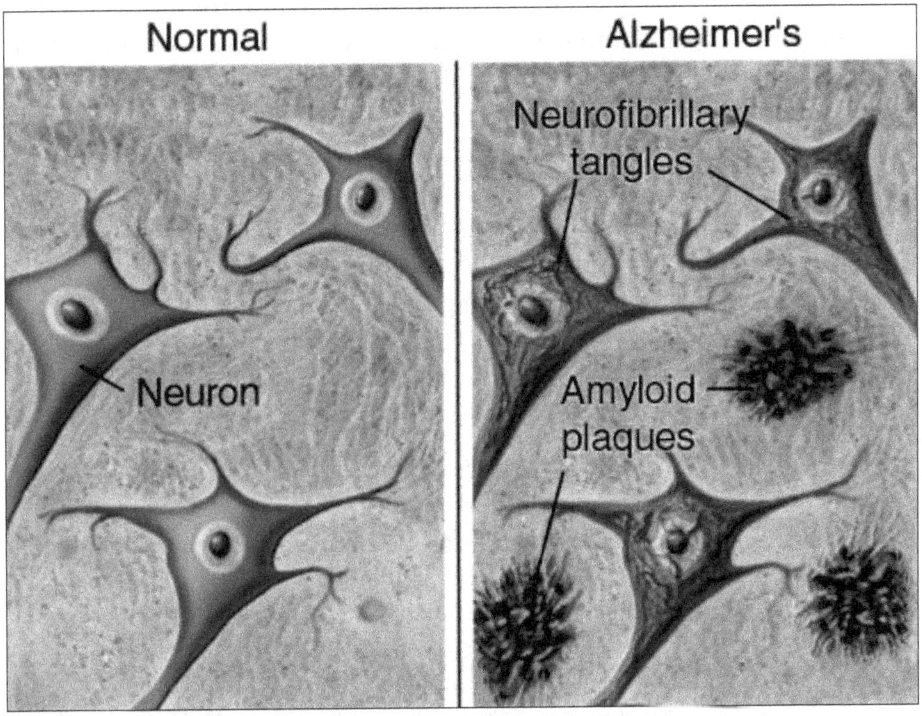


**Figure 8. Vue microscopique de la maladie d'Alzheimer.**
Comparaison entre un cerveau normal et un cerveau présentant des plaques séniles (Amyloid plaques) et des dégénérescences neurofibrillaires (Neurofibrillary tangles ; NFT). (Reproduit avec l'autorisation du National Institute on Aging, *Alzheimer's Disease: Unraveling the Mystery*.)

Bien qu'il puisse sembler logique de tenter d'empêcher les bêta- et gamma-sécrétases d'être présentes dans le cerveau, le potentiel des sécrétases en tant que cibles thérapeutiques est réduit du fait que des enzymes telles que les gamma-sécrétases sont impliquées dans divers processus partout dans le corps, y compris dans la différenciation des cellules souches dans la moelle épinière, qui deviennent des globules rouges et des lymphocytes. Des chercheurs ont tenté d'inhiber les gamma-sécrétases chez les souris génétiquement modifiées, mais ces tentatives ont entraîné des effets toxiques. Néanmoins, plusieurs compagnies travaillent actuellement sur des inhibiteurs des gamma-sécrétases.

Les données les plus solides en faveur de l'hypothèse de la cascade amyloïde proviennent d'études menées dans les années 1990, qui ont exploré des familles qui étaient particulièrement à risque de développer une maladie d'Alzheimer. Ces études qui ont fait date[8] ont mis en évidence des mutations génétiques rares sur le chromosome 21, lequel contient le gène codant pour la production de l'APP (la protéine précurseur de l'amyloïde). Des mutations du chromosome 21 affectent la production de l'APP et augmentent la formation de filaments protéiniques de bêta-amyloïde dans le cerveau, lesquels sont hautement susceptibles de former des dépôts insolubles qui détruisent les neurones. Si un exemplaire de ce gène « fautif » est transmis de parent à enfant, cela crée un caractère génétique « inévitable », c'est-à-dire que l'individu qui en hérite développera inévitablement des symptômes de maladie d'Alzheimer s'il vit assez longtemps.

### Dimères

Tout récemment, des scientifiques se sont concentrés sur des structures nommées dimères et sur de nombreuses autres modifications liées à la protéine bêta-amyloïde qui se forment aux stades initiaux, avant l'agrégation des plaques séniles. La dimérisation fait référence à ces stades initiaux du processus d'agrégation, qui précèdent la formation plus importante de plaques séniles. Les chercheurs se demandent si ces associations dimériques, plus petites et plus précoces, de la protéine bêta-amyloïde sont en fait les formes toxiques et si les plaques séniles sont des « éviers » qui aspirent les formes néfastes et essaient de prévenir les dégâts des formes plus solubles. En arrière-plan, la question est bien sûr de savoir si l'amyloïde est toxique pour le cerveau ou si elle représente un mécanisme de réparation neuronale.

D'autres mutations « inévitables » du même type ont été trouvées sur les chromosomes 1 et 14 qui, tout comme les problèmes sur le chromosome 21, sont à l'origine d'une forme génétique forte de maladie d'Alzheimer, dont la probabilité d'être héritée d'un parent est de 50 %. Ces mutations génétiques affectent des molécules appelées présénilines, qui sont liées à la présence de gamma-sécrétases, lesquelles influent sur le processus de dégradation de la protéine précurseur de l'amyloïde et semblent être associées à la formation de la forme toxique à 42 acides aminés de la protéine bêta-amyloïde. Certaines de ces formes autosomiques dominantes peuvent être diagnostiquées par l'identification de mutations spécifiques qui sont présentes dans ces familles à risque sur les chromosomes susmentionnés ; de fait, les membres de ces familles rares peuvent subir un test sanguin qui permet de leur dire s'ils sont ou non porteurs du gène. Cependant, ceci ne peut pas être fait dans chaque cas, car tous les cas de maladie d'Alzheimer à début précoce ne sont pas dus à ces mutations.

Ces mutations autosomiques dominantes sur les chromosomes 1, 14 et 21 sont très rares et n'affectent peut-être que quelques milliers de familles dans le monde. Mais il existe une seconde catégorie de facteurs de risque génétique qui augmentent le risque en regard des formes sporadiques plus fréquentes et de survenue plus tardive de maladie d'Alzheimer, que l'on voit chez les personnes âgées de 60 ans ou plus.

Les mutations génétiques autosomiques dominantes sur les chromosomes 1, 14, et 21 qui occasionnent la maladie d'Alzheimer sont rares. Les facteurs de prédisposition génétique au risque d'avoir la maladie d'Alzheimer à survenue tardive ont été localisés sur le chromosome 19. Ainsi, il existe deux configurations génétiques héréditaires principales affectant le risque de maladie d'Alzheimer.

Des chercheurs ont montré que les personnes porteuses d'une certaine variante d'un gène localisé sur le chromosome 19 et qui contrôle la production de l'apolipoprotéine E (ApoE) – une protéine qui normalement aide au transport du cholestérol – ont un risque élevé de développer une maladie d'Alzheimer plus tard dans la vie. Il existe trois variantes – les allèles – du gène de l'ApoE : E2, E3 et E4. Du fait que tout enfant hérite de deux gènes, un de chacun de ses parents, il existe six combinaisons d'allèles possibles :

- E2/E2,
- E3/E3,
- E4/E4,
- E2/E3,
- E2/E4,
- E3/E4.

Les combinaisons contenant l'allèle E4 sont associées à une probabilité plus élevée de développer une maladie d'Alzheimer plus tard dans la vie, la présence conjointe de deux allèles E4 conférant le risque le plus élevé. Ces facteurs de risque seront explorés dans le chapitre 6.

EST-CE DANS VOS GÈNES ?

Si vous choisissez de procéder à un dépistage génétique de la maladie d'Alzheimer (bien que ce ne soit pas recommandé, sauf dans un contexte de recherche), il est impératif de se souvenir que *la présence de l'ApoE-4 augmente la prédisposition à la maladie d'Alzheimer, mais ne cause pas la maladie en tant que telle ; en d'autres termes, il n'existe pas de gènes à l'implication inévitable ; ce sont seulement des gènes de prédisposition, qui peuvent augmenter le risque.* Dans la culture contemporaine, on a accordé aux gènes un pouvoir causal qui excède de loin les données réelles. Après tout, les gènes produisent d'autres protéines et influencent l'expression d'autres gènes, mais ils le font dans le micro-environnement complexe de la cellule et dans le macro-environnement du corps dans la nature. Comme vous le lirez dans la troisième partie de ce livre, l'apparition de la maladie d'Alzheimer requiert une explication plus complexe et plus écologique.

## PROBLÈMES LIÉS À LA THÉORIE DE LA CASCADE AMYLOÏDE[9]

Nous avons présenté l'histoire telle que les BAPtistes la racontent. Il y a toutefois quelques problèmes fondamentaux avec la théorie de la cascade amyloïde :

1) Les scientifiques ne comprennent pas encore exactement comment la bêta-amyloïde tue les neurones. La toxicité réelle des diverses formes d'amyloïde n'a pas été démontrée de manière systématique et certains chercheurs, y compris plusieurs de mes collègues de Cleveland et d'ailleurs, croient que le dépôt amyloïde est un phénomène secondaire ; il représenterait même, peut-être, une tentative du cerveau de déclencher des mécanismes réparateurs et de compenser des structures ou fonctions perturbées en cas de lésion cérébrale[10]. George Perry et ses collègues ont suggéré que l'amyloïde pourrait être un mécanisme adaptatif de réparation, tout comme un taux élevé d'hémoglobine (laquelle est normalement toxique lorsqu'elle est fortement concen-

trée) dans la circulation sanguine constitue un processus d'adaptation pour les personnes vivant en haute altitude[11]. Bien que ce soit sujet à controverse, l'hypothèse d'une fonction protectrice de l'amyloïde est appuyée par certaines publications scientifiques et elle explique aussi pourquoi de nombreuses personnes âgées montrent peu, ou pas, de déclin cognitif, malgré la présence d'un nombre élevé de protéines bêta-amyloïdes (BAP). Ceux qui remettent en question l'hypothèse de la cascade amyloïde accusent les efforts thérapeutiques actuels pointés vers une diminution de la production amyloïde ou l'élimination des dépôts amyloïdes de ne faire qu'exacerber le processus morbide, car ils risquent d'éliminer un agent protecteur[12].

2) Les chercheurs ne savent pas trop si les plaques séniles amyloïdes sont responsables de la dégénérescence des neurones ou si elles sont tout simplement les marqueurs des endroits où la mort neuronale s'est déjà produite – au fond, c'est le problème de la « poule ou de l'œuf ». Comme mentionné plus haut, nous ne savons pas quelle forme de protéine bêta-amyloïde (BAP) est toxique dans le cerveau humain ni même exactement s'il s'agit de la toxine primaire.

3) La protéine bêta-amyloïde (BAP) s'accumule dans tous les cerveaux à mesure qu'ils vieillissent. Le processus peut même débuter chez des personnes dans la vingtaine. Il serait anormal qu'une personne vieillissante n'ait pas de BAP dans son cerveau et, de fait, des études clinicopathologiques de personnes avec un vieillissement normal démontrent que près d'un tiers des personnes normales sur le plan clinique ont dans leur cerveau des niveaux de plaques séniles amyloïdes suffisants pour garantir qu'un diagnostic de maladie d'Alzheimer aurait été posé si elles avaient présenté des signes cliniques de démence[13]. Ainsi, établir un seuil critique à partir duquel l'accumulation de protéine bêta-amyloïde devient une maladie constitue un défi.

4) On n'observe pas, au travers de toutes les études, de corrélations fortes et cohérentes entre les plaques séniles et les déficits cognitifs de la maladie d'Alzheimer. En fait, des quantités variables de plaques séniles (et de dégénérescences neurofibrillaires) sont trouvées dans les cerveaux de personnes présentant la maladie d'Alzheimer, mais ces caractéristiques pathologiques apparaissent également chez les personnes âgées normales, chez lesquelles on ne diagnostique aucun dysfonctionnement cognitif durant leur vie. Comme je l'ai mentionné, il

arrive parfois que des personnes dont les cerveaux présentent un niveau élevé de plaques séniles, dépassant souvent le critère pour la maladie d'Alzheimer, obtiennent des performances cognitives aussi élevées que celles de personnes qui présentent peu de protéine bêta-amyloïde (BAP). Inversement, il arrive parfois que des personnes chez lesquelles on a diagnostiqué une maladie d'Alzheimer aient une concentration de plaques séniles dans leur cerveau moindre que celle de personnes qui n'ont pas présenté plus tard de symptômes de maladie d'Alzheimer. L'explication possible en est que les cerveaux de certaines personnes sont tout simplement plus résistants que d'autres aux plaques séniles. *Ainsi, l'existence de BAP dans un cerveau ne signifie pas nécessairement qu'une personne présentera une maladie d'Alzheimer dans sa vie.*

Vous pouvez voir que le rôle des plaques séniles reste encore à démontrer. En dépit de cette incertitude, des efforts considérables sont consacrés à développer des médicaments qui pourraient inhiber l'action des bêta- et gamma-sécrétases afin de prévenir la formation du fragment de BAP à 42 acides aminés, soi-disant toxique. Une fois encore, je dois insister sur le fait que l'APP (protéine précurseur de l'amyloïde) et certains de ses constituants jouent un rôle dans le fonctionnement normal du cerveau. Il n'est pas sûr que l'altération de son métabolisme apportera un bénéfice aux patients et de telles actions pourraient même s'avérer dommageables.

## L'HISTOIRE TAUISTE

Les TAUistes pensent avoir une meilleure théorie pour expliquer la maladie d'Alzheimer et leur histoire se présente comme suit. Certaines dégénérescences neurofibrillaires se forment à partir des protéines tau intracellulaires au cours du processus de vieillissement, mais d'autres peuvent être le résultat d'un processus morbide. On pense généralement que la protéine tau a au moins deux rôles dans le système nerveux humain. La protéine soutient la structure du neurone comme un treillis microscopique et elle régule le transport de nutriments à la manière d'un pipeline intracellulaire. Les scientifiques supposent que dans la maladie d'Alzheimer la protéine tau subit un changement chimique et devient plus collante en raison d'un processus de phosphorylation (par lequel de petits composants nommés phosphates s'ajoutent à la structure chimique de la protéine tau, modifiant peut-être cette dernière).

En possible association avec cette altération dans le métabolisme du phosphate, les protéines tau se mettent par paires et se lient l'une à l'autre, formant des rouleaux fortement entortillés qui se fondent en dégénérescences intracellulaires plus importantes, lesquelles obstruent à leur tour les axones et dendrites neuronaux – les parties arborescentes des neurones qui rejoignent d'autres cellules cérébrales et permettent la communication de base. Le système stable de soutien et de transport nutritif à l'intérieur des neurones se délabre et cela conduit à une mauvaise communication entre les neurones, à l'entrave du flux nutritif et, finalement, à la mort neuronale du fait de malnutrition. Les TAUistes affirment que les plaques séniles de protéine bêta-amyloïde intracellulaires sont un sous-produit secondaire de la formation des dégénérescences neurofibrillaires tau plutôt que l'inverse.

## LA VÉRITÉ AU SUJET DES PLAQUES SÉNILES ET DES DÉGÉNÉRESCENCES NEUROFIBRILLAIRES

Il subsiste un débat quant à savoir si ce sont les protéines bêta-amyloïdes trouvées *autour* des neurones cérébraux ou les dégénérescences neurofibrillaires trouvées *à l'intérieur* des neurones cérébraux qui sont les plus importantes dans le dysfonctionnement cognitif de la maladie d'Alzheimer. Bien qu'on observe une corrélation faible entre les plaques séniles amyloïdes et le dysfonctionnement cognitif et qu'il n'existe aucune preuve solide pour considérer l'amyloïde comme auteure unique de la maladie d'Alzheimer, les BAPtistes dominent le terrain depuis une dizaine d'années, monopolisant les subventions et empêchant la recherche de se développer dans d'autres domaines féconds de la biologie, de la psychologie et de la sociologie, y compris la qualité de vie, la relation globale d'aide et de soin et la médecine préventive précoce. En essayant de guérir la maladie d'Alzheimer, les BAPtistes sont, en partie, en quête d'un prix Nobel et d'une fortune personnelle. S'ils réussissent (ce dont je doute), ils mériteront notre reconnaissance, mais, entretemps, bien des gloires et des richesses ont été générées sur base d'espoir et de battage médiatique plutôt que de produits et de résultats.

## DÉPASSER LES PLAQUES SÉNILES ET LES DÉGÉNÉRESCENCES NEUROFIBRILLAIRES

Il est probable que la maladie d'Alzheimer n'est pas la conséquence d'un facteur biologique unique, ni même d'un duo de facteurs microscopiques. Souvenez-vous, je connais peu de scientifiques crédibles qui croient au mythe selon lequel la maladie d'Alzheimer est une maladie, un processus ou une condition unique, mais nombreux sont ceux qui, comme moi, croient que l'appellation de maladie d'Alzheimer est un terme général qui recouvre bon nombre de processus du vieillissement cérébral normal. Le vieillissement cérébral est causé par une convergence de facteurs génétiques, environnementaux et comportementaux – d'où le fait que la trajectoire des personnes sur le continuum du vieillissement cérébral varie considérablement.

Une étude longitudinale importante de la maladie d'Alzheimer et du vieillissement, nommée **L'étude des nonnes** (The Nun Study), qui a fait la couverture du *Time Magazine* en mai 2001, a confirmé l'étendue de notre ignorance concernant la toxicité des plaques séniles et des dégénérescences neurofibrillaires dans la maladie d'Alzheimer. Cette étude a été menée aux Etats-Unis auprès de 678 membres de l'ordre religieux des Sœurs de Notre-Dame. Durant des décennies, des chercheurs ont suivi le développement et le déclin cognitifs de ces femmes cloîtrées, effectuant un examen minutieux allant de leurs récits à l'âge de vingt ans à leurs capacités mnésiques durant la vieillesse, jusqu'à l'autopsie de leurs cerveaux. Ces autopsies se sont avérées particulièrement révélatrices, car l'étude des nonnes a fourni des données importantes montrant que des personnes âgées peuvent encore fonctionner normalement en dépit de concentrations relativement élevées de plaques séniles et de dégénérescences neurofibrillaires dans leur cerveau, alors que d'autres présentant les symptômes cognitifs et comportementaux de la maladie d'Alzheimer présentent souvent une concentration de plaques séniles comparativement plus faible.

Il n'existe pas de corrélation claire entre la présence de ces deux adversaires et la maladie d'Alzheimer. Il n'y a pas de réponse simple à la question de savoir ce qui cause la démence dans la maladie d'Alzheimer : pas un ou deux agresseurs que nous pourrions attaquer avec des thérapies biologiques. En l'absence de clarté causale, de multiples théories en compétition ont émergé.

### EN SAVOIR PLUS SUR LES PLAQUES SÉNILES ET LES DÉGÉNÉRESCENCES NEUROFIBRILLAIRES

Dans *This Room is Yours*[14], l'auteur, Michael Stein, fournit un bon moyen d'envisager les plaques séniles et les dégénérescences neurofibrillaires de la maladie d'Alzheimer. Il écrit que « tant les personnes avec un diagnostic de maladie d'Alzheimer que les personnes âgées « normales » auraient des plaques séniles et des dégénérescences neurofibrillaires si nous alignions des tranches de leurs lobes frontaux sur une table basse ; si ces dégénérescences neurofibrillaires étaient quantifiées, nous aurions clairement un recouvrement entre les deux groupes[15] ».

## L'HYPOTHÈSE ANTIOXYDATIVE

L'hypothèse antioxydative de la maladie d'Alzheimer est une hypothèse relativement ancienne, qui a refait surface de différentes façons au cours des années, pour expliquer tant la maladie d'Alzheimer que le vieillissement normal. Les prémisses de cette théorie sont que des **radicaux libres** – des atomes ou des groupes d'atomes qui ont au moins un électron non apparié et sont dès lors faiblement liés, instables et hautement réactifs – s'accumulent dans le cerveau, abîment les cellules nerveuses et conduisent à une perte de la fonction cellulaire qui pourrait contribuer à la maladie d'Alzheimer. Ces molécules sont produites dans le corps par des processus biologiques naturels et leur formation peut être accélérée par des agents externes tels que des infections, la fumée du tabac, des toxines, des herbicides, des radiations solaires ou des polluants. Les radicaux libres sont susceptibles d'endommager les protéines en altérant leur structure chimique et leur ADN, voire en causant des mutations.

Au fond, lorsque des molécules se scindent du fait du métabolisme physiologique – un processus naturel par lequel des substances chimiques sont créées et détruites dans notre corps – des radicaux libres naissent et réagissent rapidement avec d'autres composants proches, de manière à retrouver la stabilité. En réalité, ces radicaux libres « volent » les électrons d'autres molécules, ce qui enclenche une cascade de perturbations pouvant nuire au fonctionnement des cellules vivantes, y compris les neurones. Normalement, le corps peut stabiliser lui-même les radicaux libres, mais si les antioxydants ne sont pas disponibles dans l'alimentation ou si la production de radicaux libres devient excessive, des lésions peuvent se produire et être particulièrement profondes au niveau des protéines, des lipides et des acides nucléiques (ARN et ADN). Les cellules possèdent des enzymes réparateurs de l'ADN qui remplacent les paires de nucléotides (abrégées par A, C, T, G), mais la bataille devient de plus en plus rude à mesure que nous vieillissons. Les lésions que les radicaux libres infligent à nos composants microscopiques compromettent le fonctionnement des cellules, des organes et, potentiellement, des principaux systèmes corporels. Chez les êtres humains, on pense que ces lésions, causées par les radicaux libres, peuvent accélérer la progression du cancer, des maladies cardio-vasculaires et des maladies dégénératives liées à l'âge, comme la maladie d'Alzheimer. Bien que ce soit probablement vrai, la théorie antioxydative ne peut que partiellement rendre compte des lésions largement répandues et multisystémiques observées dans la soi-disant maladie d'Alzheimer.

Bon nombre de médicaments antioxydatifs sont censés limiter les lésions associées aux radicaux libres. Toutefois, les essais cliniques réalisés sur les antioxydatifs ont été décevants.

L'un de ces produits, la vitamine E, a été largement recommandé par des experts pour ralentir la progression de la maladie d'Alzheimer et du vieillissement en général, bien que cette approche n'ait plus la cote. Des études récentes n'ont pas confirmé l'impression initiale selon laquelle la vitamine E pouvait s'avérer utile pour ralentir la progression des problèmes mnésiques[16]. En 2005, des chercheurs de Johns Hopkins ont même rapporté que des doses de vitamine E supérieures à 400 mg conduisaient à des risques sérieux et pouvaient être associées à un risque de mortalité plus élevé[17].

D'autres experts recommandent des régimes riches en antioxydants, comprenant beaucoup de fruits et légumes, car l'hypothèse a été émise que les antioxydants tels que la vitamine E, la vitamine C et le sélénium pourraient avoir la capacité de neutraliser les radicaux libres en faisant don de leurs électrons pour contribuer à la stabilité. Des antioxydants en abondance, soutient-on, pourraient prévenir la réaction en chaîne conduisant à des lésions affectant les cellules vivantes de notre corps.

En opposition à ces théories, les effets à long terme des antioxydants n'ont pas été démontrés.

## L'HYPOTHÈSE INFLAMMATOIRE

Ces dernières années, l'hypothèse inflammatoire a pris de l'importance dans la communauté Alzheimer, car des molécules inflammatoires sont souvent associées aux plaques séniles. Selon cette hypothèse, la maladie d'Alzheimer survient à la suite d'une inflammation cérébrale, qui crée des métabolites anormaux – de petits produits moléculaires issus des processus métaboliques – à partir de molécules cérébrales normales. Le processus inflammatoire qui crée ces métabolites peut être déclenché par de nombreux stimuli, y compris des infections ou des traumatismes crâniens qui précèdent de longtemps le début de la maladie d'Alzheimer – des années, voire des décennies. Ces métabolites anormaux, tout comme les protéines réactives normales du système immunitaire que sont les cytokines, sont produits par l'inflammation tissulaire et peuvent se promener dans le cerveau, modifiant les protéines bêta-amyloïdes et conduisant ces dernières à former les plaques séniles bêta-amyloïdes insolubles susmentionnées[18].

### PRENEZ GARDE À VOTRE TÊTE

Des études récentes ont montré que les traumatismes crâniens élèvent le risque de développer une maladie d'Alzheimer chez les porteurs du gène de prédisposition ApoE-4. Richard Mayeux et ses collègues[19] ont trouvé que le risque de développer une démence était deux fois plus élevé lorsque l'ApoE-4 était présente sans traumatisme crânien, mais dix fois plus élevé lorsque l'ApoE-4 et un traumatisme crânien étaient présents conjointement.

Du fait que les protéines bêta-amyloïdes et les plaques séniles sont considérées comme étant associées à un processus inflammatoire dans la maladie d'Alzheimer, on a ajouté foi à l'hypothèse anti-inflammatoire. Certains voient l'inflammation comme l'événement jouant le rôle principal dans la production des plaques séniles protéiniques de bêta-amyloïde, alors que les tenants du camp BAPtiste voient l'inflammation comme un événement secondaire et défendent l'idée selon laquelle leur protéine est la caractéristique distinctive de la maladie d'Alzheimer. D'autres encore voient tout simplement les marqueurs inflammatoires comme d'innocents spectateurs, n'entretenant aucune relation avec le dysfonctionnement cognitif.

Une fois encore, les études initiales menées chez des personnes avec problèmes de mémoire ont fourni des résultats montrant que des médicaments anti-inflammatoires non stéroïdiens, tels que l'ibuprofène, la naproxène et l'indométacine pouvaient s'avérer utiles pour la santé cérébrale, mais ces premières études n'ont pas pu être reproduites. La consommation de ces médicaments peut avoir de graves effets secondaires, tels que des hémorragies dans le système gastro-intestinal.

## L'HYPOTHÈSE DE LA MORT DES CELLULES EXCITATRICES

D'autres études ont impliqué le mécanisme de la mort de cellules excitatrices (MCE) dans la maladie d'Alzheimer. Dans la théorie de la MCE, on considère que les neurones meurent du fait d'une stimulation excessive par les acides aminés (neurotransmetteurs) excitateurs. Dans les modèles produits chez l'animal, les neurones ont tendance à mourir lorsqu'une dose excessive d'un neurotransmetteur normalement présent, comme le glutamate, est administrée. Du fait que le glutamate et d'autres neurotransmetteurs excitateurs provoquent normalement la décharge électrique des cellules nerveuses, on pense que, à une dose excessive, ils peuvent conduire les neurones à un degré de décharge (d'excitation) les menant à la mort.

Bien qu'il soit assez facile de démontrer ce processus destructeur dans un grand nombre de situations expérimentales, par exemple sur des cellules nerveuses isolées dans un récipient, personne n'est sûr que ces dommages excitateurs se produisent réellement dans un quelconque processus morbide naturel.

## L'HYPOTHÈSE D'UNE MALADIE INFECTIEUSE

De temps à autre, des scientifiques ont affirmé avoir établi la preuve de l'existence d'infections virales ou autres dans les cerveaux de patients atteints de maladie d'Alzheimer. Des virus lents, connus sous le nom de prions et constitués de protéines plutôt que d'ARN ou d'ADN comme le sont la plupart des virus, sont à l'origine d'affections telles que la maladie de Creutzfeldt-Jakob, le kuru, la tremblante du mouton et la tristement célèbre maladie de la vache folle (l'encéphalopathie spongiforme bovine).

Les prions ont été découverts par le scientifique américain Stanley Prusiner dans les années 1980 et ont été identifiés comme étant à l'origine des encéphalopathies spongiformes, des pathologies cérébrales caractérisées par la présence de petits trous dans le tissu cérébral. Dans certains cas, on a trouvé qu'ils laissaient dans leur sillage des agrégats de protéines sous la forme de dépôts amyloïdes, similaires mais pas identiques à ceux que l'on trouve dans la maladie d'Alzheimer. Des tentatives initiales de transmission de la maladie d'Alzheimer dans des cerveaux d'animaux par l'inoculation de tissu humain malade n'ont pas été reproduites. Certains virus herpétiques et d'autres agents infectieux peuvent causer des démences, mais ils ne sont pas liés de manière constante à la maladie d'Alzheimer. De plus, la mise en évidence de la présence d'agents infectieux dans le cerveau d'une personne ne signifie pas nécessairement qu'ils sont à l'origine de la démence. La plupart des affirmations selon lesquelles des agents infectieux provoquent la maladie d'Alzheimer n'ont jamais été corroborées par les études ultérieures réalisées par différents scientifiques.

## L'HYPOTHÈSE VASCULAIRE

De nombreux parallèles ont été établis entre des mécanismes causaux similaires dans la maladie d'Alzheimer et dans la démence vasculaire, par une focalisation sur la pathologie des vaisseaux sanguins. On sait depuis longtemps que des accidents vasculaires cérébraux, une obstruction ou une rupture soudaine d'un vaisseau sanguin irriguant une partie du cerveau peuvent mener à la mort du tissu cérébral et à des troubles cognitifs. Les accidents vasculaires qui touchent l'hémisphère gauche du cerveau peuvent provoquer des problèmes de langage (*une aphasie*), tandis que des accidents vasculaires dans l'hémisphère droit peuvent provoquer des problèmes visuospatiaux, par exemple de faibles habiletés de dessin, une mauvaise orientation spatiale ou des difficultés à attacher ses chaussures.

De petites zones de nécroses (de tissu cérébral mort, ou infarct), des caillots dans des aires cérébrales stratégiques ou encore l'obstruction de multiples petits vaisseaux sanguins peuvent être à l'origine d'une démence en réduisant l'apport d'oxygène au cerveau et en perturbant les circuits de cellules nerveuses impliqués dans la prise de décision, la mémoire et les habiletés langagières.

Avant que les plaques séniles et les dégénérescences neurofibrillaires ne soient érigées en principales suspectes dans la maladie d'Alzheimer, on pensait que les démences liées à des accidents vasculaires cérébraux étaient les causes les plus fréquentes de troubles cognitifs.

De nombreux patients semblent avoir une démence mixte : un regroupement de processus vasculaires et dégénératifs qui, considérés ensemble, compliquent l'établissement d'un diagnostic clair de maladie d'Alzheimer.

## L'HYPOTHÈSE MALADIE D'ALZHEIMER-DIABÈTE

A l'été 2006, le 10e Congrès International sur la Maladie d'Alzheimer et les Syndromes Apparentés s'est tenu à Madrid. Durant ce congrès, il régnait une grande effervescence autour de la mise en évidence d'un lien net entre le diabète et la démence. On savait depuis un certain temps que le diabète constituait un facteur de risque pour des maladies vasculaires telles que les infarctus du myocarde (crises cardiaques) et les accidents vasculaires cérébraux. Des perturbations dans le métabolisme du glucose ont été rapportées dans la maladie d'Alzheimer quelques dizaines d'années auparavant, et certains scientifiques on fait l'hypothèse que soit le cerveau de la personne diabétique n'avait pas suffisamment de glucose pour fonctionner correctement, soit l'excès de sucre dans le système sanguin d'une personne diabétique provoquait des lésions vasculaires affectant l'afflux de sang aux neurones.

A Madrid, des données ont été présentées suggérant que des médicaments antidiabétiques pourraient être utilisés dans le traitement de la maladie d'Alzheimer. Des études épidémiologiques indiquaient que les personnes avec une maladie d'Alzheimer avaient plus fréquemment un diabète associé que les personnes qui n'avaient pas la maladie, alors que d'autres études montraient que les personnes souffrant d'hypertension et d'un prédiabète avaient tendance à obtenir de moins bonnes performances à des tests cognitifs. De plus, de petites études pilotes, contrôlées et randomisées, rapportaient que les médicaments utilisés pour traiter le diabète conduisaient à une certaine amélioration chez les patients. Comme c'est souvent le cas dans ces petites études cliniques, les résultats ont été surinterprétés. Il existe indubitablement un fondement scientifique à certaines des relations entre le métabolisme du glucose et la démence, mais je crains que le lien entre la maladie d'Alzheimer et le diabète ne soit qu'un nouvel argument de vente pour des médicaments – la dernière *histoire du jour*[20] de la maladie d'Alzheimer.

### Additionner le tout

Certains affirment que l'émergence de ces différents points de vue sur les causes de la maladie d'Alzheimer représente un progrès. Selon moi, cela apporte encore plus de confusion. On gagnerait peut-être une certaine clarté en reconnaissant que le vieillissement s'exprime de multiples façons et que le vieillissement cérébral que nous appelons maintenant maladie d'Alzheimer dépend donc également de multiples causes et facteurs biologiques.

## LE DIAGNOSTIC DE MALADIE D'ALZHEIMER : UN DILEMME CLINIQUE

Ce que la plupart des gens ne savent pas, c'est qu'en dépit de la certitude affichée par ceux qui étudient et traitent la maladie d'Alzheimer et qui propagent une histoire simpliste au public, les critères que les médecins utilisent pour diagnostiquer les patients avec maladie d'Alzheimer stipulent qu'un diagnostic définitif ne peut être établi que par une autopsie du cerveau. Mais même cet examen est problématique car, comme nous l'avons souligné précédemment, il n'y a pas de corrélation directe impliquant les plaques séniles amyloïdes et les dégénérescences neurofibrillaires. Les pathologistes eux-mêmes doivent demander aux cliniciens si le patient était dément ou non de son vivant avant d'établir un diagnostic de maladie d'Alzheimer après la mort.

Une autre raison à l'origine du manque de certitude du diagnostic de maladie d'Alzheimer est liée au fait que de nombreuses personnes présentent une intrication de problèmes vasculaires, de corps de Lewy, de plaques séniles et de dégénérescences neurofibrillaires – toutes ces pathologies survenant dans le cerveau de tout un chacun à mesure que nous vieillissons. Il est encore plus déconcertant de constater que l'apparition de ces pathologies ne corrèle pas toujours avec les symptômes comportementaux. En d'autres termes, comme dans l'étude des nonnes, on peut constater lors d'une autopsie que certaines personnes ont une concentration élevée de caractéristiques pathologiques dans leur cerveau, alors qu'elles présentent moins de symptômes de démence que d'autres ayant une concentration moindre de caractéristiques pathologiques dans leur cerveau.

Nous traitons la maladie d'Alzheimer comme si elle était aussi réelle que la peste et, pourtant, même les meilleurs experts du domaine sont incapables de la diagnostiquer avec précision. Cette maladie est une cible mouvante, une chimère. Comme on peut le lire dans un des manuels consacrés à ce domaine, *Psychiatry in the Elderly*[21] : « A l'heure actuelle, la pathologie [la maladie d'Alzheimer] défie toute définition précise. Ceci est dû au fait que ses composantes individuelles se retrouvent toutes dans une certaine mesure dans le vieillissement normal[22]. »

*Il s'ensuit que tout diagnostic posé durant votre vie ou celle d'un être cher ne peut être que probable – le meilleur avis que puissent donner des neurologues tels que moi.* Il n'existe jamais un point à partir duquel vous ou un être qui vous est cher devenez une victime de la maladie d'Alzheimer. Aucun ensemble commun de symptômes ou de caractéristiques pathologiques quantifiables ne permet d'établir qu'un être humain a la maladie d'Alzheimer.

Dans la maladie d'Alzheimer, chaque cas individuel est différent. En fait, bon nombre d'entre nous qui travaillons dans le domaine avons une devise qui est : « *Une fois que vous avez vu un patient avec une maladie d'Alzheimer, vous avez vu un patient avec une maladie d'Alzheimer.* » Il n'existe aucun marqueur biologique chez les patients Alzheimer qui soit constant d'une personne à l'autre. Chaque individu ayant une maladie d'Alzheimer présumée a un cerveau qui progresse sur le continuum du vieillissement cérébral d'une manière qui lui est propre.

Comme vous pouvez le voir, il n'existe pas de frontières claires délimitant le vieillissement normal et la maladie d'Alzheimer ou les autres démences ; Ralph Waldo Emerson l'a peut-être exprimé de la meilleure des façons quand il a observé que « Toutes les maladies se fondent en une seule : la vieillesse[23]. » La maladie d'Alzheimer n'est pas tant un monstre qui terrorise les neurones de notre cerveau qu'un fantôme conceptuel qui rôde dans les ombres de notre psychisme.

> « *Il n'y a pas de remède à l'anniversaire.* »
> ~ JOHN GLENN

## UNE MALADIE D'EXCLUSION

Si vous ou une personne qui vous est chère recevez un diagnostic de maladie d'Alzheimer, vous devez vous demander comment au juste les médecins ont établi le diagnostic et si ce diagnostic est solide.

D'un point de vue conceptuel, il est utile de comparer la maladie d'Alzheimer à une maladie infectieuse telle que le VIH/SIDA. Bien que les deux maladies inspirent chez tout un chacun une peur quasi universelle, le VIH/SIDA a une étiologie très clairement définie. Des tests sanguins peuvent être utilisés pour identifier le virus et ses anticorps et établir de façon absolue si l'on est porteur ou non de la maladie. La maladie d'Alzheimer, dont nous savons déjà qu'il s'agit d'un diagnostic probable, même après une autopsie, n'est pas facile à identifier. De nos jours, les cliniciens qui évaluent des personnes âgées présentant des problèmes cognitifs attribuent l'étiquette de maladie d'Alzheimer suite à un diagnostic par exclusion, ce qui signifie qu'un diagnostic de maladie d'Alzheimer ne peut être établi que si d'autres causes sont écartées telles que :

Une hypothyroïdie et d'autres causes métaboliques.

Des problèmes vasculaires, tels qu'un accident vasculaire cérébral.

Des déficiences vitaminiques, y compris de la vitamine $B_{12}$.

Une hypercalcémie.

Une hydrocéphalie à pression normale.

Des troubles psychiatriques tels que dépression et schizophrénie.

Un traumatisme crânien.

Des lésions cérébrales structurelles – tumeur cérébrale, blessure ou caillot.

D'autres affections dégénératives, telles que la maladie de Parkinson.

Une simulation ou un trouble factice.

Une déshydratation et autres sources d'état confusionnel/délirant.

Des infections cérébrales telles que le VIH, une encéphalite, une méningite, une syphilis.

Les effets chroniques de diverses substances, y compris l'alcool et d'autres médicaments.

La vérité est que nous ne pouvons faire qu'un diagnostic « probable » de maladie d'Alzheimer, une fois que nous avons éliminé toutes les autres causes. Nous ne pouvons même pas poser un diagnostic absolu de maladie d'Alzheimer en examinant le tissu cérébral.

En plus d'être un diagnostic par élimination, la maladie d'Alzheimer est une appellation qui exclut, catalogue les patients dont le cerveau vieillit comme ayant une maladie stigmatisante et introduit de l'anxiété, de la peur et une lente résignation dans la vie des personnes. *Chaque fois qu'un diagnostic de maladie d'Alzheimer est posé, nous devons nous souvenir qu'il peut être aussi destructeur sur le plan social qu'il est douteux sur le plan scientifique.*

# Chapitre 3

# L'INQUIÉTANT HÉRITAGE DU DOCTEUR ALOÏS ALZHEIMER ET D'AUGUSTE D.

> *« Les concepts, comme les individus, ont leurs histoires et sont tout aussi incapables de résister aux ravages du temps que ne le sont les individus. »*
>
> ~ SOREN KIERKEGAARD

En décembre 1995, mon ami Konrad Maurer, professeur de psychiatrie à l'Université de Francfort, et deux de ses collègues, ont fait la découverte de leur vie. Alors qu'ils fouillaient dans les entrailles de l'hôpital universitaire Johann Wolfgang Goethe de Francfort, Konrad et ses collègues sont tombés sur une boîte en carton pleine de vieux papiers et de classeurs poussiéreux – des dossiers de patients remontant au milieu du XXe siècle. Un des collègues de Konrad a sorti de la boîte une pile de dossiers en carton bleu. Remarquant que l'un d'eux paraissait nettement plus vieux et plus abîmé que les autres, il l'examina plus attentivement puis se tourna vers ses collègues et s'écria : « C'est Auguste D.[1] ! »

Konrad et ses collègues ont raconté s'être sentis alors comme de jeunes garçons venant juste de déterrer un trésor enfoui, car il s'agissait, croyaient-ils – et à juste titre –, de la découverte de l'un des documents les plus importants de l'histoire médicale du XXe siècle : les feuillets originaux du Dr Aloïs Alzheimer reprenant les informations médicales et les notes manuscrites relatives à sa plus célèbre patiente, Auguste Deter.

Madame Deter ou « Auguste D. », telle qu'elle a surtout été connue en passant à la postérité, était l'épouse d'un employé des chemins de fer. Sa démence d'installation précoce, à l'âge de 51 ans, est devenue le point de départ à partir duquel s'est développé le cadre conceptuel de la maladie d'Alzheimer. Le matériel trouvé par Konrad et ses collègues – 32 feuilles au total, incluant le rapport d'admission de la patiente, une attestation et trois versions de l'histoire et de l'évolution du cas en latin et en allemand[2] – éclaire le travail quotidien, clinique et d'exploration de la pathologie réalisé par le Dr Alzheimer durant le suivi, de 1901 à 1906, de ce cas marquant ; il révèle que le médecin était un clinicien qui faisait preuve de beaucoup de circonspection, qui se consacrait à ses patients avec empathie et habileté, tout en conservant un compte-rendu précis de chaque cas. Les transcriptions des entretiens avec Auguste D. sont difficiles à interpréter, car elles sont constituées des notes cliniques du médecin. Il apparaît quelquefois compréhensif et d'autres fois un peu agressif quand il interroge Auguste D. sur son nom, le nom de son mari ou son adresse. Bien que ce matériel fournisse un éclairage sur les particularités du docteur Alzheimer en tant que clinicien, il ne donne pas une image claire de la maladie qui a pris son nom. En fait, ses écrits révèlent qu'Alzheimer lui-même ne savait pas très bien comment situer Auguste D. sur le continuum de la sénilité et de la démence et ils montrent que les caractéristiques fondamentales, cliniques et pathologiques, observées chez Auguste D. étaient source d'autant de perplexité pour Alzheimer et ses collègues en 1906 qu'elles le sont pour nous, un siècle plus tard.

Au travers de son microscope, le Dr Alzheimer pouvait voir l'amyloïde au centre des plaques séniles, mais il ne savait pas qu'il s'agissait d'une protéine. Bien que nous utilisions maintenant des techniques de pointe, telles que les scanners à émission de positons (PET), afin de visualiser l'amyloïde chez des patients en vie, nous ne savons toujours pas dans quelle mesure elle est impliquée dans le fonctionnement normal et si elle peut, et comment, endommager le cerveau.

La grave perte de mémoire, les troubles cognitifs, l'aphasie (une perte de la capacité à produire des mots ou à comprendre le langage), l'apraxie (une perte de la capacité à réaliser des mouvements automatisés), les idées délirantes et les hallucinations observés chez Auguste D., ainsi que la perte neuronale, le nombre élevé de plaques séniles et de dégénérescences neurofibrillaires et les altérations artériosclérotiques découvertes dans son cerveau lors de l'autopsie étaient pratiquement identiques aux symptômes cliniques, aux caractéristiques pathologiques et à la progression de la démence sénile – le type de démence affectant les personnes vers la fin de leur vie.

La découverte de Maurer en 1995 nous a aidés à comprendre le chemin inquiétant qui a été parcouru entre l'état d'Auguste D. et ce que nous appelons maintenant la maladie d'Alzheimer.

## PORTRAIT D'UN JEUNE MÉDECIN

Le Dr Aloïs Alzheimer était un homme corpulent et solidement bâti, né le 4 juin 1864 à Marktbreit-sur-Main, un village de Basse-Franconie, dans le sud de la Bavière, une région d'Allemagne. En 1998, j'ai eu l'occasion de visiter sa maison familiale, qui a été transformée en un petit centre de conférence où nous avons tenu notre propre conférence explorant les concepts de la maladie d'Alzheimer. Durant son existence, le Dr Alzheimer a été reconnu comme un pionnier de la recherche, un personnage haut en couleur dans les classes de l'école de médecine et une personne cordiale aimant la vie de famille. Le « tonton » Alzheimer portait un pince-nez et était rarement vu sans un cigare à la bouche.

A l'été 1886, âgé de 22 ans, il a obtenu son diplôme en médecine après avoir étudié dans trois universités différentes. Durant ses études, il avait développé une passion pour l'histologie – l'étude microscopique de la structure des tissus humains – qui allait durer toute sa vie et établir les bases de ses observations sans précédent dans les domaines de l'épilepsie, des tumeurs cérébrales, de la chorée de Huntington, du délire alcoolique, de la syphilis (une cause commune de démence à cette époque) et de ce qui allait se faire connaître sous le terme de maladie d'Alzheimer.

A l'âge de 24 ans, il a été engagé comme médecin assistant dans l'Institution municipale pour les malades mentaux de Francfort. Ce centre médical était un vaste établissement, un complexe de 9 hectares composé de pavillons magnifiquement construits et de chemins piétonniers couverts, entourés de parcs, d'esplanades et de jardins. Il était divisé en unités pour les « paralytiques », les « imbéciles », les « forcenés » et les « épileptiques ». C'est là qu'il a commencé sa formation en psychiatrie et s'est consacré à son domaine d'intérêt principal, la neuropathologie[3].

C'est également là qu'il a rencontré pour la première fois Auguste D., la patiente qui allait être connue comme la première patiente « Alzheimer » au monde.

## LA RENCONTRE AVEC AUGUSTE D.

Selon la reconstitution des événements qu'a réalisée Konrad Maurer, Alzheimer est tombé le 26 novembre 1901 sur un dossier sur lequel son assistant, le Dr Paul Nitsche, avait noté « Auguste D. ». Alzheimer a feuilleté une fois le dossier, l'a lu plus attentivement une seconde fois et est rapidement devenu si absorbé par sa lecture qu'il n'a plus pu le reposer. Cette patiente présentait une anomalie telle qu'il n'en avait jamais vu.

Selon le mari de Auguste D., le couple avait vécu de façon harmonieuse depuis leur mariage en 1873. Elle avait mis au monde une fille, n'avait fait aucune fausse couche et était par ailleurs décrite comme travailleuse et ordonnée. Tout au plus était-elle quelque peu irritable et nerveuse, mais sinon « plutôt amicale ». Elle n'avait pas d'antécédents médicaux, ne buvait pas d'alcool et ne prenait pas de médicaments. Le mari avait rapporté que sa femme avait commencé à montrer des signes de confusion en mars 1901, lorsqu'elle l'avait accusé à tort d'être sorti se promener avec une voisine. A partir de là, elle avait nourri une jalousie implacable envers lui et une haine envers sa voisine.

Son mari avait alors constaté un déclin progressif de la mémoire à court et long terme de sa femme. Elle était devenue agitée et distraite, commettant des erreurs flagrantes dans la préparation des repas, négligeant ses tâches ménagères, cachant toutes sortes de petits objets dans les coins et recoins de l'appartement et errant sans but d'une pièce à l'autre avec un regard vide. Elle parlait fréquemment de la mort et affirmait qu'un coursier qui venait souvent dans la maison avait l'intention de lui faire du mal. Après huit mois passés à tenter de gérer et supporter le rapide déclin de son épouse, le mari d'Auguste D. l'avait fait admettre dans l'institution dans laquelle travaillait Alzheimer. Sur la lettre d'admission, le médecin de famille avait noté :

> *Mme Auguste D., épouse de l'employé de chemin de fer Carl D., rue Morfelder, souffre depuis longtemps de faiblesse de mémoire, de manie de la persécution, d'insomnie et d'agitation. Elle est incapable de réaliser tout travail physique ou mental. Son état (parésie cérébrale chronique) requiert un traitement dans l'institution locale pour troubles mentaux*[4].

Quelque chose dans les particularités du cas d'Auguste D. avait captivé Alzheimer et il avait voulu rencontrer lui-même la patiente. C'est ainsi qu'il s'était trouvé face à Auguste D. un matin de novembre.

En dépit de ses multiples symptômes, la patiente de 51 ans, une femme mince avec de longs cheveux noirs et une peau flétrie, avait un comportement affable. Elle pouvait écrire son nom complet si on lui disait chaque mot individuellement, mais avait de la peine à assembler des phrases et présentait des signes de persévération verbale, un état dans lequel on répète des mots ou des phrases. Craignant constamment les personnes de son entourage, Auguste D. amassait ses biens sous son lit d'hôpital et évitait autrui, hormis en de rares occasions où on la retrouvait se promenant dans l'asile et palpant le visage d'autres patients. Elle observait le Dr Alzheimer avec suspicion, se montrant souvent larmoyante et refusant – ou étant incapable – de collaborer quand le médecin lui posait des questions.

## SUIVRE L'ÉVOLUTION DU CAS

Alors que les mois passaient, le cas d'Auguste D. poursuivait le Dr Alzheimer. Quelques années auparavant, il avait observé des cas d'« imbécillité[5] » induite par l'âge chez des patients nettement plus âgés, mais jamais chez quelqu'un d'aussi jeune qu'Auguste D. Il soupçonnait que la démence sénile pouvait être provoquée par un épaississement des vaisseaux sanguins cérébraux – un état nommé artériosclérose – et avait publié un article sur cette question dans le *Monatsschrift für Psychiatrie und Neurologie*[6], 1898.

Près d'un an après le début de la maladie d'Auguste D., le Dr Alzheimer avait révisé sa fiche d'admission à l'hôpital, qui allait rester cachée pour les quatre-vingt-dix années suivantes. En regard de l'en-tête « cause de la maladie », il avait inscrit « artériosclérose » et dans la section relative à la forme de la maladie, il avait écrit « atrophie cérébrale artériosclérotique », mais, de manière assez révélatrice, il avait ajouté à côté un point d'interrogation.

### L'ARTÉRIOSCLÉROSE

L'artériosclérose est une maladie chronique dans laquelle l'épaississement, le durcissement et la perte d'élasticité des parois artérielles conduisent à une perturbation de la circulation sanguine. Elle se développe avec le vieillissement et est associée à l'hypertension, au diabète, à l'hyperlipémie et à d'autres facteurs.

Si l'on considère la terreur engendrée par l'état qui porte maintenant le nom d'Alzheimer, il est assez ironique de relever que la note finale du médecin sur la fiche d'Auguste D., sous l'en-tête « Forme de la maladie », était « simple trouble mental ».

Toujours est-il qu'Alzheimer avait reconnu l'importance scientifique du cas au vu du jeune âge d'Auguste D. A 51 ans, elle présentait des symptômes que l'on pouvait s'attendre à observer chez un patient dément dans les soixante-dix, quatre-vingts ou quatre-vingt-dix ans. Avec son collègue italien Gaetano Perusini, Alzheimer a évalué trois cas supplémentaires de démence présénile en plus de celui d'Auguste D. (chez des patients âgés respectivement de 46, 60 et 65 ans)[7]. Le dilemme auquel Alzheimer et ses collègues étaient confrontés se posait de la même manière que pour nous aujourd'hui : Auguste D. et les autres avaient-ils une maladie spécifique ou leurs cerveaux vieillissaient-ils et faisaient-ils l'expérience de la sénilité un peu plus rapidement que d'autres ? Ce dilemme a laissé Alzheimer perplexe pendant des années. Il s'était organisé pour obtenir une documentation précise quant à l'évolution de la maladie d'Auguste D., chargeant le photographe de la clinique de prendre de nombreuses photographies de la patiente, dont les portraits qui ont été retrouvés plus tard par Konrad Maurer et ses collègues dans le sous-sol de l'hôpital de Francfort.

## EMIL KRAEPELIN : UN ARTISAN IMPORTANT DU MYTHE DE LA MALADIE D'ALZHEIMER

Ces documents auraient pu rester à l'état de détritus historiques négligeables, n'eut été Emil Kraepelin, un psychiatre éminent, d'envergure internationale, et un homme dont l'histoire pourrait bien se souvenir comme étant le véritable père de la maladie d'Alzheimer. En 1902, Kraepelin a offert à Alzheimer l'occasion de rejoindre son équipe de recherche à Heidelberg. Alzheimer connaissait déjà le parcours du prolifique Kraepelin, qui était de six ans son aîné et venait de Neustrelitz, dans le Mecklenbourg[8]. Kraepelin, comme Alzheimer, avait étudié la médecine à Würzburg, où il avait passé ses examens fédéraux. Il avait poursuivi sa formation en divers lieux, notamment des asiles, des cliniques psychiatriques et des consultations ambulatoires à travers l'Allemagne.

Encouragé par ses collègues, Kraepelin a commencé à publier ses manuels de psychiatrie en 1883 et, au XX<sup>e</sup> siècle, ces ouvrages étaient connus dans le monde entier. Alzheimer était impatient de collaborer avec un chercheur exceptionnel et un taxonomiste tel que Kraepelin, car ils partageaient tous deux la conviction selon laquelle la maladie mentale devait être fondée sur la pathologie cérébrale plutôt que sur les théories freudiennes du psychisme. De plus, il avait compris que ses chances de devenir professeur d'université seraient renforcées s'il joignait ses forces à celles d'un personnage aussi puissant.

Le laboratoire de Kraepelin comprenait d'éminents chercheurs internationaux, venant d'Italie, des Etats-Unis, d'Angleterre, de France, de Norvège et de Suisse et il offrait à Alzheimer l'opportunité de se plonger dans ses propres recherches de laboratoire. Malgré tout, la situation économique de la clinique déclinait, conduisant à des déficits et à une surpopulation de patients.

### Le lien précoce entre Alzheimer et les États-Unis d'Amérique

Alzheimer a eu de nombreux stagiaires, qui venaient visiter son laboratoire et y travailler, dont beaucoup sont devenus, de façon indépendante, assez célèbres. Solomon Fuller était né au Liberia, petit-fils d'un esclave affranchi. Après être allé aux Etats-Unis pour effectuer son premier cycle universitaire à l'Université de North Carolina, il avait suivi les enseignements de l'Ecole de médecine du Boston College et y avait reçu une formation avancée en psychiatrie et en neuropathologie. Il a travaillé avec Kraepelin, Alzheimer et Franz Nissl de 1904 à 1905 et a publié le premier cas de maladie d'Alzheimer en anglais en 1912. Tout comme Alzheimer, il était bien connu pour ses préparations et analyses soignées de tissus cérébraux et a probablement été utile à Alzheimer pour l'analyse de ses premiers cas. Fuller est retourné aux Etats-Unis, où il est finalement devenu le premier professeur afro-américain à l'école de médecine de l'Université de Boston.

En 1903, lorsque Kraepelin s'est vu offrir un poste de direction à la Clinique psychiatrique royale de Munich, il a sauté sur l'occasion et a demandé à Alzheimer de rejoindre son équipe.

Un mois après son arrivé à Munich, Alzheimer y a présenté sa thèse d'habilitation intitulée « Etudes histologiques de la paralysie générale » à la Haute Faculté de médecine de l'Université Ludwig-Maximilian à Munich. Kraepelin a fait un éloge inconditionnel du travail d'Alzheimer, décrivant sa thèse comme « une extraordinaire réussite », qui démontrait que son auteur était « un chercheur mûr et qu'il était incontestablement préparé à rejoindre le corps enseignant de l'université[9] ».

## « À PROPOS D'UN PROCESSUS PATHOLOGIQUE GRAVE ET SINGULIER... »

A l'automne 1906, Kraepelin a nommé Alzheimer médecin-chef, une promotion qui a eu pour fâcheux effet de l'éloigner de ses recherches scientifiques. Plus tard, durant ce même automne, le 3 novembre, Alzheimer a donné sa conférence devenue célèbre : « A propos d'un processus morbide pathologique grave et singulier du cortex cérébral[10] » lors de la 37e Assemblée des aliénistes du sud-ouest de l'Allemagne, à Tübingen, la ville universitaire dans laquelle il avait obtenu sa licence. Alzheimer s'est présenté devant près de quatre-vingt-dix collègues et a exposé le cas d'Auguste D., son trouble cognitif progressif, ses hallucinations, ses idées délirantes, ses incapacités psychosociales marquées et ses symptômes focalisés en relation avec une altération des fonctions corticales supérieures. Alzheimer a agrémenté sa présentation de planches merveilleusement dessinées des plaques séniles amyloïdes et des dégénérescences neurofibrillaires qui avaient été trouvées dans et sur le cerveau de la patiente à l'autopsie.

### L'HISTOIRE DE L'AMYLOÏDE

L'amyloïde a d'abord été identifiée par le professeur et médecin allemand R.L.K. Virchow en 1853. Virchow a décrit la réaction de ce qui apparaissait être des substances extracellulaires anormales en présence d'iodine et d'acide sulfurique qui, à l'époque, étaient des marqueurs de l'amidon. Dès lors, il appliqua le terme amyloïde, dérivé du mot grec « amylon », qui signifie « amidon ». L'étiquetage erroné de l'amyloïde en tant qu'amidon a persisté jusque dans les années mille neuf cent quatre-vingt, lorsque George Glenner, un chercheur américain, a découvert que la structure moléculaire de l'amyloïde était celle d'une protéine et a suggéré qu'elle pourrait avoir un lien avec la maladie d'Alzheimer. En dépit de son erreur, les contributions de Virchow à la médecine et à la santé publique sont impressionnantes. Il a été l'un des premiers à défendre les systèmes modernes de distribution d'eau et d'évacuation des eaux usées dans les pays occidentaux, ce qui a permis de réduire drastiquement la propagation de maladies et la mortalité. Des érudits tels que le médecin humaniste de Harvard, Paul Farmer, attribuent aussi à Virchow l'établissement du champ de la médecine sociale, qui se base sur la conception selon laquelle une maladie n'est jamais purement biologique, mais que de nombreux facteurs sociaux y contribuent.

Sur la base des informations limitées dont nous disposons au sujet de la réunion, il semblerait que ceux qui ont assisté à la présentation d'Alzheimer n'ont pas été particulièrement impressionnés. Les comptes-rendus des présentations mentionnent que cette conférence était « peu adaptée au format d'un bref rapport[11] ». Aucune question n'a été posée après la présentation d'Alzheimer, puisqu'elle n'avait été suivie d'aucune discussion. La *Chronique de Tübingen* n'avait consacré qu'une phrase brève à la présentation de cas d'Alzheimer, en indiquant que « Le Dr Alzheimer de Munich a fait un exposé sur un processus pathologique particulièrement grave, qui a causé un rétrécissement significatif des cellules nerveuses endéans une période de quatre ans et demi[12]. »

Cet accueil tiède a constitué un revers pour Alzheimer et il a pu renforcer son questionnement quant au fait de savoir si les symptômes observés chez Auguste D. constituaient une maladie distincte de la démence sénile.

Plusieurs mois plus tard, la conférence d'Alzheimer à Tübingen a paru intégralement dans la *Allgemeine Zeitschrift für Psychiatrie und Psychisch-gerichtliche Medizin*[13], sous la rubrique « Actes des Associations Psychiatriques ». Et, début 1907, Alzheimer a publié un rapport de trois pages « A propos d'une maladie particulière du cortex cérébral », lequel présentait officiellement au monde le cas de démence présénile d'Auguste D.

## LA NAISSANCE DE L'APPELLATION

En 1910, Emil Kraepelin a inventé officiellement le terme de « *Alzheimer-Krankheit* » (« maladie d'Alzheimer ») lorsqu'il y a fait référence pour la première fois en page 627 de la huitième édition de son *Manuel de Psychiatrie*, lequel faisait autorité en la matière.

L'article débutait par cette phrase pas vraiment glorieuse : « L'interprétation clinique de la maladie d'Alzheimer est encore actuellement peu claire. » Après avoir commencé par ce constat négatif, Kraepelin poursuivait : « Alors que les résultats des explorations anatomiques suggèrent que nous avons affaire à une forme grave de démence sénile, le fait que la maladie débute de temps en temps dans la quarantaine n'est pas en faveur de cette hypothèse. Dans de tels cas, on devrait au minimum supposer qu'il s'agit d'une démence présénile, à moins que nous ne soyons en fait confrontés à un processus pathologique particulier, en grande partie indépendant de l'âge[14]. »

Alzheimer ne se sentait pas à l'aise avec cette étiquette éponyme. Dans un article qu'il a soumis à la *Zeitschrift für die Gesamte Neurologie und Psychiatrie* en 1911, il a écrit : « Se pose la question de savoir si ces cas de maladie, que j'ai considérés comme particuliers, présentent toujours des traits caractéristiques, cliniques et histologiques, qui les distinguent de la démence sénile ou si ces traits doivent au contraire être attribués à la démence sénile en tant que telle[15]. »

Alzheimer a même fait allusion à l'ambivalence de son patron en écrivant : « Kraepelin considère toujours que le statut de ces cas n'est pas clair. » Et, plus tard, il répond à la question qu'il avait initialement posée en concluant qu'« il n'y a, donc, aucune raison défendable de considérer que ces cas sont causés par un processus pathologique spécifique. Ce sont des psychoses séniles, des formes atypiques de démence sénile. Néanmoins, elles occupent une place un peu à part, si bien que leur existence doit être connue[16] ».

De plus en plus, on voit émerger l'image d'un scientifique qui rechigne à voir une forme particulière de démence élevée à un statut de maladie distincte, particulièrement en l'absence de marqueurs biologiques caractéristiques. Pourtant, Kraepelin avait intérêt à la création d'une nouvelle catégorie. La question essentielle est de savoir pourquoi Kraepelin, un homme ayant fait preuve d'une stricte discipline professionnelle et d'une fidélité totale à la méthodologie scientifique, a réifié une maladie qu'il avait lui-même qualifiée de « peu claire », particulièrement lorsque, comme son collègue Alzheimer l'a écrit en 1911, il semblait exister toute « une variété de formes intermédiaires entre la démence présénile et sénile ». Deux théories plausibles invoquent la fierté, le prestige, la réputation et les pressions financières comme facteurs ayant joué un rôle décisif dans la décision de Kraepelin.

### Comblé de louanges en son temps

L'ironie de la chose est que le Dr Alzheimer a connu beaucoup plus de gloire et de notoriété de son vivant avec les traitements de balnéothérapie qu'il a développés pour apaiser les états maniaques ou les états paralytiques d'excitation qu'avec la maladie qui porte son nom. En Allemagne, des médecins prescrivent encore des cures thermales pour calmer les souffrances de leurs patients.

## LE LABORATOIRE DE PICK : ATTISER LES FEUX DE LA COMPÉTITION

Comme le philosophe Thomas Kuhn le souligne, les nouvelles théories scientifiques émergent souvent en raison de facteurs extrinsèques à la science : « Les transformations ne se produisent pas en dépit du fait que les scientifiques sont humains, mais parce qu'ils le sont[17]. » Kraepelin, connu comme le « pape » et le « Linné » de la psychiatrie, avait acquis le respect et la réputation l'autorisant à nommer une maladie du nom de l'un de ses fidèles collaborateurs. Il se pourrait qu'il ait publié la partie de son manuel consacrée à la maladie d'Alzheimer pour asseoir la renommée de son jeune confrère, augmentant par là le prestige et la domination de sa propre école de psychiatrie à Munich[18]. Le laboratoire de Kraepelin, en proie à des difficultés financières, était en compétition avec la clinique psychiatrique allemande de Prague, laquelle était dirigée par Arnold Pick – celui qui a donné son nom à la maladie de Pick, un trouble cérébral progressif. Les deux laboratoires étaient des poids-lourds de la recherche en neuropsychiatrie et en neuropathologie et, comme de principaux rivaux ont tendance à le faire, ils étaient en compétition pour devenir la référence européenne en matière de psychose mentale.

En 1907, Otto Fischer, un collaborateur de Pick, avait publié d'intéressants résultats sur les mêmes plaques séniles amyloïdes cérébrales que celles qu'Alzheimer avait observées chez Auguste D., mais il ne soutenait pas l'idée d'un diagnostic distinct. Il préférait le terme de « démence presbyphrénique » pour décrire les patients âgés présentant des pertes de mémoire, une désorientation et des dysfonctionnements verbaux. Vue sous cet angle, la création de la maladie d'Alzheimer par Kraepelin établissait un territoire diagnostique sur lequel le laboratoire munichois pouvait régner. En plus d'élever le travail d'Alzheimer au-dessus de celui de Fischer, la désignation de la maladie conférait du crédit et de l'influence au laboratoire de Kraepelin et justifiait donc un appui à de nouveaux travaux de recherche consacrés aux maladies affectant les citoyens vieillissants[19].

## L'ÉCOLE FREUDIENNE : L'AFFRONTEMENT DES DIAGNOSTICS

D'autres historiens ont émis l'hypothèse selon laquelle le désaccord entre Kraepelin et Sigmund Freud aurait joué un rôle dans l'établissement de la maladie d'Alzheimer. En 1900, Freud a publié *L'interprétation des rêves*, qui a captivé non seulement ses collègues, mais aussi des lecteurs profanes du monde entier. La théorie de Freud a révolutionné l'étude des névroses en attribuant les symptômes des maladies psychiatriques aux rouages mystérieux de l'inconscient et en suggérant que ces névroses pouvaient être traitées en amenant à la conscience des désirs inconscients et des souvenirs refoulés par le biais d'un traitement psychanalytique.

La théorie freudienne était en opposition directe avec les conceptions organicistes de la psychiatrie d'Alzheimer et de Kraepelin[20]. Pour ces derniers, les maladies neurologiques avaient une base purement organique qui pouvait être établie par le biais de l'investigation scientifique. L'affirmation freudienne selon laquelle certains des symptômes observés chez des patients comme Auguste D. pouvaient être la conséquence de séquelles psychiques, liées à des souvenirs d'enfance traumatisants, semblait être une farce intellectuelle, un art de la devinette sous couvert de science. Kraepelin écrivait alors : « Ce que l'on sait jusqu'ici de cet art interprétatif rend totalement concevable le fait que la psychanalyse ne pourra tout simplement jamais être admise par tous ; c'est manifestement plus un art qu'une science… La procédure ne pourra dès lors jamais avoir une grande utilité générale, du moins tant qu'elle gardera ses buts actuels[21]. » Dans son dernier livre sur Freud, l'historien Peter Gay écrit, dans un passage incisif, que Kraepelin était « l'une des deux sommités médicales qu'il [Freud] considérait comme ses ennemis ». L'autre était Theodor Ziehen à Berlin[22].

La psychanalyse devint rapidement populaire au début du XXe siècle, aux Etats-Unis comme ailleurs, et l'on vit commencer à se développer un mouvement en faveur de l'intégration généralisée de la psychanalyse dans le traitement clinique. Freud devint bientôt très estimé dans les pays occidentaux, en tant qu'homme ayant mis au jour les vérités profondes et sombres de la motivation, des désirs, de la maladie et des dysfonctionnements humains. Un coin fut profondément enfoncé entre la psychiatrie organiciste et la psychiatrie freudienne tandis qu'elles s'affrontaient pour établir leur légitimité dans le discours moderne sur la maladie mentale.

Les enjeux étaient élevés. Alors que la clinique munichoise de Kraepelin luttait financièrement au point qu'Alzheimer devait lui-même assumer les coûts de son laboratoire, Freud et ses disciples, y compris Carl Jung, faisaient l'objet d'une admiration très importante pour leur système psychanalytique. Leur discipline bénéficiait également de copieuses subventions[23]. Comparées au laboratoire organiciste coûteux de Kraepelin, les techniques humanistes et novatrices de la psychanalyse étaient réputées plus efficaces et plus rentables.

La pression exercée par Kraepelin pour classer la maladie d'Alzheimer comme un trouble organique peut, dans ce contexte, être considérée comme une tentative stratégique permettant d'avoir un pied dans la psychose des personnes âgées, un territoire que Kraepelin ne voulait pas perdre. Sa fierté, sa réputation professionnelle, sans parler de son héritage en tant qu'universitaire, étaient en jeu.

Quelles qu'aient été ses motivations, Kraepelin, en incluant l'appellation dans son *Manuel de Psychiatrie*, a mis en mouvement une histoire d'un siècle, dans laquelle le monde est passé d'une patiente provisoirement cataloguée comme souffrant de « maladie d'Alzheimer » à une épidémie globale avoisinant les 25 millions de cas.

### UN CAS D'ÉCOLE DE CRÉATION DE MALADIE

Le philosophe Thomas Kuhn qualifie les manuels médicaux de « véhicules pédagogiques destinés à la perpétuation des théories scientifiques en vigueur[24] », ce qui s'applique certainement à la manière dont Kraepelin a accéléré le mythe de la maladie d'Alzheimer.

## VIE ET MORT APRÈS LA MALADIE D'ALZHEIMER

En 1910, alors que la maladie d'Alzheimer, grâce à Kraepelin, était connue d'un petit nombre de spécialistes de par le monde, Alzheimer devint enfin candidat à une chaire de psychiatrie. En 1912, on lui offrit un poste de professeur et titulaire d'une chaire à la clinique psychiatrique de l'Université silésienne Friedrich Wilhelm à Breslau. Le 16 juillet, l'Empereur Guillaume II signa personnellement le certificat d'engagement et Alzheimer monta enfin sur sa chaire de psychiatrie.

Le déménagement avait fatigué Alzheimer et il tomba gravement malade durant le trajet en train qui le menait à Breslau. Dès son arrivée, Alzheimer souffrit d'épuisement, d'essoufflement et de palpitations cardiaques se manifestant au moindre effort. Des symptômes persistants handicapèrent son corps, mais le médecin, par ailleurs robuste et vigoureux, garda toute son acuité mentale et poursuivit résolument son travail. Outre ses activités de direction de la clinique et d'enseignement, les charges d'Alzheimer incluaient un travail à l'institut de pathologie, des consultations et des discussions de cas en anatomie et histologie pathologiques.

Les nombreuses exigences de la vie quotidienne à la clinique et la tension créée par la nécessité d'être attentif aux détails administratifs lui coûtèrent sa santé. Il souffrait de plus en plus d'atroces douleurs thoraciques, mais continuait d'assurer ses fonctions quotidiennes. En décembre 1915, la santé d'Alzheimer déclina rapidement et il se retrouva cloué au lit et délirant. Le 19 décembre 1915, entouré de sa famille, Aloïs Alzheimer mourut dans son lit à l'âge de 51 ans – l'espérance de vie moyenne à cette époque – d'une maladie rhumatismale du cœur et d'une défaillance cardiaque.

Alzheimer mourut en homme accompli, sans aucune idée de ce que ses découvertes transmettraient à la postérité.

# Chapitre 4

# LA NAISSANCE DE L'EMPIRE DE LA MALADIE D'ALZHEIMER

> *« Il y a eu beaucoup de nouvelles découvertes passionnantes dans la recherche sur la maladie d'Alzheimer au sein des services financés par le NIH*[1]*. Mais cette progression ne pourra pas se poursuivre sans un apport massif et prolongé de ressources pour la recherche. Je recommande avec insistance au Congrès d'augmenter les fonds fédéraux destinés à la recherche sur la maladie d'Alzheimer à 1 milliard de dollars... Nous pourrions nous retrouver avec une sérieuse épidémie sur les bras... La maladie d'Alzheimer est une bombe à retardement dans la tête des gens de ma génération. Nous devons la désamorcer avant qu'elle n'explose et ne détruise nos esprits. Le temps presse. »*
>
> ~ DAVID HYDE PIERCE, acteur et porte-parole de l'Association Alzheimer

Durant plusieurs décennies après la publication du *Manuel de Psychiatrie* de Kraepelin, le diagnostic de maladie d'Alzheimer est demeuré obscur. Ses symptômes étaient essentiellement attribués à la vieillesse et la communauté médicale n'appliquait pas l'étiquette de « maladie d'Alzheimer aux patients âgés de plus de soixante ans. Le centre d'attraction s'était déplacé de la compréhension des mécanismes biologiques du vieillissement cérébral au développement de méthodes biopsychosociales susceptibles de mieux aider les personnes vieillissantes et leurs familles à faire face aux défis posés par le déclin cognitif.

Bien que le terme de maladie d'Alzheimer fût de moins en moins utilisé, il ne disparut jamais complètement du discours médical. Comme l'a relevé l'historien Jesse Ballenger, entre 1926 et 1935, l'*American Journal of Psychiatry* et les *Archives of Neurology and Psychiatry*, les deux principaux journaux professionnels de psychiatrie et de neurologie nord-américains ne publièrent que 9 articles concernant la maladie d'Alzheimer[2]. Au milieu du XX^e^ siècle, il était peu fait mention de la maladie d'Alzheimer et seul un petit nombre de cliniciens utilisaient cette appellation, ne la réservant qu'aux patients dans leur quatrième, cinquième ou sixième décennie de vie qui présentaient les signes cliniques et neuropathologiques de démence sénile.

Des pionniers tels que le psychiatre américain David Rothschild ont clairement affirmé que la déprimante « neuropathologisation » du vieillissement pouvait être préjudiciable à la société moderne. Selon lui, « une préoccupation trop exclusive concernant la pathologie cérébrale a entraîné une tendance à oublier que les changements se produisent chez des personnes vivantes, ayant un fonctionnement mental[3] ». Rothschild semble dire que les périls liés au vieillissement sont déjà suffisamment importants pour qu'on ne les rende pas encore plus difficiles à supporter en utilisant des appellations réductionnistes de maladie telles que celle de maladie d'Alzheimer. Lui et d'autres psychiatres du milieu du XX^e^ siècle ont adopté un modèle de soins bio-psychosocial qui normalise le vieillissement cérébral en le considérant comme faisant partie de la condition humaine plutôt qu'en le mythifiant sous la forme d'une terrifiante maladie. Ils croyaient, non pas que le substrat pathologique du vieillissement était sans importance, mais que chaque cas exigeait « un examen individualisé minutieux et qu'au lieu de focaliser l'attention uniquement sur des processus tissulaires impersonnels ou sur des influences plus personnelles, le but principal devait être d'estimer l'importance relative de ces éléments bio-psycho-sociaux en tant que facteurs à l'origine de la démence[4] ». Comme vous le verrez dans la troisième partie de ce livre, Rothschild et ses collègues étaient, à plus d'un titre, des précurseurs de l'approche bio-psychosociale de la prévention et de la prise en charge globale du vieillissement cérébral qui ressurgit actuellement.

## LA TECHNOLOGIE ET LA RÉSURGENCE DE LA MALADIE D'ALZHEIMER

La maladie d'Alzheimer aurait pu rester rare et insignifiante, s'il n'y avait eu plusieurs développements dans la seconde moitié du XXe siècle qui ont progressivement augmenté l'espérance de vie moyenne des personnes vivant dans les pays industrialisés, à savoir l'avènement de la médecine, des machines, des procédures chirurgicales modernes et, plus important encore, les améliorations touchant l'alimentation et les mesures sanitaires, qui prolongent et protègent la vie. Depuis la fin des années 1960, grâce aux améliorations des conditions sanitaires et sociales, ainsi qu'aux succès stupéfiants obtenus suite aux efforts de santé publique pour contrôler les épidémies et améliorer l'alimentation, une part croissante de la population a commencé à vivre jusqu'à 85 ans ou plus. Ces personnes dites « vieilles-vieilles » sont devenues la partie de notre population qui croît le plus rapidement. En 1970, la proportion des personnes âgées de 65 ans ou plus dans la population des Etats-Unis atteignait près de 10 %, contre seulement 4,3 % en 1910[5].

> Actuellement, nous ne nommons pas seulement « centenaires » ceux qui dépassent les 100 ans, mais « supercentenaires » ceux qui excèdent les 110 ans... qu'est-ce qui va suivre, du fait que les humains les plus âgés ont dépassé les 120 ans... ?

Alors que la société s'est trouvée peuplée d'hommes et de femmes pouvant anticiper une existence plus longue, des développements techniques dans divers domaines de la recherche en neuropathologie et en biochimie – par exemple, des explorations en microscopie électronique permettant d'identifier les plaques séniles et les dégénérescences neurofibrillaires, des dispositifs d'imagerie neurologique qui permettent de scruter l'intérieur du cerveau, des procédures de laboratoire qui sont capables de mesurer les taux de neurotransmetteurs dans des cerveaux vieillissants – ont fait progresser notre capacité à étudier la biologie de la démence, ouvrant la voie à un retour d'une approche plus biomédicale de la maladie d'Alzheimer.

La combinaison d'une société vieillissante et de la prolifération d'outils technologiques portant la promesse d'une extension de la vieillesse et d'un allègement de ses fardeaux ont éveillé l'intérêt pour la recherche en neurologie et en gérontologie. De nombreux chercheurs en neurosciences ont été parmi les plus fervents supporters du mouvement de la maladie d'Alzheimer ; ils ont plaidé pour que l'on extraie des catégories discrètes du concept général de « démence sénile », sur la base d'une hypothétique cause biologique, tout comme Kraepelin avait tenté de le faire une génération plus tôt. Et, en réalité, qui pourrait les en blâmer ? L'idée selon laquelle les souffrances du vieillissement cérébral pourraient être soulagées a séduit le côté humanitaire de nombreux soignants. Il y avait en outre l'idée largement répandue selon laquelle une maladie appelée « maladie d'Alzheimer » pourrait aider à faire disparaître les stigmates de la « sénilité » en prenant pour cible un état neurobiologique et en exonérant ainsi les personnes séniles affectées de leur responsabilité face à cette maladie. Mais il y avait aussi une face cachée, plus sombre et moins bienveillante, dans ce mouvement. Certains scientifiques étaient très motivés à ramener la maladie d'Alzheimer à une catégorie, car cette démarche portait en elle la promesse de nouveaux fonds de recherche, de gloire potentielle, ainsi que la possibilité de vaincre une maladie humaine importante par l'investissement dans la technologie.

## L'ESSOR D'UNE ÉPIDÉMIE

Au début des années 1970, les chercheurs en neurosciences, bien conscients du vieillissement de la population américaine, ont commencé à chercher des fonds de recherche plus importants pour leurs travaux de laboratoire. Pour que leurs recherches soient prises au sérieux par ceux qui contrôlaient les finances publiques, il était clair que leurs efforts devaient être ciblés sur autre chose que le vague processus du vieillissement. Leur travail devait se concentrer sur quelque chose de réel et d'immédiat, quelque chose de terrible et d'immanent – une maladie spécifique méritant des efforts massifs de recherche pour identifier sa cause et son traitement, une « maladie du siècle ». La maladie d'Alzheimer a parfaitement rempli ce rôle. La communauté neuroscientifique s'en est emparée et l'a définie de sorte que la détérioration et le handicap cognitifs liés à la vieillesse n'apparaissent pas comme résultant d'un processus naturel, mais d'une « maladie ». Ceci marqua le retour en force du mythe de la maladie d'Alzheimer, dont Kraepelin fut à l'origine en 1910.

## LA MALADIE D'ALZHEIMER DEVIENT UNE INSTITUTION NATIONALE

L'Institut National du Vieillissement (National Institute on Aging ; NIA) est né en 1974. Initialement, le Président Richard Nixon avait tenté d'opposer son veto à l'ordonnance autorisant sa création, afin de limiter la taille du gouvernement fédéral. Deux mois avant qu'il ne quitte sa fonction, il retira son opposition, vraisemblablement pour ne pas s'aliéner le Congrès qui délibérait quant à sa procédure de destitution. Le NIA fut créé et on lui attribua la responsabilité de développer « un plan pour un programme de recherche sur le vieillissement, conçu pour coordonner et promouvoir la recherche sur les aspects biologiques, médicaux, psychologiques, sociaux, éducatifs et économiques du vieillissement[6] ».

Immédiatement, le NIA, sous la direction du Dr Robert Butler, un psychiatre clinicien et gérontologue en exercice, et à ce jour un de mes proches collègues, pour qui j'ai un immense respect, a commencé à promouvoir la maladie d'Alzheimer en tant que domaine de recherche principal du NIA, ce qui a permis aux subventions fédérales destinées à la « maladie » d'être dirigées des coffres fédéraux vers les chercheurs individuels. Butler a dit : « J'ai décidé que nous devions en faire [la maladie d'Alzheimer] un nom connu de tous. Et la raison en est que c'est ainsi que le problème sera identifié comme une priorité nationale. C'est ce que j'appelle *la politique sanitaire de l'angoisse*[7]. »

### NON AUX SOLUTIONS RAPIDES

Dans les années 1970, Bob Butler prédisait avec beaucoup d'assurance que l'on réglerait le problème de la maladie d'Alzheimer en 5 ans. Le mot « guérison » était souvent juxtaposé à maladie d'Alzheimer dans les communiqués du NIA et dans les efforts faits pour attirer des fonds en provenance d'autres organisations. Inutile de dire que, depuis, nous avons tous dû faire preuve d'un peu d'humilité, au vu de notre incapacité à comprendre, traiter ou guérir cette affection. Toutefois, le terme de guérison apparaît encore fréquemment à côté de celui de maladie d'Alzheimer, particulièrement chez les collecteurs de fonds.

Butler et le personnel du NIA étaient pleinement conscients de l'importance qu'il y avait d'impliquer les médias dans leur recherche de fonds. Ils ont dès lors fait des efforts constants pour tenir la presse informée des résultats des recherches sponsorisées par le NIA et pour séparer le terme de « maladie d'Alzheimer » du terme de « sénilité » ; ce dernier était considéré par Butler comme un « terme poubelle », qui rationalisait la négligence dont on pouvait faire preuve à l'égard des aînés en supposant que le déclin cognitif était inévitable et irréversible[8]. Zaven Khachaturian, engagé par Butler pour mettre en place le programme de Neurobiologie du Vieillissement, a réalisé à quel point les médias étaient essentiels pour propager et normaliser le mythe de la maladie et il a mis au point une stratégie systématique pour transmettre l'information aux journalistes :

« Par ici [à Washington], le Congrès a tendance à accorder plus d'attention aux médias populaires qu'aux journaux scientifiques... une partie de la stratégie a consisté à informer le public, via les médias, des principales réalisations de la recherche sur la maladie d'Alzheimer et des implications des découvertes scientifiques en des termes que le commun des mortels puisse comprendre[9]. »

Les défenseurs de la cause « maladie d'Alzheimer » ont fait surface dans les médias pour parler de cette nouvelle épidémie. Le mythe de la maladie d'Alzheimer prenait forme. Le Dr Robert Katzman, un des plus éminents défenseurs de la recherche sur la maladie d'Alzheimer, a écrit dans l'éditorial d'avril 1976 d'une revue scientifique que la maladie d'Alzheimer figurait au quatrième ou cinquième rang des causes les plus fréquentes de décès aux Etats-Unis et appelait le pays à mobiliser des ressources pour faire face à ce qui était un problème social et sanitaire croissant. Bien que ses affirmations parussent quelque peu exagérées, Katzman, à l'instar d'autres cliniciens de son époque, a efficacement remis en question l'existence de recouvrements entre le vieillissement normal et la maladie d'Alzheimer ; il a notamment contesté l'opinion défendue de longue date par le Dr Alzheimer et d'autres selon laquelle le déclin cognitif était un effet inévitable de la vieillesse.

Même si tout le monde n'était pas convaincu, il était devenu politiquement incorrect d'exprimer des doutes quant au fait que la maladie d'Alzheimer était une forme spécifique de vieillissement cérébral. Il s'agissait de clamer, d'une seule voix, que la maladie d'Alzheimer était un « vieillissement anormal », afin de convaincre les politiciens et les bailleurs de fonds que c'était une maladie qui pouvait être guérie. Tout sens de la nuance était perdu, sacrifié sur l'autel de l'opportunisme politique. En privé, la plupart des cliniciens et des scientifiques reconnaissaient, tout comme le Dr Alzheimer l'avait fait, que certains changements affectant la mémoire et d'autres fonctions cognitives se produisaient au

### Les temps changent, mais la ligne directrice reste la même

Lorsque je vais à des congrès sur la maladie d'Alzheimer et que je parle en privé à des sommités nationales et internationales dans le domaine, bon nombre d'entre elles expriment de l'ambivalence quant au cadre conceptuel dominant de la maladie d'Alzheimer. Nombreuses sont celles qui pensent que la démarche soignante globale mérite une plus grande attention et que l'Association Alzheimer nationale des Etats-Unis est trop fortement focalisée sur la recherche biologique. Même les responsables des sections[10] de l'Association Alzheimer manifestent leur ambivalence et se sentent obligés de donner des « réponses politiques » aux médias plutôt que des « réponses honnêtes ». Une de mes collègues a écrit un jour un article dans un journal afin de transmettre sa « réponse politique » à ce que devrait être l'avenir de la maladie d'Alzheimer, à savoir que la recherche d'un remède était la priorité numéro un. Cependant, lors d'une conversation privée avec un autre collègue plusieurs semaines plus tard, j'ai pris connaissance de sa « réponse honnête », selon laquelle nous devions commencer à investir de l'argent dans le développement de nouvelles interventions thérapeutiques visant à une approche globale des personnes souffrant d'affections démentielles, telles que la narration, le reiki[11] et d'autres approches complémentaires et alternatives. J'ai trouvé cette honnêteté rafraîchissante, mais aussi perturbante, dans la mesure où cette collègue reconnaissait que ses obligations professionnelles exigeaient d'elle qu'elle participe à une activité de déformation et de fabrication du mythe de l'empire Alzheimer.

Il est juste de dire que certains de ceux qui luttent pour la cause de la maladie d'Alzheimer croient véritablement qu'il s'agit d'une maladie spécifique que l'on peut guérir. Toutefois, leur croyance se base davantage sur la foi dans la science ou sur l'intuition clinique que sur une extrapolation raisonnable et simple effectuée à partir des connaissances disponibles. Nombreux sont ceux qui, comme la collègue mentionnée plus haut, ainsi que celui auquel je me réfère au début du chapitre 2, réalisent que nous avons créé un « monstre » mythique, qui terrorise maintenant les personnes partout dans le monde et détourne nos dépenses en matière de santé publique. Je dis parfois à mes amis du NIH[12] que le réchauffement climatique est une menace bien plus importante que la maladie d'Alzheimer et j'ajoute en plaisantant que lorsque le niveau des océans s'élèvera et noiera aussi bien Washington DC que les quartiers généraux du NIH dans le Maryland[13], la « marche du progrès » contre la maladie d'Alzheimer semblera assez vaine. C'est une plaisanterie caustique, bien sûr, mais l'idée d'élargir et de réorganiser nos priorités est souvent bien prise.

cours du vieillissement chez tous les êtres humains et que les frontières entre le vieillissement normal et la maladie d'Alzheimer étaient floues. Et pourtant, peu d'entre eux étaient disposés à dire aux empereurs de la maladie d'Alzheimer que leurs habits étaient un peu plus transparents qu'ils ne le pensaient.

## LA MALADIE D'ALZHEIMER VA À WASHINGTON

En 1979, l'Association de la Maladie d'Alzheimer et des Troubles Apparentés (Alzheimer's Disease and Related Disorders Association ; ADRDA) a été créée à Washington DC après qu'une lettre écrite par un membre de la famille d'une victime de la maladie d'Alzheimer, soulignant les problèmes rencontrés dans la prise en charge d'une personne touchée par la maladie, a été publiée en octobre 1980 dans la rubrique de conseils « Dear Abby [14] », publiée dans de nombreux journaux états-uniens. Après sa publication, l'ADRDA a reçu entre trente et quarante mille lettres de personnes provenant de toutes les régions des Etats-Unis. Le public américain, après avoir longtemps admis que les troubles cognitifs étaient une des composantes du processus de vieillissement, s'était mis à apprendre et à redouter le véritable fléau de la vieillesse, la maladie d'Alzheimer[15].

En 1982, l'ADRDA a engagé un cabinet de conseil pour organiser ses efforts de lobbying et maximiser sa visibilité à Washington, afin d'augmenter son accès aux députés et aux sénateurs. Rapidement, la maladie d'Alzheimer est devenue un sujet de discussion fréquent au Congrès. Le 15 septembre 1983, la Chambre des députés des Etats-Unis a proposé une résolution déclarant le mois de novembre de cette même année « mois national de la maladie d'Alzheimer ». Le Congrès a accepté cette résolution dans l'espoir qu'« une prise de conscience nationale accrue du problème de la maladie d'Alzheimer puisse stimuler l'intérêt et la sympathie du peuple américain, ce qui pourrait aboutir par la suite à une augmentation de la recherche et, finalement, à la découverte d'un remède[16] ».

La reformulation de la sénilité en tant que maladie d'Alzheimer et les engagements financiers à large échelle pris par le gouvernement ont suscité beaucoup d'excitation parmi les chercheurs et ont progressivement atteint les familles et les soignants des patients Alzheimer ; ces derniers se sont exprimés avec passion dans les médias sur les ravages de la maladie et ils ont contribué à façonner la conception moderne de la maladie d'Alzheimer. Non seulement la maladie d'Alzheimer commençait-elle à remplacer la sénilité en tant que marqueur social des troubles cognitifs liés à l'âge, mais des « expressions culturelles de détresse [17] » ont aussi commencé à émerger autour du concept de maladie d'Alzheimer. La maladie d'Alzheimer a acquis des surnoms horribles – tels que « des funérailles qui n'en finissent pas », la « voleuse d'esprit » la « lente mort de l'esprit », « une perte de l'individualité », une « mort qui laisse le corps derrière elle ». La maladie a invariablement été personnifiée comme une adversaire pillant, volant, dévastant – un monstre microscopique contre lequel la science luttait. Des livres tels que le populaire *The 36-Hour Day* (Nancy Mace, & Peter Rabins, 1981)[18] se sont mis à proliférer sur les étals des libraires et sont devenus des livres à lire absolument, tant pour les patients que pour les soignants. Le mythe monstrueux de la maladie d'Alzheimer parcourait le pays, modifiant la manière dont nous pensions le vieillissement. Bien qu'il ait été indubitablement important que les difficultés pratiques liées au fait de prendre soin d'une personne présentant des troubles cognitifs progressifs soient reconnues par les responsables politiques, l'aspect « mythique » du vieillissement – il s'agit d'une maladie distincte qui peut être guérie – s'est, en définitive, avéré destructeur.

En 1985, le NIA a établi dix centres de recherche sur la maladie d'Alzheimer (Alzheimer's Disease Research Centers ; ADRC) à travers le pays. J'étais affilié à l'ADRC de l'Université Johns Hopkins, au sein duquel j'ai développé des programmes cliniques et une banque de cerveaux (Brain Resource Center)[19]. Le gouvernement a fait passer une loi autorisant le directeur du NIA à constituer des bourses spécifiquement destinées à la recherche sur la maladie d'Alzheimer – ce fut le premier mandat de ce type, spécifiquement lié à une maladie, à apparaître dans une loi de santé publique. En 1984, une confédération de tous les groupes Alzheimer nationaux, à savoir Alzheimer's Disease International (ADI), a été créée avec les encouragements de l'Organisation Mondiale de la Santé.

Au cours des vingt dernières années, j'ai participé à la plupart des congrès de l'ADI qui se sont tenus partout dans le monde et, lors du congrès de 2006 à Berlin, j'ai présenté un exposé et animé un débat sur la question de savoir si la maladie d'Alzheimer était un concept dépassé. Ce groupe international fournit un point de vue global important sur l'impact de la démence. Les défis croissants liés au vieillissement des populations dans les pays en voie de développement méritent qu'on y attache plus d'importance sur la scène mondiale.

## UNE « CAUSE CÉLÈBRE »

L'acceptation dominante du mythe de la maladie d'Alzheimer et l'émergence d'un langage culturel de détresse et de peur autour de la maladie d'Alzheimer ont encore été accentuées par l'engagement de célébrités en faveur de cette « cause ». La Princesse Yasmine Aga Kahn, fille de la fameuse vedette de cinéma Rita Hayworth – chez qui on avait diagnostiqué une maladie d'Alzheimer en 1981 – a été une défenseuse très en vue de la maladie. Lorsque sa mère, la « déesse de l'amour » mondialement connue, est morte le 14 mai 1987, Yasmine Kahn a délié les médecins de leur obligation de confidentialité, ce qui garantissait que, du fait de la célébrité de sa mère, le terme de « maladie d'Alzheimer » serait connu dans le mode entier. Ce mouvement puissant de prise de conscience publique n'a été que renforcé par l'annonce très surprenante, en 1994, que Ronald Reagan avait développé la maladie d'Alzheimer.

### CÉLÉBRITÉS AFFECTÉES PAR LA MALADIE D'ALZHEIMER

Charles Bronson – *acteur*
Winston Churchill – *Premier ministre britannique*[20]
Perry Como – *chanteur*
Aaron Copeland – *compositeur*
Willem De Kooning – *artiste*
Ralph Waldo Emerson – *écrivain*
Barry Goldwater – *sénateur de l'Arizona*
William Hanna – *animateur (dessins animés de Hanna/Barbera)*
Charlton Heston – *acteur*
Beatrice Lillie – *comédienne*
Jack Lord – *acteur*
Burgess Meredith – *acteur*
Iris Murdoch – *romancière et philosophe*
Otto Preminger – *metteur en scène*
Maurice Ravel – *compositeur français*[21]
Ronald Reagan – *Président des Etats-Unis*
Sugar Ray Robinson – *boxeur*
Norman Rockwell – *artiste*
Margaret Rutherford – *actrice britannique*
Robert Sargent Shriver – *politicien des Etats-Unis*
Cyrus Vance – *Secrétaire d'Etat des Etats-Unis*[22]
E.B. White – *écrivain*
Juliana Wilhelmina – *Reine des Pays-Bas*

Le plaidoyer constant de Reagan en faveur de la recherche sur la maladie d'Alzheimer dans les années 80 et 90 a contribué à mettre encore davantage la maladie d'Alzheimer sous le feu des projecteurs et a conduit à ce que la décennie des années 1990 soit déclarée « décennie du cerveau » par celui qui était son vice-président, George H.W. Bush. En 1979, le NIA a distribué environ 4 millions de dollars[23] pour la recherche sur la maladie d'Alzheimer ; en 1991, cette somme atteignait 155 millions de dollars – soit 38 fois ce qu'elle était en 1979. En 2006, le financement fédéral en faveur de la « guerre contre la maladie d'Alzheimer » atteignait la somme faramineuse de 643 millions de dollars. On ne peut qu'imaginer comment Aloïs Alzheimer – qui concluait lui-même qu'il n'y avait « pas de raison défendable de considérer [ses] cas comme résultant d'un processus pathologique spécifique » – aurait réagi s'il avait vu l'immense soutien financier consacré, durant les dernières décennies du XXe siècle, à la lutte contre la maladie qui porte son nom.

### La métamorphose d'une appellation de maladie

Au cours de ma carrière, la terminologie utilisée pour faire référence aux troubles cognitifs associés au vieillissement cérébral a évolué de « sénilité » à « démence sénile », puis à « démence sénile de type Alzheimer », à « maladie d'Alzheimer et troubles apparentés » et à « maladie d'Alzheimer ». Qu'est-ce qui viendra ensuite ? A nous de le décider.

## CREUSER PLUS PROFONDÉMENT DANS LES MÉTAPHORES DOMINANTES DE LA MALADIE D'ALZHEIMER

Le mythe de la maladie d'Alzheimer est maintenant profondément ancré dans notre culture et, d'ailleurs, les métaphores dominantes qui l'ont fondé apparaissent dans notre langage quotidien. Grâce au cadre façonné par l'empire Alzheimer au cours des trois dernières décennies – les organisations de défense de la cause Alzheimer, l'industrie pharmaceutique et les chercheurs en quête de leur intérêt personnel –, notre génération en est arrivée à penser que la dernière phase du vieillissement cérébral correspond à « une maladie », dite d'Alzheimer, qui « vole » et « ravage » les esprits des personnes vieillissantes comme un envahisseur étranger et doit à ce titre être vaincue par la science dans une bataille au long cours – une « guerre contre l'Alzheimer ». En effet, lorsque nous parlons de maladie d'Alzheimer, notre langage dérive invariablement vers des métaphores militaires (qui sont soulignées ci-dessous par des caractères italiques), comme s'il était mû par un réflexe social.

En 2004, Paul et Terry Klassen, les fondateurs du Sunrise Senior Living[24], écrivaient que « la reconnaissance et la prise en compte des besoins des familles américaines touchées par la maladie d'Alzheimer représentent *une bataille cruciale dans notre guerre contre la maladie*[25] ». La spécification des missions de l'Association Alzheimer indique, notamment, qu'elles ont « la compassion pour prendre soin et *le « leadership » pour vaincre*[26] ». Lisez attentivement leur site web et vous verrez ceci : « La maladie d'Alzheimer est un trouble cérébral progressif qui *détruit progressivement la mémoire d'une personne* et sa capacité d'apprendre, de raisonner, de se faire une opinion, de communiquer et de réaliser les activités de la vie quotidienne[27]. » Dans un numéro spécial de *Newsweek* consacré à la santé et daté de 2005, le magazine rapportait que « les chercheurs *dirigeaient des assauts* contre les processus sous-jacents de la maladie » et expliquait plus loin que « la maladie d'Alzheimer était une maladie *progressive, dévastatrice et incurable*[28] ». De même, dans un article intitulé, « Petite, mais prometteuse, avancée dans la guerre contre la maladie d'Alzheimer : des médicaments aux vaccins, des progrès sont rapportés ! », le *Health Day Reporter* du 21 novembre 2003 écrivait : « La maladie d'Alzheimer est une maladie *particulièrement réfractaire à tout traitement*. Mais *la lutte contre ce mal qui dévaste l'esprit a été marquée par une série récente d'avancées encourageantes, bien que minimes*. » Il n'y a pas que les médias. Il y a aussi les professions médicales. Dans l'avant-propos d'un livre rédigé par un soignant sur la maladie, un médecin écrit : « *Cette maladie frappe au cœur même de notre être... dépouillant les victimes de leurs propres processus mentaux et de leurs capacités de discernement, de jugement et d'apprentissage de nouvelles informations*[29]. »

L'idée même de recevoir un diagnostic de maladie d'Alzheimer remplit de terreur et de désespoir tous ceux parmi nous qui ont des esprits par trop sensibles au vieillissement. Elle change également notre relation à ceux qui ont reçu cette étiquette de maladie. Au lieu d'être simplement des personnes avec des cerveaux vieillissants, elles deviennent des « victimes de la maladie d'Alzheimer », malades, démentes et stigmatisées.

De plus, en évoquant une guerre, les médias et l'empire Alzheimer laissent entendre qu'une victoire est possible, ce qui nous conduit aisément à imaginer que la perte cognitive qui caractérise la vieillesse (comme elle l'a fait pour tous les êtres humains durant les 2,6 millions d'années de l'histoire de l'humanité) sera *réparée* grâce à l'intervention humaine. Comme nous l'avons vu, des chercheurs, l'industrie pharmaceutique et des organisations d'activistes de la cause de la maladie d'Alzheimer bénéficient grandement de ce type de formulation, qui affirme au public qu'une victoire sera remportée par la science et fait campagne pour un « combat pour la guérison », lequel implique une victoire progressive. Des personnes comme Zaven Khachaturian, mon collègue qui était auparavant au NIA et est maintenant un consultant indépendant, continuent de nous hypnotiser par des citations du type : « Ceux parmi nous qui sont en première ligne pour lutter contre la maladie d'Alzheimer n'ont jamais été plus près de démasquer ce mystérieux voleur, lui qui dérobe la chose même qui rend les êtres humains uniques[30]. »

### L'ART DE LA RÉSISTANCE ATTENTIVE

Bouddha enseignait que « nous sommes ce que nous pensons. Tout ce que nous sommes provient de nos pensées. Avec nos pensées, nous faisons le monde ». Et, effectivement, les métaphores dominantes de la conception de la maladie d'Alzheimer s'insinuent dans la pensée de millions et de millions de personnes, influençant profondément l'image qu'elles ont d'elles-mêmes quand elles vieillissent. Ceux parmi nous qui ont eu la malchance de se voir attribuer un diagnostic de maladie d'Alzheimer sont transformés en individus malades, alors que le reste d'entre nous redoutons simplement d'attraper la maladie ou appréhendons la possibilité que des êtres chers se trouvent atteints, avec l'espoir que la science puisse, d'une manière ou d'une autre, gagner la bataille.

En suivant la sagesse de Bouddha, nous devons modifier les pensées que nous avons quant au vieillissement cérébral. Réfléchissez aux mots et aux images qui vous viennent à l'esprit lorsque vous pensez à la maladie d'Alzheimer. Et ensuite, pensez-y dans le contexte plus général des connaissances que vous avez maintenant sur la biologie et l'histoire de cette maladie. La remise en question des fondements de vos pensées actuelles concernant la maladie d'Alzheimer peut vous aider à vous forger une nouvelle conception du vieillissement cérébral.

Pendant que des millions de « victimes de la maladie d'Alzheimer » sont créées chaque année par cette étiquette, des quantités importantes de ressources publiques et privées sont consacrées à gagner la guerre contre la maladie. En conséquence, notre trésor de guerre est dépensé dans la lutte pour la découverte d'un remède plutôt que dans une politique de médecine préventive, qui viserait à maintenir les cerveaux en bonne forme cognitive tout au long de la vie, ou dans le développement d'infrastructures de prise en charge globale, qui pourraient aider les familles et les communautés à mieux s'adapter aux changements inévitables qui accompagnent le vieillissement cérébral.

## QUI PROFITE DE CETTE MÉDICALISATION AGRESSIVE DU VIEILLISSEMENT CÉRÉBRAL ?

Bon nombre des tenants de l'empire Alzheimer sont conscients du fait que le monde de la démence est bien plus complexe qu'ils ne l'affirment souvent en public ; ils savent, et même l'expriment dans les conversations privées qu'ils ont entre eux ou avec moi, qu'il n'existe pas de maladie singulière nommée « maladie d'Alzheimer » et qu'il s'agit d'une construction sociale, complexe et imprécise sur le plan scientifique, qui pourrait ne jamais être guérie.

Mes collègues de l'empire Alzheimer utilisent un langage qui commence à s'écarter du format standard. Dans un entretien radiophonique diffusé sur NPR[31] (le 16 novembre 2006), John Hardy, un biologiste moléculaire du NIH et un de mes vieux amis, débattait avec moi pour savoir si nous mettions trop d'argent dans la recherche d'un remède. Nous étions en grande partie d'accord pour reconnaître qu'il y avait trop de battage médiatique autour de la question du remède et que la dominance du profit conduisait à des affirmations irréalistes de solutions rapides. Plus tard dans le débat, l'animateur nous a demandé si nous aurions un jour un remède « absolu ». Dans mon esprit, un remède est par définition absolu ; il implique que la maladie est éradiquée et qu'il n'en reste plus trace, ce qui me semble être un scénario peu vraisemblable pour la maladie d'Alzheimer. De manière intéressante, John était d'accord pour dire qu'un remède absolu était peu probable, en partie du fait de l'association entre la maladie d'Alzheimer et le vieillissement. Les membres les moins responsables de l'empire Alzheimer (dont John ne fait pas partie) vont-ils maintenant reculer et affirmer que nous ne luttons que pour trouver un remède « relatif » et qu'il existe d'autres priorités – à savoir, la démarche de soins globale et la prévention – qui méritent notre attention et notre investissement ?

En perpétuant la notion de guerre contre la maladie d'Alzheimer et en évoquant l'image d'un champ de bataille de l'infirmité et du trouble, en imaginant leurs organisations aux avant-postes de la lutte contre la maladie d'Alzheimer, des organisations telles que l'Association Alzheimer et le NIA reçoivent des centaines de millions de dollars de soutien de la part des citoyens et des contribuables. Bien que l'on ne puisse pas parler de complot, il s'agit d'un business bien pensé et d'une stratégie ayant une motivation politique, exécutés par des organisations qui savent comment raconter des histoires convaincantes avec un langage coloré, qui les aideront à obtenir du soutien.

L'image de la guerre a un pouvoir particulier sur le psychisme humain ; elle fait naître un sentiment de peur et d'urgence qui incite à une action rapide. Elle donne aussi *carte blanche*[32] à quiconque déclare la guerre. A voir la stratégie de récolte de fonds de l'empire Alzheimer, qui prend la forme d'une guerre continue, on pourrait bien tirer une certaine sagesse de la mise en garde de George Orwell qui disait que « la guerre n'est pas destinée à être gagnée. Elle est destinée à être permanente ». En effet, une escalade de la guerre exige une escalade de fonds. Et une escalade de fonds signifie une augmentation des ressources et une survie continue des organisations.

J'ai le plus grand respect pour la direction actuelle du NIA. J'ai dans l'idée que nous allons assister à un changement de leur conception du vieillissement cérébral dans les années à venir, avec un accent plus important mis sur les approches non biologiques.

A propos de plans de développement, l'industrie pharmaceutique joue volontiers sur l'anxiété que la population développe par rapport à la santé et elle fournit la puissance de feu nécessaire dans la course médicale aux armements engagée contre la maladie d'Alzheimer. Après tout, vous, ainsi que toute autre personne vieillissante qui craint la maladie d'Alzheimer ou reçoit ce diagnostic, êtes de potentiels consommateurs de médicaments. Des chercheurs tels que moi ont reçu des subventions généreuses pour étudier l'ennemi, utiliser une technologie sophistiquée afin de tester ses faiblesse et développer une possible panacée. Bon nombre d'entre nous sont emmenés autour du monde par des entreprises pharmaceutiques qui nous bichonnent, nous offrent de bons vins et de bons dîners, et essaient de s'assurer nos services afin que nous fassions de la publicité pour leurs produits, de sorte que leurs marchés puissent s'étendre. Au printemps 2007, j'ai rempli mes derniers engagements de consultant et n'accepterai plus d'argent lié à une activité de consultant venant directement des entreprises pharmaceutiques.

Comme je l'ai mentionné, les médias jouent aussi un rôle fondamental dans la propagation des métaphores guerrières. En citant des experts qui fournissent des paroles d'encouragement via une terminologie médicale complexe (et souvent belliqueuse), tout en rendant publics, avec enthousiasme, les nouveaux instruments de neuro-imagerie ou les nouveaux produits pharmaceutiques, les médias légitiment, influencent et aident à façonner le mythe de maladie d'Alzheimer que nous avons tous été amenés à connaître. J'ai vu ce phénomène se déployer progressivement au cours de mes trois dernières décennies dans le domaine et regrette profondément les effets qu'il a eus sur le public.

## LES LIMITES DE NOS INVESTISSEMENTS

De manière intéressante, mes patients les plus fortunés m'ont donné certaines des leçons les plus essentielles sur les limites de l'argent pour remporter la victoire dans la bataille contre la maladie d'Alzheimer. Ils lisent volontiers les journaux, sont bien informés des dernières histoires concernant les efforts thérapeutiques et sont souvent partants pour essayer les plus récents traitements de la ligne de front.

L'une des situations les plus intéressantes que j'aie rencontrées concerne un milliardaire qui m'a attribué un fonds de plusieurs milliers de dollars pour essayer de trouver dans le monde un produit susceptible d'améliorer la mémoire, espérant qu'une puissante médication n'attende que d'être découverte dans quelque pharmacopée étrangère. Bien que j'aie cherché de tous côtés et que j'aie consulté des douzaines d'amis dignes de confiance dans de nombreux continents, j'ai été – ce qui n'a rien d'étonnant – incapable de localiser une quelconque pilule miracle. Le cas de cette personne conforte tout simplement l'idée selon laquelle l'argent ne peut pas acheter un remède pour la soi-disant maladie d'Alzheimer.

## LA « GUERRE SUR L'IDENTITÉ PERSONNELLE »

Outre les métaphores militaires de la maladie d'Alzheimer, le langage qui voudrait nous faire croire que la maladie d'Alzheimer nous amène à nous « perdre nous-mêmes » dans la maladie est tout aussi troublant. Il n'est nul besoin de regarder plus loin que les titres de certains des ouvrages ou des articles les plus populaires pour voir le caractère pénétrant de cette métaphore : *The Loss of Self*[33] par Donna Cohen et Carl Eisdorfer ; *Losing My Mind : An Intimate Look at Life with Alzheimer's*[34] par Thomas Debaggio ; *Death in Slow Motion : My Mother's descent into Alzheimer's*[35] par Eleanor Cooney.

Le recours à ce type de métaphores peut assez bien se comprendre. La démence altère *effectivement* l'identité. Lorsque nous regardons nos êtres chers vieillir sur le plan cognitif, nous craignons qu'il y ait un corps, vivant et respirant, qui reste présent, mais que la personne que nous avons connue et aimée se transforme en une non-personne, sans aucune personnalité. La formulation de cette métaphore se présente comme suit : une fois qu'une personne perd la capacité de se connecter au passé et au futur d'une manière qui a un sens, elle se perd elle-même.

Mais, tout comme la métaphore militaire, les métaphores de la perte de soi, si répandues dans notre discours culturel, nous donnent l'impression pernicieuse que, du fait que la conscience individuelle de sa propre identité a été sérieusement « endommagée », l'identité elle-même est détruite. L'identité d'une personne est donc assimilée à la « chair » de son cerveau, de sorte que, si cet organe est blessé ou atrophié, il en va de même pour l'humanité de la personne. Le fatalisme s'installe et, comme nous percevons la personne aimée au travers de la métaphore de la perte de soi, cela nous mène à faire le deuil de cette personne et à pleurer son déclin progressif.

Comme je l'ai exprimé plus haut, la cognition et la rationalité ne doivent pas être assimilées à l'identité personnelle. Ce point de vue, que feu Tom Kitwood nommait « la psychologie sociale maligne » de la démence, empêche souvent de s'engager dans la relation bienveillante que méritent les personnes vieillissantes. Leur déclin cognitif nous invite peut-être à revenir à des aspects plus fondamentaux de notre être, en nous mettant à l'écoute des rythmes du corps et de ses fonctions. En nous aventurant dans cette relation avec les êtres qui nous sont chers, plutôt que de les traiter comme des malades, nous pouvons même apprendre beaucoup sur nous-mêmes et sur ce que cela signifie d'être une personne[36].

Nous pouvons peut-être aussi considérer cette situation comme une occasion d'améliorer nos capacités de communication non verbale, notre capacité à nous occuper d'autrui et à jouir de nos expériences sensorielles immédiates de façon plus détendue. Cela peut même peut-être faire surgir une source d'énergie et de compassion bien plus salutaire que n'importe quel médicament. Comme Kitwood l'écrivait voici une dizaine d'années : « La démence aura toujours un aspect profondément tragique, tant pour ceux qui en sont affectés que pour ceux qui sont proches d'eux. Il y a néanmoins une grande différence entre une tragédie, dans laquelle les personnes sont activement impliquées et moralement engagées, et une soumission aveugle et désespérée au destin[37]. » L'histoire que nous racontons peut soit amplifier l'ampleur de la « tragédie », soit l'adoucir et la normaliser, en mettant un accent important sur l'interdépendance et la compassion.

## ALLER DE L'AVANT EN S'INSPIRANT DE LA SAGESSE DE T.S. ELIOT[38]

Les personnes présentant un dysfonctionnement cognitif souffriront déjà bien assez sans que nous les réduisions au statut de « victimes de la maladie ». Au lieu de mener une bataille dans une guerre qui ne peut pas être gagnée et de laisser derrière lui des légions de victimes de la maladie d'Alzheimer ayant « perdu leur identité », l'empire de la maladie d'Alzheimer doit maintenant aider les gens à réfléchir et à s'exprimer différemment sur le vieillissement cérébral, d'une manière qui alimente un engagement éthique vis-à-vis de nos aînés.

### CHANGER LE MYTHE D'ALZHEIMER, ICI ET AILLEURS

Une partie des efforts que j'ai consacrés à mettre fin à la maladie d'Alzheimer m'ont amené à parler à des responsables d'organisations Alzheimer de par le monde et à les encourager à adapter les noms de leurs organisations, de manière à ce qu'ils soient moins orientés sur la maladie. Mes amis Harry Cayton (l'ancien président de la Société de la maladie d'Alzheimer du Royaume-Uni, maintenant défenseur des droits des patients au Service National de la Santé ), Henry Brodaty (qui est l'ancien président d'Alzheimer's Disease International) et Steve Rudin (ancien responsable de la Société de la maladie d'Alzheimer du Canada) ont été activement impliqués dans une tentative de ré-imaginer leurs organisations à la lumière de la nouvelle réalité devant laquelle nous nous trouvons. Au Canada, la Société de la maladie d'Alzheimer distribue des pulls sur lesquels il est écrit « L'histoire est en train de changer ». Et, à travers le monde, c'est certainement vrai. Toutefois, il n'est pas facile de tenter d'améliorer la conception véhiculée par le mythe de la maladie d'Alzheimer. Comme Upton Sinclair[39] l'écrivait dans une citation restée célèbre : « Il est difficile d'amener un homme à comprendre quelque chose, quand son salaire dépend du fait qu'il ne le comprenne pas. »

Un nombre croissant de mes collègues m'ont dit qu'ils étaient en accord avec mon message. Le terrain est propice à une nouvelle histoire du vieillissement cérébral et l'empire Alzheimer peut fortement contribuer à façonner une nouvelle conception du déclin cognitif au XXIe siècle. Ses membres peuvent être des alliés plutôt que des adversaires.

Il existe une histoire célèbre à propos de T.S. Eliot qui donnait une conférence philosophique sur un problème moral sérieux dans une université renommée des Etats-Unis. Après avoir terminé son exposé, Eliot s'ouvrit aux questions de l'auditoire. Immédiatement, un jeune étudiant commença à faire des signes de la main pour attirer l'attention du poète. Lorsque la parole lui fut donnée, il se leva et dit : « M. Eliot, qu'allons-nous faire concernant ce problème dont vous avez discuté avec nous ? » « Mon cher Monsieur, répondit Eliot, vous avez posé la mauvaise question. Vous devez comprendre que, dans la vie, nous devons faire face à deux types de problèmes. Le premier type réclame votre question : Qu'allons-nous faire à ce sujet ? L'autre appelle une question différente : Comment peut-on se comporter à son égard[40] ? »

L'idée d'Eliot était que les êtres humains semblent souvent avoir un besoin inné de vouloir surmonter et maîtriser les problèmes du monde pour lesquels ils n'ont pas de réponse. La question posée par l'étudiant, qui exige une réponse purement technique, instrumentale, visant à surmonter un problème, est le type de question que l'empire Alzheimer se pose au sujet du vieillissement cérébral – Comment allons-nous réparer la maladie d'Alzheimer ? Comment allons-nous vaincre le « monstre » ? Par contre, le second type de question avancé par Eliot est bien plus subtil. Il permet d'adopter davantage de positions pour aborder le « problème » à régler, y compris celle d'estimer que la situation ne constitue pas un problème du tout. Cette approche vise à une coexistence pacifique avec ce qui n'est pas connu et soulève un ensemble plus vaste de défis, qu'aucune politique, stratégie, dispositif ou arme particulière ne pourra éliminer. Selon Eliot, la manière dont nous formulons les phénomènes dans notre monde est un facteur capital qui détermine la manière dont nous interprétons notre réalité.

Je ne nie pas qu'il y ait de la souffrance associée à ce que nous appelons aujourd'hui la maladie d'Alzheimer. Mais, comme des psychiatres tels que David Rothschild l'ont écrit voici près d'un demi-siècle, si la souffrance ne peut pas être éliminée, elle peut être améliorée. Les mots et les concepts humains enchâssés dans nos relations personnelles ont le pouvoir d'augmenter ou de réduire la souffrance. Je prétends ainsi que la manière dont nous utilisons l'étiquette de maladie d'Alzheimer contribue souvent à aggraver la souffrance humaine et à fausser nos priorités, alors que changer la manière dont nous réfléchissons et nous nous exprimons sur le vieillissement cérébral peut enrichir l'expérience que nous en faisons.

> Je n'ai pas l'intention de faire perdre leur emploi aux personnes engagées dans les organisations Alzheimer. Mon opinion est plutôt que nous devons établir quelles sont les bons travaux à réaliser en priorité et nous mettre au travail, car se placer à la hauteur des défis de notre monde vieillissant pour pouvoir mieux y faire face constitue une tâche énorme.

Au lieu de déclarer la guerre au vieillissement du cerveau et à la perte de l'individualité, tout en promettant une « réparation » rapide de la maladie d'Alzheimer, nous devons aller au-delà de ces annonces simplistes et trompeuses et commencer à nous demander comment nous allons nous comporter par rapport à ce problème. Il est peu probable que nous puissions jamais « réparer » ce que nous nommons maintenant la maladie d'Alzheimer. II ne s'agit tout simplement pas d'une véritable guerre. Le combat continuera interminablement à faire rage, les pertes étant subies par ceux qui ont été suffisamment malchanceux pour se voir attribuer une étiquette de « maladie » incurable, ainsi que leurs familles. Comme l'essentiel des commentaires et des informations qui se fraient un chemin vers les médias et vers les plaquettes d'informations sur les médicaments proviennent des organisations qui forment l'empire Alzheimer, les responsables de ces institutions influentes ont le pouvoir et les moyens nécessaires pour amener le public à penser différemment leur vieillissement et à modifier la conception de la « maladie ». Comme beaucoup d'entre nous, qui sommes des leaders dans le domaine de la maladie d'Alzheimer, vieillissons, notre besoin de « guérir » la maladie d'Alzheimer pourrait s'atténuer ; il pourrait se transformer en un besoin d'accepter et de comprendre le mystère du vieillissement cérébral, ainsi que le mélange de respect et de crainte qu'il nous inspire, et d'aider les autres à en faire autant.

Comme mon défunt collègue Tom Kitwood le disait avec tant d'éloquence : « Il y a une place pour la poursuite de la recherche génétique, mais pas pour le battage médiatique qui l'entoure ; il y a une place pour la neuropathologie, mais pas pour l'idéologie neuropathologique[41]. »

Juste avant qu'il ne meure, Tom avait visité Cleveland. Lors d'un déjeuner dans un établissement pour personnes âgées de la région, il partagea avec moi cette histoire d'un médecin athée souffrant de démence, dont les derniers mots adressés à Tom furent : « Je crois que j'ai vu l'âme. » De profondes révélations sur nous-mêmes et sur les autres peuvent émerger des souffrances associées à la démence.

Une nouvelle histoire, plus sensible à la souffrance des individus et plus honnête quant aux limites de la science, peut contribuer à promouvoir une meilleure qualité de vie pour nous tous qui vieillissons au XXI^e^ siècle. En effet, imaginer de nouveaux récits, dans lesquels les limites de la science et de nos capacités humaines sont reconnues, nous permettra de nous forger une opinion plus riche et plus profonde sur la manière dont notre cerveau fonctionne, sur ce que cela signifie de vieillir, ainsi que sur la façon dont nous devons célébrer notre humanité commune et reconnaître nos responsabilités envers les générations futures.

PARTIE II

# Science et traitement

# Chapitre 5

# EN ATTENDANT GODOT : LES TRAITEMENTS ANCIENS ET ACTUELS DE LA MALADIE D'ALZHEIMER

> *« Quand on propose de nombreux remèdes pour une maladie, ça veut dire qu'elle est incurable. »*
> ~ ANTON TCHEKHOV

Actuellement, les habitants des Etats-Unis dépensent plus de 200 milliards de dollars par année en médicaments prescrits sur ordonnance et les plus grands consommateurs sont les personnes du troisième âge. Notre foi dans l'industrie pharmaceutique est profonde. Nous marquons rarement un arrêt pour nous demander : qu'est-ce que nos êtres chers présentant des problèmes de mémoire ingèrent exactement ? Comment les médicaments actuels ont-ils été développés ? Que peut-on attendre d'eux, des traitements à base de cellules souches ou des vaccins anti-amyloïdes que la rumeur pare de tant de promesses ? Y a-t-il des traitements complémentaires et alternatifs qui offrent plus d'espoir ? Nous devons réfléchir profondément et judicieusement à ces questions pour replacer le développement des médicaments dans un contexte historique et social adéquat.

Depuis longtemps, des gens me conseillaient de lire la pièce *En attendant Godot* de Samuel Beckett. Ainsi, voici quelques années, j'en ai pris un exemplaire et je l'ai lu. Il s'agit du récit surréaliste de deux vagabonds qui attendent interminablement dans un champ l'arrivée d'un personnage du nom de Godot, dont ils espèrent qu'il les sauvera. Tandis que les jours s'écoulent, ces deux hommes se persuadent à tour de rôle que Godot va bientôt arriver, mais, en dépit de leurs espoirs, ils sont intérieurement paniqués à l'idée que l'homme ne se montre jamais. Godot n'apparaissant pas, nous prenons conscience de la profonde tragédie de la pièce, à savoir que les deux vagabonds sont victimes d'un faux espoir. Ils ont consacré leur temps et leurs ressources au service d'une illusion.

Je vois un lien significatif entre la pièce de Beckett et la situation délicate dans laquelle nous nous trouvons avec la maladie d'Alzheimer. Lorsque les associations, les entreprises de biotechnologies, les départements marketing de l'industrie pharmaceutique, les médias et autres acteurs qui profitent de l'empire Alzheimer nous supplient de leur donner juste un peu plus d'argent et un petit plus de temps pour élaborer un remède miracle contre la maladie d'Alzheimer, nous attendons Godot – nous investissons nos ressources, notre temps et notre espoir à la poursuite d'un remède qui pourrait ne jamais arriver, pour une maladie que nous ne pouvons en réalité ni diagnostiquer, ni traiter.

> *« Voyez, si nous doublions le rendement de nos recherches, cela diminuerait de moitié le temps nécessaire à la découverte d'un remède. »*
>
> ~ Feu Dr Leon Thal, ancien directeur du Centre de recherche sur la maladie d'Alzheimer à l'Université de Californie, à San Diego.

L'espoir constitue peut-être la denrée la plus importante au monde, car il nous permet de nous lever chaque matin et de faire face aux défis du quotidien. Il crée la perspective d'un avenir meilleur, pour nous et pour nos enfants. Mais, y a-t-il réellement un espoir de guérir la maladie d'Alzheimer dans un avenir proche ? Ou est-ce du battage médiatique ?

Nous devons nous souvenir que des organisations brassant des millions de dollars, telles que l'Association Alzheimer des Etats-Unis, d'autres fondations privées, ainsi que les programmes de recherche contre la maladie d'Alzheimer à l'Institut National sur le Vieillissement (National Institute on Aging ; NIA) et dans les universités, lesquels collectivement abritent des milliers d'employés, ne seraient pas capables de maintenir leurs financements si la maladie d'Alzheimer n'existait pas en tant que cause à défendre et à explorer. Et les compagnies pharmaceutiques ne tireraient pas aussi clairement profit de la situation si le dysfonctionnement cognitif était considéré comme une conséquence naturelle du processus de vieillissement plutôt que comme un état pathologique nommé maladie d'Alzheimer ou Trouble Cognitif Léger (Mild Cognitive Impairment ; MCI), pouvant être traité au moyen de médicaments.

### LES NOMBRES NE S'« AD » DITIONNENT PAS [1]

En 2004, une conférence organisée par l'Association Internationale de Psychogériatrie (International Psychogeriatrics Association) s'est tenue à Washington, avec pour objectif principal d'aboutir à un consensus quant à l'utilisation clinique du concept de MCI. Durant la conférence, Henry Brodaty, un de mes amis et collègues, et moi-même avons tenté de mettre en exergue les difficultés sociales et culturelles inhérentes à l'utilisation de ce terme. A la fin de la conférence, nous avons mené une enquête parmi les participants (tous des experts très investis dans le concept de MCI) afin de savoir si le terme de MCI devait être actuellement utilisé dans une perspective clinique. Seuls 57 % des sondés ont répondu « oui ». Les résultats n'auraient probablement pas dû nous surprendre autant. Il se pourrait que les gens travaillant dans le domaine de la maladie d'Alzheimer soient un peu plus honnêtes lorsque leur anonymat est garanti.

La maladie d'Alzheimer est la *raison d'être*[2] de telles organisations, la substantifique moelle dont elles extraient leur nourriture et leur subsistance financières. Le recours à l'hyperbole est extrêmement utile pour conserver les financements[3]. Tant que notre culture sera persuadée qu'il existe un remède en attente d'être découvert pour un état qualifié de maladie d'Alzheimer, ces organisations ne cesseront pas d'exister. C'est la raison pour laquelle il est si important pour ces organisations qu'elles nous fassent entrer le mythe conventionnel de la maladie d'Alzheimer dans la tête et qu'elles nous promettent que « de nouveaux traitements sont à l'horizon[4] ».

L'Association Alzheimer américaine a, naturellement, mené la marche dans la recherche d'un remède. Après tout, c'est aux Etats-Unis qu'une bonne partie des recherches sont entreprises. Cette association avait la double mission de trouver un remède et d'améliorer la prise en charge globale, mais elle a de plus en plus renoncé à maintenir l'équilibre entre ces approches et elle est en décalage avec d'autres associations Alzheimer nationales de par le monde, qui reconnaissent les limites de la science et admettent la nécessité d'améliorer la démarche de soins globale et la prévention ici et maintenant.

REDISTRIBUER LES RESSOURCES POUR LA SANTÉ

Tant l'Association Alzheimer que l'Institut National du Vieillissement (National Institute on Aging ; NIA) s'occupent des aspects psychosociaux de la démence, mais de manière marginale comparativement aux moyens consacrés à la quête de moyens de « réparation » biologiques. Au fil des ans, j'ai tenté d'encourager le développement de recherches dans des approches non-pharmacologiques du vieillissement cérébral, telles que les interventions psychosociales et éducatives, voire d'autres thérapies dites complémentaires ou alternatives. Bien que ces efforts aient fini par payer et se traduire par un regain d'attention portée aux méthodes non pharmacologiques, ce n'est encore que pour la forme que ces organisations font un certain effort pour soutenir la démarche soignante globale et la prévention plutôt que le remède. Le fait que la part du lion des budgets de recherche soit allouée à la recherche sur la maladie d'Alzheimer a conduit certains de mes collègues, notamment des gérontologues, à se plaindre de la prédominance de cette affection dans le budget du NIA. Par exemple, Richard Miller, un éminent chercheur de l'Université de Michigan, a écrit un éditorial dans lequel il déplorait « l'Alzheimérisation » du NIA. Lors de conversations privées, même Robert Butler regrette cette importance exagérée.

Nous souhaitons tous que des traitements plus efficaces puissent combattre les ravages du vieillissement cérébral ; toutefois, la conception actuelle de la maladie d'Alzheimer profite bien trop largement, sur les plans politique et économique, à des individus et à des organisations ; elle devrait plutôt être au bénéfice des patients individuels, de leurs familles et, plus largement, des besoins de la société. Cette conception déforme la vérité et bâtit de faux espoirs pour des millions de personnes qui éprouvent de réelles souffrances. Pendant que nous travaillons dur dans l'idée erronée qu'il existe un état unique nommé « maladie d'Alzheimer » et que nous attendons patiemment un remède, les fonds de recherche s'écoulent librement vers les poches de ceux qui déforment la vérité. Ce qui est manipulateur, injuste et peu judicieux. Les partisans de la maladie d'Alzheimer ont le droit d'avoir leurs opinions quant aux promesses de la science, mais nous devons permettre à d'autres voix, dont l'ampleur croît, d'exprimer des interprétations différentes de celles que défend la science actuelle. Combien de temps va-t-il encore falloir subir et investir dans l'attente d'une « découverte capitale » ? Quelles améliorations peut-on encore apporter aux traitements actuels ? En escomptant la découverte d'un remède pour la maladie d'Alzheimer, ne sommes-nous pas nous aussi en train d'attendre Godot ?

## LES INHIBITEURS DE LA CHOLINESTÉRASE : QUELLE EST LEUR EFFICACITÉ RÉELLE ?

A l'heure actuelle, l'Administration états-unienne de l'Alimentation et des Médicaments (Food and Drug Administration ; FDA)[5] a approuvé la mise sur le marché de quatre médicaments nommés inhibiteurs de la cholinestérase à l'intention de personnes présentant des démences légères à modérées. Un autre médicament a récemment été admis pour les formes plus avancées. La cholinestérase est un enzyme que l'on trouve essentiellement au niveau des terminaisons nerveuses, où il catalyse l'hydrolyse – ou la décomposition – de l'acétylcholine. L'acétylcholine est un neurotransmetteur, une des substances chimiques qui font la navette entre les cellules nerveuses du cerveau, et elle est essentielle pour l'apprentissage et la mémoire.

Nos recherches menées à Johns Hopkins dans les années 1980 ont montré que la perte de neurones cholinergiques (c'est-à-dire « produisant de l'acétylcholine ») dans une partie du cerveau nommée le télencéphale basal cholinergique (aussi connue sous le nom de substance innominée ou de noyau basal de Meynert) est associée aux symptômes de la démence. Comme je l'ai mentionné plus haut, le télencéphale basal envoie ses axones, ou connexions, dans de nombreuses autres parties du cerveau, y compris le cortex ; le cortex est la partie la plus sophistiquée du cerveau ; la plupart de nos raisonnements complexes s'y tiennent et l'on y trouve l'hippocampe qui, comme vous le savez, est crucial pour la formation de nouveaux souvenirs. La mort de cellules dans le télencéphale basal peut conduire à une diminution généralisée d'acétylcholine dans tout le cerveau et elle corrèle avec les pertes de mémoire et de capacités d'apprentissage.

Nous ne savons toujours pas exactement comment ces cellules nerveuses cholinergiques du télencéphale basal meurent, ni comment on pourrait prévenir leur mort. Alors, au lieu de s'attaquer à ce problème, les traitements actuels sont ciblés sur l'inhibition de la cholinestérase, l'enzyme qui décompose l'acétylcholine dans le cerveau : comme nous sommes incapables d'empêcher la mort des cellules productrices d'acétylcholine, il faut tenter de préserver les niveaux de neurotransmetteurs déjà existants. La famille des inhibiteurs de la cholinestérase (IChE) admis par la Food and Drug Administration est constituée de la tacrine (Cognex), du donépézil (Aricept), de la rivastigmine (Exelon) et de la galantamine (Razadyne)[6]. Elle a été créée à la suite des recherches menées dans le cadre de ce qui s'est fait connaître sous le terme d'« hypothèse cholinergique ».

## FAIRE LE POINT SUR LES MÉDICAMENTS DISPONIBLES AUJOURD'HUI

La tacrine est le seul des quatre médicaments qui ne soit presque plus utilisé à l'heure actuelle : elle doit être administrée quatre fois par jour et a été à l'origine d'inflammations hépatiques chez de nombreuses personnes. En ce qui concerne les autres inhibiteurs de la cholinestérase actuellement disponibles, deux questions essentielles se posent :

1) Améliorent-ils la qualité de vie ?

2) Ont-ils un bon rapport coût-bénéfice ?

La réponse à la première question est un « oui » très circonspect pour certains et un « non » très net pour d'autres. Les inhibiteurs de la cholinestérase apportent parfois de légères améliorations sur le fonctionnement cognitif et global chez certains patients souffrant de maladie d'Alzheimer légère à modérée, voire dans quelques cas graves ; néanmoins, ils ne fonctionnent pas pour d'autres et peuvent avoir des effets indésirables tels que des troubles gastro-intestinaux, des nausées, des vomissements, des diarrhées, des crampes musculaires, ainsi que des troubles du sommeil et des cauchemars.

### Mon expérience des médicaments (contre la maladie d'Alzheimer)

En 2002, j'ai décidé de prendre moi-même du donépézil (l'Aricept). Comme son potentiel d'amélioration cognitive m'intriguait et que bon nombre de mes patients en prenaient, j'ai débuté mon traitement sous supervision attentive, en tentant d'en évaluer les effets. Après quelques jours, j'ai commencé à avoir des nausées et cela m'a contraint à interrompre le traitement avant que nous ne puissions entièrement en évaluer les effets. J'avais aussi quelques rêves assez divertissants, mais déconcertants, qui étaient de probables effets secondaires du médicament. Cela m'a conduit à me demander si bon nombre des personnes âgées auxquelles j'avais prescrit des inhibiteurs de la cholinestérase n'avaient pas ressenti les mêmes effets secondaires que moi, mais que, du fait de leur démence, elles n'avaient pas été capables d'exprimer leur inconfort. En tout cas, cette expérience a conforté mon ambivalence quant à l'administration de traitements médicamenteux à mes patients.

Ces effets secondaires résultent de la propagation de l'acétylcholine à d'autres parties de notre corps, notamment aux systèmes cardiaque et gastro-intestinal. Si vous inhibez la cholinestérase au bénéfice du cerveau, cela peut s'avérer préjudiciable pour d'autres systèmes, peut-être par une activation accrue du système gastro-intestinal ou du cœur. Deux études récentes, menées auprès de patients présentant une pathologie vasculaire, ont suscité des inquiétudes du fait de l'élévation du taux de mortalité chez ceux qui prenaient des médicaments inhibiteurs de la cholinestérase ; elles ont aussi soulevé la question de l'innocuité à long terme de ces médicaments, les patients pouvant avoir un risque accru de problèmes cardiaques ou d'autres effets secondaires graves[7]. Bien que cette population à risque soit réduite et que la plupart des gens ne présentent que relativement peu d'effets secondaires suite à la prise des médicaments, les effets positifs de ces derniers sont souvent très subtils et peu apparents. Je me bats depuis des années contre la prescription de tels médicaments : je crains qu'ils n'amènent que peu de bénéfices, alors qu'ils coûtent cher, qu'ils exposent les patients à de possibles effets secondaires et que nous disposons de peu d'informations concernant leur innocuité à long terme. Néanmoins, il m'importe de laisser aux familles le choix d'opter ou non pour ces médicaments.

### LA SÉCURITÉ D'ABORD : « NE PAS NUIRE »

Dans de nombreux cas, bien que les médicaments aient été approuvés par la Food and Drug Administration (FDA), nous n'avons pas de données à long terme relatives à leur innocuité. Des décès ont été rapportés dans des études portant sur la démence vasculaire traitée par le donépézil et la galantamine ; ils ont aussi été signalés chez des patients âgés traités pour leurs symptômes comportementaux par d'autres médicaments, en particulier des neuroleptiques (anti-psychotiques). Il est souvent difficile de savoir si une augmentation apparente du nombre de décès dans une étude pharmacologique représente un écart par rapport au hasard. Après tout, beaucoup de personnes âgées sont enrôlées dans de telles études et un certain nombre d'entre elles mourront, indépendamment de tout effet du médicament. Néanmoins, nous avons désespérément besoin d'un meilleur système de surveillance pour pister les dangers à long terme des médicaments après qu'une substance a été homologuée par la FDA. Nous devons aussi nous concentrer sur le développement de thérapies comportementales pour la prise en charge de l'agressivité et de la dépression que nous observons parfois chez des personnes parvenues aux stades avancés du vieillissement cérébral. Au lieu de bourrer les patients de neuroleptiques et d'antidépresseurs, nous devons commencer à intégrer de nouvelles thérapies humanistes dans notre politique globale de soins : pratiques narratives, musicothérapie, art-thérapie, thérapies avec des animaux et d'autres formes de thérapies dans lesquelles les gens interagissent avec d'autres êtres humains et avec la nature. Trop souvent, nous ne voyons pas l'énorme potentiel de guérison qui existe dans la relation humaine de base ; pourtant, cette relation a été l'intervention la plus efficace dont nos ancêtres ont fait usage pour prendre soin les uns des autres pendant des générations.

En pratique, il est difficile de savoir si l'amélioration initiale rapportée par certaines personnes est due aux médicaments ou à un effet placebo. Quand une personne a pris un médicament pendant un certain temps, il est difficile de le supprimer : même si la substance a peu d'effet, les patients ne veulent pas prendre le risque d'aller plus mal. Dans ma pratique clinique, j'informe les patients et leurs familles des risques et bénéfices potentiels des inhibiteurs de la cholinestérase, mais j'ai récemment décidé de laisser aux médecins traitants le soin de rédiger eux-mêmes les ordonnances.

### Une nation surmédiquée

L'un des problèmes majeurs de notre système de santé actuel est la polymédication. C'est le terme que les gériatres utilisent pour décrire une situation dans laquelle une personne prend de nombreux médicaments qui interagissent les uns avec les autres et produisent des effets négatifs. Il existe même un état dit « état confusionnel iatrogène lié aux médicaments », qui est consécutif à l'accumulation à long terme de médicaments dans le corps d'une personne. *Si vous choisissez de prendre un traitement inhibiteur de la cholinestérase, vous devez être sûr(e) que votre médecin sait quels autres médicaments vous prenez.* Des médicaments tels que les antipsychotiques, les anti-épileptiques, les tranquillisants, les relaxants musculaires (tels que l'alprazolam[8], le clonazépam[9], le diazépam[10] et le triazolam[11]), les traitements des dysfonctionnements de la vessie ou de l'incontinence urinaire (tels que l'oxybutynine[12], la toltérodine[13] et le trospium[14]) et les benzodiazépines (telles que le diazépam[14]) peuvent induire à long terme des symptômes similaires à ceux d'une démence.

Il est préférable qu'un seul médecin coordonne tous les traitements médicamenteux. Les médecins traitants ont tendance à ne pas se laisser impressionner par les effets thérapeutiques des médicaments anti-démence actuellement sur le marché, sentiment que je partage. Les compagnies pharmaceutiques dépensent énormément d'efforts et d'argent pour que des leaders d'opinion comme moi convainquent les médecins de premier recours d'utiliser leurs médicaments. La crédibilité des spécialistes est en jeu : ils doivent défendre leurs patients et ne pas répondre au puissant empire de l'industrie pharmaceutique.

### LES MÉDICAMENTS COÛTENT BIEN TROP CHER

Pourquoi les médicaments coûtent-ils quatre dollars par jour au consommateur ? Pourquoi notre gouvernement ne négocie-t-il pas des prix plus bas via Medicare[15], comme il le fait pour l'Administration des Vétérans[16], par exemple ? La réponse, simple, est que la législation qui fait date – le projet de loi D du système Medicare – a été adoptée par le Congrès en 2003 afin d'éviter que ce soit le cas et s'assurer que les dollars de millions de contribuables soient dépensés pour des médicaments. Que ce projet de loi soit passé au petit matin (peut-être pour que les téléspectateurs du réseau de distribution qui diffuse les débats parlementaires aux Etats-Unis [Cable-Satellite Public Affairs Network ; C-SPAN] ne soient pas devant leurs écrans), en présence de centaines de membres du lobby pharmaceutique (qui, selon certains observateurs, ont écrit l'essentiel du projet) et que bon nombre des principaux politiciens et des membres de leurs équipes qui ont poussé ce projet de loi au travers des étapes du processus législatif aient fini par travailler pour l'industrie pharmaceutique, constitue un déshonneur national. Toutefois, les lois peuvent être modifiées et nous devons encourager nos politiciens à résister à la puissante industrie pharmaceutique au même titre que nous exhortons nos médecins à le faire.

Puisque l'industrie pharmaceutique est censée constituer un excellent exemple du succès du capitalisme global, poussée par le marché compétitif du médicament, pourquoi ne voyons-nous pas plus de compétition dans les prix ? Une concurrence féroce s'exprime dans les négociations à huis clos entre l'industrie et de gros acheteurs tels que les systèmes HMO (Health Management Organisation)[17] et d'autres organisations du même type. Pour mes patients considérés individuellement, qui paient de leur poche, il semble y avoir peu de variations dans les prix des médicaments. Je voudrais voir les prix baisser, grâce à la combinaison d'une réelle concurrence et d'une information plus équilibrée, pour le meilleur ou pour le pire, sur les effets des médicaments à disposition.

Chacun des médicaments approuvés par la FDA coûte approximativement 4 dollars par jour si le patient paie de sa poche, ce qui revient à environ 1 500 dollars par année. Cela représente un coût énorme pour les particuliers, d'autant plus que les effets des inhibiteurs de la cholinestérase (IChE) sont minimes dans la plupart des cas. Je comprends que mes patients ressentent le besoin de recevoir un traitement pour leur maladie, sous forme de médicament ; toutefois, en tant que clinicien qui s'est engagé à diminuer les souffrances humaines, je ne peux plus prescrire avec enthousiasme des médicaments dont je considère qu'ils ne valent pas ce qu'ils coûtent. Je ne pense pas non plus qu'il vaille la peine de gaspiller tant de temps à parler des médicaments aux patients et à leurs familles, alors qu'il existe des sujets plus importants à aborder dans le petit laps de temps, précieux, que nous passons ensemble.

## LE PETIT DERNIER DES MÉDICAMENTS

L'adjonction plus récente de la mémantine (Namenda)[18] à la liste des médicaments approuvés par la FDA a initialement généré de l'excitation et de l'espoir, en partie parce que cette substance agit par un mécanisme différent de celui des inhibiteurs de la cholinestérase. L'action de la mémantine entraîne l'inhibition du glutamate, un des neurotransmetteurs les plus omniprésents dans la cortex cérébral et dans le système nerveux en général. La fonction habituelle du glutamate, qui est un acide aminé (neurotransmetteur) excitateur, consiste à stimuler les neurones pour qu'ils libèrent plus fréquemment des décharges électriques. A Johns Hopkins, j'ai étudié le rôle du glutamate dans la cognition et j'ai tenté d'évaluer ses récepteurs dans le cerveau humain. On sait qu'un niveau trop faible d'acétylcholine a clairement des conséquences néfastes sur l'attention et la mémoire, alors que des taux plus élevés peuvent améliorer la cognition, mais la situation est plus confuse en ce qui concerne le glutamate. Des recherches expérimentales menées chez l'animal ont montré que les neurones peuvent mourir si les récepteurs au glutamate sont surstimulés par l'abondance de ce dernier. Ces recherches, rappelez-vous du chapitre 2, reposent sur l'hypothèse excitatrice.

Une nouvelle histoire a ainsi émergé, soutenant que la mort neuronale observée dans diverses maladies dégénératives dont la maladie d'Alzheimer et la chorée de Huntington, survient du fait que les cellules nerveuses sont tellement stimulées qu'elles en meurent : elles sont court-circuitées en raison de la surabondance d'activité glutaminergique. La mémantine agit comme un antagoniste des récepteurs au glutamate, qui bloque les effets du glutamate. Ainsi, les compagnies qui fabriquent la mémantine font la promotion de leur produit en faisant croire aux médecins que leur médicament ralentit la progression biologique de la maladie, en prévenant la mort cellulaire. Toutefois, derrière ce baratin promotionnel, il n'y a pas de données cliniques démontrant cet effet.

La mémantine a des effets secondaires, qui sont habituellement gérables, mais qui peuvent inclure des maux de tête, de la constipation, des vertiges et de l'agitation. En dépit de ses promesses, la mémantine ne semble pas apporter une amélioration significative par rapport aux inhibiteurs de la cholinestérase (IChE). Je ne voudrais pas dissuader mes patients de l'essayer, mais je m'assurerais bien qu'ils n'en espèrent pas une récupération miraculeuse.

De manière intéressante, en 2006, l'Institut National pour la Santé et l'Excellence Clinique (National Institute for Health and Clinical Excellence ; NICE) du Royaume-Uni a recommandé que la mémantine ne soit remboursée par le gouvernement britannique chez aucun patient souffrant de maladie d'Alzheimer. Et les inhibiteurs de la cholinestérase n'ont été approuvés que pour les personnes présentant une forme modérée de la maladie. Bien que ce soit une décision controversée, elle traduit une tentative systématique du gouvernement anglais de décider quels médicaments méritent réellement d'être payés par les contribuables. Les raisons pour lesquelles la mémantine n'a pas été approuvée en Grande-Bretagne sont complexes, mais elles sont apparemment liées au manque de consistance des résultats obtenus lors des essais thérapeutiques et aux effets limités du médicament[19].

## Y A-T-IL DE L'ESPOIR POUR DE FUTURS MÉDICAMENTS CHOLINERGIQUES ?

L'histoire des médicaments cholinergiques n'est nullement terminée. Bien que les bénéfices des médicaments actuels ne soient pas ceux que nous avions escomptés, il pourrait y avoir d'autres moyens d'accroître pharmacologiquement le fonctionnement du système du télencéphale basal qui, vous vous en souvenez peut-être depuis le chapitre 2, projette ses axones à travers le cerveau et distribue l'acétylcholine dans diverses régions cérébrales, y compris l'hippocampe.

Etonnamment, une voie de recherche prometteuse implique l'un des produits les plus mortels jamais utilisés par les êtres humains : le tabac. L'un des ingrédients actifs du tabac est la nicotine qui, comme tout fumeur vous le dira, stimule immédiatement la cognition. Cette augmentation de l'éveil et de l'attention pourrait être liée à la présence de divers sous-types de récepteurs cholinergiques nicotiniques dans les synapses neuronales de nos cerveaux, récepteurs qui sont stimulés par des composants tels que la nicotine et l'acétylcholine. Lorsqu'ils sont stimulés, les récepteurs nicotiniques permettent que des ions passent dans le neurone, provoquant la décharge de certaines populations cellulaires qui nous

### Mon histoire avec les récepteurs nicotiniques

Dans les années 1980, lorsque mes collègues et moi-même avons décrit la perte cellulaire survenant dans le télencéphale basal cholinergique, je commençais à travailler en tant que chercheur universitaire dans le département de neurosciences fondamentales de Johns Hopkins pour explorer les récepteurs aux neurotransmetteurs et la manière de les mesurer. L'acétylcholine se lie à deux grandes classes principales de récepteurs cholinergiques – les récepteurs muscariniques et nicotiniques – ainsi nommés en raison des substances qui se lient à eux de manière particulièrement forte. La plupart des autres chercheurs ont examiné les récepteurs muscariniques, car ils étaient plus fréquents dans le système nerveux central et plus faciles à mesurer. Nous étions les premiers à montrer que les récepteurs nicotiniques étaient les plus touchés dans la maladie d'Alzheimer et dans les démences cholinergiques apparentées, alors que les récepteurs muscariniques ne semblaient pas subir beaucoup de modifications. Ceci nous a incités à examiner les substances susceptibles de stimuler les récepteurs nicotiniques.

maintiennent en état de plus grande vigilance. Les réponses nicotiniques ont tendance à être déclenchées rapidement, elles sont brèves et de nature excitatrice, mais la nicotine elle-même est addictive. Néanmoins, cette action de stimulation offre une base biologique au développement de médicaments susceptibles d'agir sélectivement sur certains types de sites récepteurs nicotiniques, apportant potentiellement les bénéfices d'une amélioration cognitive sans les problèmes de santé et d'addiction associés à la nicotine du tabac.

Comprendre comment les médicaments pourraient fonctionner requiert que l'on regarde de plus près les sites récepteurs nicotiniques. Situés dans les synapses de nos neurones, les récepteurs nicotiniques sont composés de cinq sous-unités, des « voies d'entrée » polypeptidiques, arrangées de manière circulaire dans un canal ionique. Lorsqu'ils sont stimulés, ils permettent à des ions de voyager au travers des « voies d'entrée », de l'extérieur à l'intérieur de la cellule, conduisant alors cette dernière à « décharger » son message et à activer d'autres cellules. Deux sous-types de récepteurs nicotiniques sont appelés alpha 4/bêta 2 et alpha 7, selon les protéines qui constituent le cercle à cinq unités. Du fait de leur association avec l'activité cognitive, il pourrait être important de les stimuler par des médicaments. De manière très parlante, ces sous-types de récepteurs nicotiniques se trouvent dans l'hippocampe, une structure dont nous connaissons l'importance pour la mémoire. L'un des mes derniers mandats de consultant pour l'industrie pharmaceutique provenait d'une compagnie nommée Targacept (une compagnie née de la R.J. Reynolds Tobacco Company), qui développe actuellement des médicaments destinés à cibler des sous-types de récepteurs nicotiniques. Pour le moment, ils ont plusieurs substances susceptibles d'apporter un bénéfice symptomatique plus important aux patients avec maladie d'Alzheimer et états apparentés, par une action sur les récepteurs nicotiniques.

### LES RÉCEPTEURS NICOTINIQUES, ICI, LÀ ET PARTOUT

Les récepteurs nicotiniques ne se trouvent pas que dans le cerveau, ils sont aussi présents dans de nombreux tissus, notamment dans le système nerveux autonome et les jonctions neuromusculaires. La présence de ces sites récepteurs partout dans notre corps explique pourquoi certaines morsures de serpent sont si mortelles. Le venin que le serpent libère pénètre dans notre corps et se lie très rapidement aux sites récepteurs nicotiniques, ce qui bloque l'activité cellulaire et provoque une paralysie. L'antivenin est un anticorps qui va aller chercher et se lier à la protéine toxique du venin, protégeant ainsi les sites récepteurs d'un blocage.

Bien que les morsures de serpent puissent s'avérer mortelles, les humains ont, de manière similaire, appris à manipuler les récepteurs nicotiniques, mais à leur avantage. Certains analgésiques, appelés familièrement calmants, fonctionnent en se liant aux récepteurs nicotiniques, nous soulageant de l'expérience de la douleur.

Au fil des années, j'ai travaillé avec des collègues universitaires et avec différentes compagnies pharmaceutiques pour essayer de comprendre, développer et évaluer divers autres composés, qui pourraient stimuler sans risque les récepteurs nicotiniques, mais sans engendrer d'addiction. Quand j'étais à Johns Hopkins, dans les années 1980, une des premières études pharmacologiques que j'ai menées sur la maladie d'Alzheimer s'est faite avec des chewing-gums Nicorette, un des produits initialement utilisés pour faciliter l'arrêt du tabac, dont l'ingrédient actif est la nicotine. Toutefois, il était difficile d'obtenir des patients qu'ils mâchent suffisamment de chewing-gums (lesquels avaient un goût horrible) et d'être sûr qu'ils parvenaient ainsi à des taux adéquats de nicotine. Cette étude n'a pas été un énorme succès, mais certaines compagnies pharmaceutiques ont pris notre recherche nicotinique au sérieux et ont cherché à adapter leurs propres approches.

Au cours des années 1990, j'ai visité le gigantesque Institut National Japonais du Tabac (National Japanese Tobacco Institute), qui comprenait une division pharmaceutique. Je suis aussi devenu membre du groupe de consultants au plus haut niveau d'Abbott Pharmaceuticals. Abbott avait développé un composé nommé ABT-418, qui se liait aux récepteurs nicotiniques et était administré à des patients avec maladie d'Alzheimer au moyen d'un « patch ». Quelques données initiales montraient que les patients s'amélioraient quelque peu à des tâches de mémoire, mais pour diverses raisons, notamment de risques pour la santé et autres, cette substance n'a pas été développée plus avant.

A la fin des années 1990, j'ai travaillé avec le Professeur Jerry Yesavage et son équipe à l'Université de Stanford sur un essai clinique contrôlé, randomisé et en double aveugle, qui évaluait les effets du donépézil (Jerry Yesavage étudiait également les effets de la nicotine et d'autres substances) sur des pilotes d'avion, dont l'âge moyen était de 53 ans. Plutôt que d'observer leur comportement en vol réel, nous avons étudié ces pilotes dans un simulateur de vol. Dans ces conditions, Jerry pouvait simuler des situations d'urgence et d'autres situations difficiles. Fait remarquable, mais peut-être pas si surprenant dans la mesure où nous perdons tous certaines cellules cholinergiques quand nous vieillissons, les pilotes qui recevaient l'inhibiteur de cholinestérase plutôt que le placebo réussissaient mieux leur atterrissage dans des conditions difficiles et géraient mieux les urgences[20]. Des études de ce type suggèrent que les substances cholinomimétiques jouent un rôle dans l'amélioration de la cognition, non seulement chez les personnes âgées, mais aussi chez les autres, peut-être même celles qui n'ont pas atteint la cinquantaine et qui sont confrontées à des situations exigeantes.

Certains émettent l'hypothèse que les substances nicotiniques pourraient même, au-delà d'une amélioration de la cognition, prévenir les dommages cérébraux associés à l'âge. Des chercheurs, dont mon ami le Professeur Shun Shimohama à Kyoto, ont mené des expériences dans lesquelles de la nicotine a été ajoutée à des boîtes de Petri contenant des cellules nerveuses et diverses substances toxiques présentes dans le cerveau et censées tuer les cellules nerveuses, telles que la protéine bêta-amyloïde et des acides aminés excitateurs comme le glutamate. Etonnamment, la nicotine semble minimiser les dommages cellulaires et apporter un effet protecteur. Des études épidémiologiques ont montré que l'on pourrait accorder un certain crédit à cet effet protecteur dans la population humaine, car il a été souvent observé que les fumeurs présentaient des taux plus bas de maladies neurodégénératives comme la maladie de

Parkinson. Certaines études anciennes ont également aussi suggéré l'existence d'un effet « protecteur » contre la maladie d'Alzheimer, mais des études ultérieures, mieux conçues, ont montré le contraire : une consommation plus élevée de tabac est associée à un taux plus élevé de démence[21].

En définitive, bien que je garde un certain espoir par rapport à des substances agissant sur les récepteurs nicotiniques, je dois souligner que le potentiel de ces composés est limité. Il est possible que, un jour, les médicaments cholinergiques acquièrent une meilleure capacité à améliorer les symptômes, mais, à mon avis, il est moins probable que l'on aboutisse à des effets importants, susceptibles de transformer la maladie. *Je dois aussi réaffirmer que les lecteurs ne devraient pas commencer à fumer ou à mâcher des chewing-gums à la nicotine afin d'obtenir une amélioration cognitive ! La petite stimulation obtenue par les fumeurs est dérisoire au regard des risques majeurs de santé qui accompagnent chaque inhalation d'une fumée aux composantes cancérigènes.*

## PRENDRE OU NON L'OPTION DES PILULES

Je suis sûr que beaucoup d'entre vous se demandent comment au juste se frayer son chemin dans la jungle des médicaments et si d'autres médicaments ou des plantes peuvent apporter des bénéfices similaires, à moindre coût financier et avec moins de risques d'effets secondaires. Comme j'ai contribué au développement des inhibiteurs de la cholinestérase, je suis déçu de voir que les traitements n'ont pas marché comme nous l'espérions. Nous avons des médicaments approuvés par la Food and Drug Administration, mais ils ne contribuent pas suffisamment à la qualité de vie pour justifier que je les utilise avec mes patients à tout bout de champ. J'en suis arrivé à cette conclusion : *il est plus important de réduire l'accent mis sur le rôle des médicaments dans la prise en charge du vieillissement cérébral et de se focaliser sur d'autres formes d'interventions, non médicales et humanistes, destinées à promouvoir la qualité de vie.* C'est finalement une décision que la famille doit prendre en s'en remettant à son jugement personnel. Pour certaines personnes, les inhibiteurs de la cholinestérase ont montré un relatif bénéfice alors que, pour d'autres, les effets sont inexistants, voire néfastes. En pratique, bon nombre des effets positifs que nous observons sont probablement dus à des effets placebo – et les placebos sont bien moins coûteux.

Gary Naglie, un gériatre canadien, a récemment fait une revue de l'ensemble des études médicamenteuses réalisées sur les inhibiteurs de la cholinestérase (IChE) et n'en a trouvé que quatre sur quatre-vingt-dix dans lesquelles la qualité de vie était évaluée directement. Aucun résultat positif n'a été trouvé. Toutefois, il est de plus en plus clair que certaines interventions psychosociales apportent une amélioration de la qualité de vie, notamment des programmes d'activité physique, ainsi que la formation de coordinateurs de soins intégrés à la communauté[22]. Une fois encore, il faut souligner que les humains sont en mesure de recevoir des soins les uns des autres et pas seulement des traitements à base de médicaments. Nos démarches de traitement devraient refléter cette réalité.

## LA QUALITÉ DE VIE ET COMMENT L'INDUSTRIE PHARMACEUTIQUE PEUT APPORTER SON AIDE

En novembre 2006, nous avons tenu à Cleveland une conférence internationale intitulée « Réflexions sur 100 ans de maladie d'Alzheimer : l'impact global sur la qualité de vie[23] ». L'objectif d'aboutir à une meilleure qualité de vie pour nos aînés – plutôt que de produire un remède – a été le fil rouge de cet événement de deux jours, auquel des personnes de diverses compagnies pharmaceutiques nationales et internationales ont participé.

J'ai été particulièrement heureux que la compagnie pharmaceutique japonaise Eisai se soit fait représenter par un de ses cadres supérieurs. Eisai a développé le donépézil et leur devise d'entreprise est « HHC » (Human Health Care). En conséquence, cette entreprise a soutenu de nombreux projets intégrant des aspects psychosociaux en complément à leurs innovations biologiques, ce qui est louable.

Naturellement, on peut se demander comment l'industrie pharmaceutique pourrait, à l'avenir, améliorer son implication dans la qualité de vie et dans l'évaluation de cet aspect du fonctionnement de la personne. Une réponse se trouve dans le récit. Créer ce vaste patchwork que représentent nos expériences, nos émotions, notre état physique, mental et spirituel, et les synthétiser sous la notion cumulative de « qualité de vie » exige que nous racontions des histoires détaillées sur nous-mêmes. Si les chercheurs cliniciens et les compagnies pharmaceutiques ont un intérêt réel pour le rôle que jouent les interventions pharmacologiques dans l'amélioration du bien-être individuel, ils doivent être à l'écoute des histoires de vie relatées par ceux qui recourent à des produits pharmaceutiques. Nous avons dès à présent à notre disposition un outil pouvant faciliter l'échange de récits personnels et d'informations liées à la qualité de vie : l'Internet.

### INTERNET

Il existe déjà des organisations, telles que le Réseau International de Défense et de Soutien des Personnes souffrant de Démence (Dementia Advocacy and Support Network International ; DASNI), qui mettent à disposition un espace de discussion en ligne pour les personnes touchées par la démence. Visitez leur site à cette adresse : http://www.dasninternational.org

A l'avenir, des projets d'évaluation pourraient atteindre leurs clients en leur offrant des espaces de discussion, qui leur permettraient de raconter en détail leurs expériences avec les médicaments. Des analyses de contenu pourraient être réalisées par des ordinateurs pour chercher les mots et les thèmes communs, ce qui pourrait contribuer à tirer des conclusions plus générales sur la qualité de vie apportée par un médicament spécifique. On pourrait imaginer que les entreprises pharmaceutiques jouent un rôle dans ce processus, ce qui n'irait toutefois pas sans soulever de considérables problèmes éthiques.

Si une telle évaluation de l'efficacité de futurs médicaments pouvait fonctionner, elle serait à la fois extrêmement *personnelle* – en ce que les compagnies pharmaceutiques engageraient les consommateurs dans des relations très intimes – et *globale* – car suivre la trajectoire des histoires individuelles pourrait refléter les tendances plus générales des consommateurs. Cela pourrait aider les compagnies pharmaceutiques à vendre plus de médicaments, mais, plus important encore, des médicaments plus efficaces. Inutile de dire que les compagnies pharmaceutiques qui prêteront le plus d'attention aux mots et aux histoires de leurs consommateurs et qui adapteront leurs produits en fonction des demandes formulées obtiendront un avantage compétitif sensible sur les autres compagnies. C'est ce que devrait être la *véritable* signification de la médecine personnalisée.

Les bénéfices d'une évaluation en ligne détaillée de la qualité de vie ne se traduiront pas qu'en dividendes aux actionnaires des compagnies pharmaceutiques. En créant un espace de partage des histoires, Internet donne également le pouvoir aux consommateurs de faire entendre leurs opinions et d'unir leurs protestations contre des médicaments inefficaces. Les voix amplifiées de ces consommateurs inciteront l'industrie pharmaceutique à rester constamment à l'écoute des expériences subjectives vécues par ses clients avec les médicaments et à continuer de mettre sur le marché des traitements novateurs qui améliorent la qualité de vie. La mainmise que les compagnies pharmaceutiques ont pour l'heure sur les consommateurs s'en trouverait relâchée et un grand nombre de patients et de proches aidants pourraient se mobiliser contre la suffisance et les fanfaronnades mensongères d'une industrie pharmaceutique qui tarde à élaborer des produits innovants tels que les inhibiteurs de la cholinestérase (IChE), mais est prompte à les commercialiser auprès des consommateurs et des médecins.

## ÉVALUER LES « DÉCOUVERTES CAPITALES »

Dans une édition du 18 juin 1990, le magazine *Time* titrait « NOUVEL ESPOIR POUR LES VICTIMES DE LA MALADIE D'ALZHEIMER ». L'article rapportait qu'« il serait bientôt possible d'identifier la maladie d'Alzheimer plus précocement et plus fidèlement » et ajoutait que « la maladie d'Alzheimer semblait être en train de céder à un traitement ». Comme ces deux prédictions se sont avérées inexactes au cours des deux dernières décennies, cet article nous transmet une leçon essentielle : *nous devons apprendre à lire attentivement ce que rapportent les médias, de manière à ne pas être séduits par de faux espoirs*.

Il existe quantité d'histoires médicales, dans tous les types de médias, qui indiquent qu'une découverte capitale est toute proche. Les promesses outrancières qui font les gros titres et qui paraissent dans les journaux du soir peuvent être grandiloquentes et réconfortantes, mais nous devons les lire avec circonspection et apprendre à séparer les informations pertinentes des niaiseries. Voici quelques trucs pour se protéger contre les faux espoirs :

### Utilisez votre tête lorsque vous lisez les gros titres

La première leçon consiste à se protéger contre la tromperie des gros titres sensationnalistes. Si quelque chose semble trop beau pour être vrai, c'est qu'il en est probablement ainsi. Deuxièmement, les lecteurs devraient veiller à regarder au-delà du langage simpliste des gros titres et

### ÉVALUER LES « DÉCOUVERTES » QUI FONT LES GROS TITRES

Des études épidémiologiques ont suggéré que l'emploi d'anti-inflammatoires non stéroïdiens (AINS), incluant l'ibuprofène, le naproxène et l'indométhacine, pouvait réduire le risque de maladie d'Alzheimer, mais les essais cliniques menés chez l'être humain ne se sont pas avérés bénéfiques. En fait, il a été montré que les AINS étaient à l'origine d'hémorragies gastro-intestinales, ainsi que d'une toxicité hépatique et rénale, ce qui a limité leur utilisation chez les personnes âgées.

De même, une autre information populaire a rapporté que les thérapies œstrogéniques protégeaient le cerveau et ralentissaient l'évolution de la maladie d'Alzheimer. Une fois encore, la plupart des études cliniques ont montré que le recours aux œstrogènes pour le traitement de la maladie d'Alzheimer est inefficace ; de surcroît, un lien a été établi entre la thérapie œstrogénique et le cancer du sein. Une étude à grande échelle a montré que les femmes qui prenaient des œstrogènes, seuls ou en association avec un progestatif de synthèse, présentaient en fait un risque accru de développer une démence.

Une autre possibilité qui a été évoquée est que la prise de statines – des substances normalement prescrites pour aider à contrôler le taux de cholestérol – réduise le risque de maladie d'Alzheimer. Plusieurs études chez l'être humain sont en cours, mais, à ce jour, aucune n'a montré d'effets systématiques. Les statines peuvent par contre occasionner d'importants dommages musculaires.

à bien lire le corps du texte, dans lequel des qualificatifs sont souvent utilisés pour décrire la découverte. Par exemple, dans une édition de *Newsweek* de l'été 2005, un article intitulé « 7 FAÇONS DE SAUVER UN CERVEAU » prétendait que « alors que les traitements actuels ne ralentissent pas le processus pathologique sous-jacent… des chercheurs testent maintenant une panoplie de nouvelles thérapies *destinées* précisément à faire cela ». Il rapportait également que « de meilleurs traitements *pourraient* aider les patients… à éviter l'institutionnalisation » et que de tels traitements « *étaient en train de devenir* de réelles possibilités ». Ces qualificatifs importants, que j'ai mis en italique, peuvent facilement être omis, tandis que le gros titre, terriblement attrayant, évoque l'existence de traitements pour la maladie d'Alzheimer et joue sur notre envie d'espérer. Mais les mots présents dans le corps de cet article changent la signification du titre et démentent l'espoir irréaliste suggérant que l'on peut échapper au vieillissement cérébral.

### Connaître la formation de ceux qui affirment l'existence de « découvertes capitales »

Lorsque vous lisez de telles histoires, faites bien attention à leur source et voyez si vous pouvez faire confiance à l'agence de presse pour l'exactitude de son reportage ou si elle a la réputation de verser dans le sensationnalisme. Il est également important de connaître la formation des experts cités. Souvenez-vous que la carrière des chercheurs et les subventions qu'ils reçoivent sont étroitement liées aux travaux qu'ils réalisent et qu'il est peu probable qu'ils rendent compte de leurs progrès avec modestie. L'une des plus grosses erreurs commises par les deux personnages de la pièce *En attendant Godot* était de placer une confiance absolue en un homme dont ils ne connaissaient aucunement les motivations. Ne commettez pas la même erreur. Efforcez-vous toujours d'en savoir le plus possible sur les personnes qui vous font des promesses.

### Des souris et des hommes[24] : évaluer les modèles animaux

Il est également révélateur d'examiner comment un article décrit les résultats suggérant l'efficacité d'un médicament. Est-ce une étude chez l'animal, une étude épidémiologique en population générale ou une étude contrôlée randomisée chez l'être humain ? Dans de nombreuses études, les substances sont testées sur des animaux – le plus souvent des souris qui ont été génétiquement modifiées pour produire en excès la protéine bêta-amyloïde (BAP) observée dans la maladie d'Alzheimer. Le problème de ces études, c'est que les modèles animaux ne suffisent pas pour étudier les maladies humaines : le cerveau d'une souris est bien moins complexe qu'un cerveau humain et comme les animaux transgéniques ne font qu'imiter une charge élevée de BAP (et parfois, mais pas toujours, de dégénérescences neurofibrillaires), ils forment un cadre de référence insuffisant pour les êtres humains. Du fait de ces différences et du fossé qui existe au plan anatomique entre les souris et les hommes, vous ne devez pas prendre pour argent comptant même les rapports les mieux élaborés que vous lisez dans des articles de journaux.

### Ne vous laissez pas séduire par les solutions simples

Assez souvent, on vous racontera qu'il existe des données épidémiologiques ayant montré que certains traitements, régimes alimentaires ou styles de vie semblent abaisser les taux de prévalence de démence dans les populations d'une région, d'un groupe ethnique ou d'un genre particulier. De telles études peuvent être encourageantes, mais, généralement, elles ne prouvent rien de manière définitive ou ne font pas la preuve de résultats suffisamment significatifs pour changer notre pratique clinique. Les études de populations omettent souvent les variations individuelles et peuvent être biaisées par des facteurs confondants, même si des efforts sont faits pour corriger ces biais. Par exemple, les chiffres semblent indiquer une prévalence moindre de démence dans certaines cultures indo-asiatiques ; plusieurs chercheurs ont donc tenté d'établir un lien direct entre cette incidence basse de démence et des variables telles que l'alimentation. Le régime alimentaire est sans aucun doute un aspect important de la prévention, mais il existe une infinité d'autres facteurs – par exemple, génétiques et socio-économiques – qui contribuent au vieillissement cérébral, ce qui obscurcit la corrélation simpliste établie avec l'alimentation indo-asiatique et tout composant spécifique de cette alimentation.

**Cherchez le soi-disant « étalon-or » des études contrôlées randomisées**

Pour qu'elle soit susceptible d'affecter les pratiques, une découverte scientifique dans la maladie d'Alzheimer nécessiterait qu'une étude contrôlée randomisée (ECR), menée chez les sujets humains, démontre qu'un traitement est plus efficace qu'un placebo. Dans une ECR, des participants consentants sont répartis aléatoirement en deux groupes ou plus, des groupes traités et un groupe de contrôle. Les premiers reçoivent un traitement expérimental et le groupe de contrôle reçoit un placebo. Les études les mieux conçues sont dites en double-aveugle. Ce qui signifie que, pour toute la durée de l'étude, tous les participants et tous les investigateurs impliqués dans l'étude ignorent à quel groupe appartient la personne recevant le traitement (ils sont « aveugles »). La répartition aléatoire des patients à l'un des groupes et le suivi de leur évolution au fil du temps augmente la probabilité que toute différence mesurable entre les groupes puisse être attribuée de manière causale au traitement. Si vous tombez sur une étude qui ne respecte pas cette méthode, vous devez l'examiner avec la plus grande prudence et la considérer comme exploratoire, sans plus. De ce fait, les scientifiques font souvent référence aux études ECR comme à l'« étalon-or » de la recherche.

Dans l'éventualité où vous vous trouveriez face à des études ECR solides sur le plan scientifique, dont les résultats sont positifs et semblent apporter quelque espoir, vous devez toujours rester prudent. Les tailles des effets sont souvent petites et montées en épingle par les auteurs, surtout dans les études soutenues par les entreprises pharmaceutiques. Dans de nombreux cas, les placebos conduisent à des améliorations, parfois davantage que les traitements biologiquement actifs. De plus, les effets secondaires ne sont souvent pas rapportés de façon détaillée et les études ne sont pas suffisamment longues pour permettre d'établir l'innocuité à long terme. De surcroît, les personnes qui participent aux études ECR sont souvent sélectionnées pour être en meilleure santé ou pour s'inscrire dans une catégorie diagnostique clairement définie. Le résultat de ce biais de sélection est que des médicaments qui sont efficaces dans ces groupes très sélectionnés peuvent ne plus l'être dans des échantillons plus importants, issus de la population générale, dans lesquels les personnes peuvent avoir des comorbidités (des maladies ou troubles supplémentaires) ou peuvent suivre moins correctement les prescriptions d'utilisation du médicament (elles sont moins compliantes).

### Ne laissez pas l'espoir devenir de l'emballement

Enfin, soyez conscients de vos propres biais et tendances lorsque vous lisez une histoire. Notre intérêt à tous est aiguillonné par des gros titres tels que « NOUVEL ESPOIR POUR LES VICTIMES DE LA MALADIE D'ALZHEIMER ». Etes-vous enclin à faire confiance à l'information parce qu'elle semble fondée et logique ou parce que vous voulez y croire ? Lisez attentivement. Un examen minutieux du trop grand nombre d'histoires sur la maladie d'Alzheimer peut vous aider à vous tenir au courant des avancées récentes et à garder un certain optimisme, sans échafauder des attentes irréalistes ni de faux espoirs. Le secret consiste à lire attentivement et à n'accorder votre confiance que de manière très limitée.

## ENVISAGER LES MÉDECINES PARALLÈLES OU DOUCES

Pendant des millénaires, de nombreuses personnes dans le monde ont été dépendantes des médecines dites parallèles et douces (MPD) pour leurs soins de premier recours. En Occident, le marché des soins a subi de profondes mutations au cours des dernières décennies, permettant aux Occidentaux d'avoir davantage accès à des thérapies anciennes non conventionnelles. Un vaste champ de traitements alternatifs, incluant des régimes alimentaires, des produits nutritifs, des suppléments à base de plantes et d'autres interventions apportent des options thérapeutiques. Les MPD ont un tel succès qu'en 2006, le *New York Times* rapportait que quarante-huit pour-cent des adultes aux Etats-Unis avaient recouru au moins une fois à la médecine parallèle ou douce au cours de l'année 2004. Les gens dépensent chaque année des milliards de dollars, car souvent les assurances maladie ne couvrent pas ces approches non conventionnelles.

Les gens commencent à réaliser que le modèle biomédical occidental néglige des aspects fondamentaux des processus de guérison, à savoir ses aspects narratifs et relationnels. Lorsque les patients voient de près les insuffisances de la médecine occidentale – une erreur de diagnostic, un médicament avec des effets secondaires indésirables, une intervention chirurgicale bâclée ou même un médecin dédaigneux – beaucoup sortent de cette expérience désabusés. Les approches non conventionnelles offrent aux gens la promesse de soins personnalisés, de consultations qui ne se font pas dans l'urgence, l'absence d'effets secondaires liés à la prise de médicaments et la possibilité de non seulement se sentir mieux sur le plan physique, mais aussi de se ressourcer sur le plan spirituel.

Toutefois, ces traitements peuvent aussi avoir des effets néfastes pour le corps et le portefeuille ; beaucoup de personnes expriment, à juste titre, leur scepticisme à l'égard des MPD du fait qu'elles ne rendent pas formellement compte de leur efficacité comme le fait la médecine occidentale. Le meilleur conseil pour choisir un traitement de MPD consiste vraiment à se comporter en consommateur avisé et à connaître tant le type de traitement que la personne qui le fournit avant de s'y soumettre.

En dépit de chiffres d'affaires en plein essor et d'une popularité croissante dans les pays occidentaux, les approches des MPD restent controversées du fait de préoccupations liées à leur efficacité, à leur innocuité et à leur coût. De nombreux médecins occidentaux ignorent ou même ridiculisent les approches parallèles en raison du manque d'études systématiques les concernant (notamment d'essais cliniques contrôlés et randomisés [ECR] qui sont la marque du développement d'un médicament). Les interventions thérapeutiques traditionnelles sont complexes et hautement subjectives, ce qui complique l'évaluation de la nature de leurs effets. En Occident, nous avons tendance à nous fier aux données objectives des ECR, mais, dans la plupart des cas, de telles données n'existent pas pour les MPD. Bien qu'un scepticisme salutaire soit nécessaire, il est déraisonnable d'adopter une position de dédain catégorique à l'encontre des MPD. Les médecins ont le devoir d'être au courant des autres moyens que leurs patients utilisent pour traiter leurs symptômes et devraient s'intéresser à ce que les MPD peuvent nous apprendre quant aux nombreux aspects de la guérison, y compris le pouvoir de la foi et des croyances spirituelles.

## INTÉGRER LES MPD DANS LES SOINS OCCIDENTAUX

Nombreux sont ceux, moi compris, qui pensent que les MPD et la médecine occidentale peuvent coexister. J'ai tendance à préférer l'expression « médecine intégrative[25] » plutôt que MPD et j'ai dirigé pendant 10 ans le Bureau des Etudes Intégratives (Office of Integrative Studies) à l'Université de Case Western Reserve. En ce qui concerne le domaine académique, les études intégratives impliquent une transdisciplinarité : une recherche de synthèse et pas uniquement des approches réductrices. Pour ce qui est des soins de santé, le terme d'intégration met au défi toutes les approches de fournir une prise en charge globale aux patients. Les approches classiques de la médecine moderne constituent la base de nos soins, mais nous pouvons y ajouter les forces des approches non conventionnelles et intégrer le pouvoir de la spiritualité que tant de patients amènent dans le processus de guérison. La médecine scientifique a tendance à vouloir entrer en guerre contre la nature, tandis que les approches intégratives sont plus écologiques et considèrent que les êtres humains font partie de la nature plutôt que d'en être, d'une manière ou d'une autre, séparés.

### THÉRAPIE VISUELLE

J'ai des amis en Californie, Bonnie et David Bell, qui créent des mandalas, des collages générés par ordinateur et composés d'objets de la nature, qui servent de source de contemplation. Les mandalas se présentent sous différentes formes, ils sont le plus souvent ronds avec des quadrants symétriques. Les mandalas des Bell sont des images complexes qui ressemblent à ce que l'on voit lorsque l'on regarde dans un kaléidoscope. Bonnie et David m'ont fait un mandala personnalisé, que j'ai appelé « Bioéthique profonde » et qui est constitué pour l'essentiel d'un panachage de cailloux que j'ai ramassés de par le monde. Bonnie a aussi créé une image pour sa mère, qui a quelques troubles de mémoire, et l'a associée à une musique apaisante, ce qui l'aide à être moins anxieuse. On peut parfaitement concevoir que des mandalas puissent apporter un bénéfice thérapeutique, en particulier chez les personnes se trouvant à des stades de démence avancés, et qui présentent souvent des problèmes d'agitation. Vous pouvez en apprendre plus sur les mandalas sur le site suivant : www.gaiastarworld.com/index.html

Dans ma propre pratique, je suis ouvert aux conceptions générales de la santé et de la guérison qui sont manifestes dans de nombreuses approches intégratives. La médecine non occidentale a tendance à être moins microscopique, plus écologique, plus soucieuse de l'influence de la nature sur la guérison humaine et des relations complexes entre les éléments qui contribuent à la maladie et à la souffrance. Les médecines intégratives se centrent davantage sur la responsabilité qu'a le patient de devenir et de rester en bonne santé, et sur la prévention et le maintien de la santé plutôt que sur le traitement exclusif de la maladie. De nombreuses traditions non conventionnelles enseignent que la santé se produit dans le contexte d'une communauté. Elles insistent sur la relation dynamique qui existe entre l'individu, le soignant et la communauté, relation qui est fondamentale pour que se développe un sentiment de lien et d'appartenance qui favorise la santé de l'individu et celle de la communauté.

### MÉFIEZ-VOUS DES BONIMENTEURS

Le Département de la Santé et des Services Sociaux des Etats-Unis (the U.S. Department of Health and Human Services) donne ce conseil aux personnes faisant face à une affection démentielle, avec lequel je suis tout à fait en accord : « La maladie d'Alzheimer étant une affection si dévastatrice, les proches aidants et les patients pourraient être tentés pas des traitements, des suppléments alimentaires ou des stratégies de prévention non testés, non fondés, non scientifiques. Avant d'essayer des pilules, ou quoi que ce soit d'autre, qui promettent de prévenir le développement de la maladie d'Alzheimer, les gens devraient être prudents et en parler d'abord avec leur médecin. De tels achats peuvent s'avérer risqués ou dispendieux. Ils peuvent même interférer avec d'autres traitements médicamenteux prescrits[26]. » Vous n'avez pas besoin d'obtenir l'approbation estampillée de votre médecin pour toutes les décisions que vous prenez en lien avec votre santé, mais, si vous avez une bonne relation avec lui, cela vaut toujours la peine de lui poser la question.

## L'homéopathie

Le principe de base de l'homéopathie est que des quantités minuscules de substances naturelles actives, souvent à l'origine de médicaments synthétiques produits par les compagnies pharmaceutiques, peuvent être diluées dans de l'eau pour traiter divers problèmes. Les homéopathes soutiennent que l'eau garde la mémoire de l'essence vitale de la plante ou du minéral, d'où le pouvoir thérapeutique de la solution. De nombreux détracteurs ont exprimé leur incrédulité, au motif que des substances aussi diluées ne peuvent pas avoir d'effets physiologiques profonds et que tout résultat positif est certainement dû à l'effet placebo. Mais une partie de l'attrait de l'homéopathie réside dans le fait que ses remèdes sont centrés sur le patient et adaptés à l'individu. Un homéopathe n'évaluera pas uniquement la cause physique de la maladie, mais aussi l'état émotionnel du patient, sa personnalité et son tempérament, avant de décider quel remède ou quelle combinaison de substances utiliser. Beaucoup de personnes travaillant, comme nous, dans le domaine thérapeutique savent qu'une empathie fondamentale est un instrument très puissant de guérison.

> « *L'idéal le plus élevé du traitement est une restauration rapide, douce et durable de la santé par le moyen le plus fiable et le moins dommageable.* »
>
> ~ Samuel Hahnemann, fondateur de l'homéopathie

L'homéopathie a été critiquée sur divers fronts. En premier lieu, elle n'est parfois pas parvenue à faire la preuve de son efficacité dans des études bien contrôlées. Par exemple, en août 2005, la revue médicale britannique *The Lancet* a publié une méta-analyse portant sur huit essais thérapeutiques par homéopathie sélectionnés parmi 110 essais thérapeutiques homéopathiques contrôlés contre placebo et 110 essais thérapeutiques de médecine conventionnelle appariés. Les résultats de cette méta-analyse suggèrent que les effets cliniques de l'homéopathie peuvent vraisemblablement être imputés à l'effet placebo. L'étude du *Lancet* ne démontre pas que l'homéopathie n'est jamais efficace ni que ses seuls effets trouvent leurs racines dans l'effet placebo, mais elle soulève des questions essentielles quant à la plausibilité de l'homéopathie en tant que traitement principal.

Mon ami Kim Jobst, homéopathe lui-même, est le rédacteur en chef du *Journal of Alternative and Complementary Medicine* et je fais partie de son comité éditorial consultatif. Lui et ses collègues sont en profond désaccord avec les conclusions tirées par le *Lancet* et ont critiqué le journal, sur des bases scientifiques et politiques, pour avoir publié une étude remplie d'erreurs, aux données insuffisantes et « ne fournissant absolument pas les informations nécessaires pour une reproduction ou une analyse indépendante[27] ».

**LE POUVOIR DES PLACEBOS**

Toutes les traditions de soins, y compris la médecine occidentale, dépendent, au moins en partie, du pouvoir des placebos. Les placebos sont des substances inertes, biologiquement inactives, utilisées dans des essais cliniques pour évaluer les bénéfices supplémentaires apportés par un médicament actif. Le potentiel de guérison des placebos est évident, identifiable même chez des patients déments qui ne se souviennent pas avoir pris un médicament. Pour beaucoup de médicaments, il est extrêmement difficile de prouver que leur efficacité est significativement supérieure à celle des placebos. Ceci impose que nous accordions davantage d'attention clinique et scientifique à l'effet placebo. Des études ont systématiquement montré que l'acte même d'aller chez le médecin a un effet thérapeutique et que l'interaction continue avec le personnel médical peut améliorer les résultats cliniques, même quand aucun traitement biologique n'est impliqué.

Des critiques supplémentaires ont été adressées aux principes mêmes de l'homéopathie, dont certains disent qu'ils sont en contradiction avec les lois de la chimie. Il est difficile de croire qu'un traitement est rendu plus puissant par un processus de dilution, particulièrement alors qu'aucune molécule des ingrédients d'origine n'est présente dans le traitement final. En d'autres termes, ceux qui recherchent des traitements homéopathiques mettent leur foi dans un pouvoir thérapeutique de type spirituel, qui défie apparemment nos lois scientifiques. Mon conseil : agissez avec des parts égales de prudence et d'ouverture d'esprit lorsque vous faites le choix de suivre un traitement homéopathique.

### La chiropraxie

A la différence de l'homéopathie, les traitements des chiropraticiens semblent avoir mieux réussi à s'imposer dans la pensée dominante et à bénéficier d'un certain degré de tolérance de la part de la médecine occidentale. Certaines études bien conçues ont démontré de façon assez systématique que les manipulations de la colonne vertébrale et divers types de massages peuvent apporter une amélioration dans certaines situations. De façon assez compréhensible, ces approches sont les plus efficaces lorsqu'il s'agit de traiter des problèmes musculo-squelettiques. A tout le moins, les traitements chiropratiques et les massages peuvent contribuer à la santé cognitive en réduisant l'anxiété et en diminuant le stress. Comme vous le verrez plus loin, le stress augmente le taux de certaines hormones qui peuvent affecter défavorablement le fonctionnement de l'hippocampe et d'autres parties du cerveau essentielles pour la mémoire.

> *« Le système nerveux central détient la clé de l'incroyable potentiel d'autoguérison du corps. »*
>
> ~ SIR JAY HOLDER, Docteur en médecine, en chiropratique et en sciences, Miami, Floride

**Le yoga et la méditation**

Le yoga, le tai-chi et la méditation sont des pratiques séculaires qui apprennent à l'esprit et au corps à se détendre et à être conscients l'un de l'autre par le biais de postures corporelles, de respiration contrôlée et d'exercices de visualisation. Pour les avoir pratiquées de temps à autre, je peux attester de leur capacité à contribuer à la relaxation et à l'amélioration du bien-être psychique. Le yoga et le tai-chi sont des activités largement disponibles et à faible impact sur le corps, ce qui les met au rang des options thérapeutiques les plus sûres et les plus accessibles pour les seniors. Outre un état de relaxation, le yoga et la méditation peuvent promouvoir la pleine conscience (« mindfulness »), qui nous permet d'éviter la distraction et de maintenir un sentiment de présence et de cohérence.

> *« Le meilleur remède pour le corps, c'est la tranquillité de l'esprit. »*
>
> ~ NAPOLÉON BONAPARTE

Lorsque vous trouvez un cours qui paraît intéressant, ce n'est pas une mauvaise idée que de contacter le moniteur avant la première séance et de lui demander s'il a l'expérience du travail avec des personnes âgées. Il est également sage de lui demander quels cours sont les plus adaptés aux débutants et de s'assurer qu'il peut prendre les dispositions nécessaires pour s'adapter à vos difficultés motrices ou cognitives. En fait, certains moniteurs auront reçu une formation spécifique pour enseigner aux personnes âgées. Si vous voulez prendre un cours, mais que cela s'avère trop cher, vous pouvez envisager l'achat d'une cassette ou d'un DVD de yoga pour les aînés.

> *« La démence libère l'essence de l'identité ; nous errons dans le passé de manière incontrôlable et nous devenons davantage ce que nous étions déjà. Mais je me demande s'il existe un moyen de nous entraîner avant que nous ne commencions cette errance, de sorte que nous soyons en paix au moment où nous perdons l'esprit. Les yogis passent des années dans des cavernes. Le reste d'entre nous doit gagner sa vie. La sérénité pourrait être une habileté tournée vers l'avenir, si seulement nous avions le temps de l'acquérir. »*
>
> ~ DR ELISSA ELY, *op-ed*[28] de l'édition du 5 août 2006 du *New York Times*

**L'acupuncture**

Voici bien des années, je me souviens avoir été dans un hôpital de Pékin et y avoir vu un homme, chez qui on avait diagnostiqué une démence vasculaire, recevoir un traitement d'acupuncture. Ce qui m'intéressait le plus était de voir comment un traitement traditionnel oriental s'intégrait à la médecine scientifique occidentale dans une structure clinique de ce type. En Chine, des écoles de médecine distinctes forment les médecins selon chacune des traditions, mais chaque école est bien consciente de l'approche de l'autre et l'accepte. Tandis que les médecins formés en médecine orientale reçoivent une formation considérable en médecine scientifique moderne, les médecins allopathes chinois sont bien plus conscients des approches traditionnelles que les médecins occidentaux et les adoptent bien plus facilement. Il paraissait donc tout à fait acceptable qu'un homme chez qui on avait scientifiquement diagnostiqué une démence reçoive un traitement d'acupuncture dans un hôpital de type occidental. Voici un modèle intégratif dont les Etats-Unis d'Amérique feraient bien de s'inspirer.

Diverses écoles d'acupuncture existent, chacune mettant l'accent sur des méridiens énergétiques différents – les lignes de force qui sont censées exister dans le corps et sur lesquelles divers types d'aiguilles sont placées. Datant du Iᵉʳ siècle avant J.-C., l'acupuncture se fonde sur la notion de flux d'énergie corporelle (« qi », qui se prononce « tchi »), au sens de la médecine asiatique, et sur le besoin de maintenir ce flux en équilibre.

> *« Il existe des données montrant que l'acupuncture influence la production et la distribution d'un grand nombre de neurotransmetteurs et neuromodulateurs. »*
>
> ~ DAVID EISENBERG, docteur en médecine,
> Faculté de médecine de Harvard

Cette pratique enseigne que la maladie est due à une perte de l'homéostasie[29] corporelle et que la correction du flux énergétique d'un individu peut rétablir le bien-être et soulager la douleur. Il existe des programmes de formation reconnus et un nombre considérable de données empiriques montrant que l'acupuncture semble avoir des effets dépassant ceux des effets placebo, en particulier pour le traitement de la douleur. Que cette thérapie puisse, comme on l'a affirmé, augmenter directement les capacités verbales et motrices d'un patient, améliorer l'humeur, la mémoire, les fonctions cognitives ou accroître les taux endogènes de neurotransmetteurs est une autre histoire. Il est nécessaire de garder un esprit ouvert concernant l'acupuncture et d'évaluer ses bénéfices potentiels dans votre vie. Si ce traitement vous intrigue, cela peut être un investissement qui en vaut la peine. N'oubliez pas de faire vos devoirs. Assurez-vous de demander quelles sont les qualifications du praticien que vous allez rencontrer et faites des recherches pour savoir ce que le traitement impliquera et si vous vous sentirez à l'aise à l'idée de l'entreprendre.

**La phytothérapie et la naturopathie**

Tout au long de l'histoire de notre espèce, les humains se sont tournés vers les produits de la nature pour aider à la guérison. La médecine scientifique moderne dépend des plantes et des animaux en tant que sources de substances chimiques pouvant apporter des bénéfices thérapeutiques.

- ***Le Ginkgo Biloba.*** Il existe quelques données suggérant que le ginkgo pourrait avoir des effets positifs sur la cognition et la mémoire, en favorisant le flux sanguin cérébral, mais cela n'est ni démontré, ni approuvé par la Food and Drug Administration. Le mécanisme d'action du ginkgo n'est pas connu avec certitude, mais, pour certains, il favoriserait la circulation sanguine. Tout comme pour de nombreux produits phytothérapeutiques, il est difficile de connaître la composition des substances que vous achetez. Par exemple, *Consumer Reports*[30] a établi qu'il existe des variations considérables dans la quantité d'ingrédients actifs présents dans les divers produits à base de ginkgo vendus sans prescription. Deux compagnies européennes ont développé une version standardisée du ginkgo, qui est utilisée dans de nombreux essais thérapeutiques. Un de ces essais – une étude contrôlée randomisée, d'une durée de quatre ans, sur les effets de la plante – est actuellement mené à l'Université de Pittsburgh[31].

- ***Le Ginseng***. Largement utilisé en Asie pour ses propriétés stimulantes bien que, tout comme pour le ginkgo, ses mécanismes d'action et ses effets thérapeutiques ne soient pas clairs, le ginseng est obtenu à partir de diverses plantes de la famille des *Panax genus* (traduit en latin de manière provocante comme « guérissant tout »), dont certaines étaient utilisées par les peuples indigènes d'Amérique du Nord. Il y a eu un petit pic de popularité du ginseng après qu'on a rapporté que des rats nourris avec de hautes doses de ginseng apprenaient plus rapidement la configuration d'un labyrinthe que les rats d'un groupe de contrôle. L'hypothèse théorique était que le ginseng agissait comme un agent cholinergique, augmentant les taux d'acétylcholine dans le cerveau. Ces résultats n'ont pas été reproduits de manière systématique et, comme nous n'avons pas de données concernant l'innocuité à long terme de l'ingestion de ginseng, il est difficile de recommander cette plante pour un usage médical.
- ***L'huile de poisson et l'acide alpha-lipoïque***. On a prétendu que ces substances réduisaient l'inflammation, le taux de cholestérol et le stress oxydatif chez l'animal. Des études épidémiologiques suggèrent que la consommation de nourriture riche en acides gras oméga-3 peut fournir une protection contre la maladie d'Alzheimer et d'autres affections liées à l'âge. Une fois encore, des essais adéquats n'ont pas encore été réalisés chez l'être humain et l'huile de poisson, bien que très *en vogue*[32], ne devrait pas être considérée comme une panacée. En fin de compte, il serait préférable que vous obteniez vos huiles de poisson à partir de vrais poissons, parce qu'ainsi vous ingérerez également des vitamines et des sels minéraux qui peuvent vous aider à métaboliser l'huile en ses composantes potentiellement neuroprotectrices. Toutefois, il faut se méfier des taux élevés de mercure et d'autres substances toxiques que l'on trouve dans certaines populations de poissons.
- ***L'huperzine A***. Il s'est avéré que cette plante chinoise avait la faculté d'améliorer la mémoire des personnes âgées. Il s'agit d'un alcaloïde extrait du pied-de-loup (ou lycopode), qui agit comme un inhibiteur de la cholinestérase. Il a relativement peu d'effets secondaires et

pourrait finalement s'avérer d'une efficacité similaire à celle d'autres inhibiteurs de la cholinestérase. Des études sont actuellement en cours et l'on attend leurs résultats. Je ne recommande pas officiellement l'utilisation de cette plante dans ma pratique clinique.

- ***La galantamine***. Phytonutriment, ou nutriment à base de plantes, dont l'utilisation remonte au moins à 3200 ans, la galantamine est l'ingrédient actif de l'inhibiteur de la cholinestérase du nom de Razadyne[33]. Certains érudits pensent que, dans le récit épique grec de *L'Odyssée*, de la galantamine a été offerte à Ulysse par Hermès sous forme d'extrait de perce-neige et qu'Ulysse s'en est servie comme d'un antidote pour se protéger contre les drogues psychotropes de la magicienne Circé. Circé avait utilisé sa potion pour rendre l'équipage d'Ulysse amnésique et délirant. Grâce à la galantamine, Ulysse a été capable de faire retrouver la mémoire à son équipage et de protéger la sienne, de sorte qu'ils ont pu poursuivre leur voyage jusqu'à leur patrie bien-aimée d'Ithaque.
- ***L'acide folique, les vitamines $B_{12}$ et $B_6$***. Certaines études ont démontré que des élévations du taux d'un acide aminé nommé homocystéine sont associées à un risque accru d'attaques cérébrales et à une baisse des performances cognitives caractéristique de la maladie d'Alzheimer. L'acide folique et les vitamines $B_{12}$ et $B_6$ sont des cofacteurs du métabolisme dans lequel l'homocystéine est impliquée et leur présence dans le corps peut abaisser le niveau de cet acide aminé. Ceci a incité certains médecins à recommander la prise de ces trois vitamines sous forme de compléments alimentaires. On manque toutefois de preuve de leur efficacité à partir d'essais contrôlés randomisés, bien qu'une étude récemment publiée semble avoir confirmé l'effet de la prise d'acide folique sur les performances cognitives des êtres humains. Jane Durga et ses collaborateurs ont réalisé une étude contrôlée randomisée en double aveugle, qui s'est déroulée de novembre 1999 à décembre 2004 aux Pays-Bas. Les chercheurs ont aléatoirement fait consommer à 818 hommes et femmes âgés de 50 à 70 ans, par voie orale et pendant 3 ans, soit une dose de 800 mg d'acide folique, soit un placebo. Les effets sur la performance cognitive ont été mesurés par la différence entre les deux groupes, au terme des trois ans, dans les performances en mémoire, vitesse sensori-motrice, vitesse de traitement de l'information et fluence verbale. Après trois ans, les chercheurs ont noté que ces performances étaient significativement meilleures dans le groupe ayant pris de l'acide folique que dans le groupe placebo[34].

Bien que cette étude et d'autres doivent être reproduites avant que l'on ne puisse globalement recommander la prise d'acide folique, certains pourraient affirmer que cette dernière est sans risque et que, même si son efficacité n'est pas établie, au moins son innocuité soulève peu d'inquiétudes.

- ***La déhydroépiandrostérone (DHEA)***[35]. Il s'agit d'une hormone stéroïde naturelle qui est un précurseur pour l'androstènedione, la testostérone et les œstrogènes. La DHEA est vendue comme complément alimentaire sous forme de comprimés pour améliorer la mémoire, l'humeur et diverses fonctions endocriniennes. Du fait de son association avec les hormones sexuelles, en particulier les œstrogènes, on a pensé qu'elle pouvait peut-être avoir un effet sur la cognition. Toutefois, une revue récente de la littérature réalisée par la Collaboration Cochrane – une base de données constituée à partir des recherches empiriques effectuées sur les soins médicaux et établie à Oxford, en Grande-Bretagne – a montré qu'il n'y avait pas d'effets positifs systématiques dans plusieurs études.

### En cas de doute, demandez à Archie

La Collaboration Cochrane constitue le plus gros effort engagé au plan international pour évaluer les résultats des études médicales et fournir des informations aux décideurs concernés par la qualité des soins en médecine. Elle a été initiée en 1993 par un chercheur britannique en sciences médicales du nom d'Archie[36] Cochrane. Vous pouvez accéder à cette base de données à l'adresse internet suivante : http://www.cochrane.org/index.htm. La Cochrane Library[37] comporte des revues de littérature sur les médicaments, les plantes médicinales, les médecines parallèles et douces, ainsi que d'autres interventions dans le domaine des soins médicaux.

- ***L'hydergine***. Lorsque j'ai commencé à exercer, le seul médicament à disposition pour traiter les personnes souffrant de maladie d'Alzheimer était l'hydergine. Son utilisation n'avait pas été approuvée pour la maladie d'Alzheimer, mais plutôt pour des symptômes d'insuffisance cognitive chez les adultes âgés. Elle était fabriquée par une compagnie pharmaceutique suisse du nom de Sandoz, qui a depuis été absorbée par d'autres compagnies.

  L'hydergine fut largement promue et, à une certaine époque, elle fut l'un des médicaments les plus vendus au monde. Son mécanisme d'action n'était pas clair : elle a d'abord été considérée comme un vasodilatateur, comme le furent beaucoup des premiers médicaments, lorsque l'on pensait que la cause de la démence était un apport insuffisant de sang au cerveau. Elle s'est ensuite fait connaître en tant que substance activatrice du métabolisme cérébral et, finalement, il a été dit qu'elle affectait les mécanismes cholinergiques. En d'autres termes, son mécanisme d'action avait tendance à imiter les théories concernant les causes de la démence, qui étaient en vogue à un moment donné. Des essais contrôlés randomisés ont montré qu'elle avait un effet modeste sur un profil assez vague de symptômes démentiels, dont les troubles cognitifs. Cependant, l'hydergine a été approuvée par la Food and Drug Administration avant que les standards modernes pour évaluer l'efficacité ne soient introduits. Avec l'avènement des médicaments modernes, tels que les inhibiteurs de la cholinestérase mentionnés plus haut dans ce chapitre, les ventes d'hydergine se sont écroulées. Pourtant, le médicament est encore vendu dans divers pays du monde et je ne dissuaderais pas mes patients de le prendre.

- ***Le piracétam***[38]. Un autre médicament introduit très tôt pour traiter les problèmes cognitifs des personnes âgées est le piracétam, produit par une société belge. Une recherche sur Google indiquera un nombre quasi miraculeux d'affections pouvant être traitées avec cette substance. Une fois encore, son mécanisme d'action n'est pas clair, mais il est présenté comme un activateur du métabolisme cérébral. Tout comme pour l'hydergine, il existe des études qui ont montré qu'il pouvait avoir un effet positif sur certains symptômes cognitifs chez certains patients. La revue de littérature effectuée par la Cochrane Library confirme que des données empiriques suggèrent des effets positifs, mais invite à de nouvelles recherches plutôt qu'à une utilisation clinique courante.

## UNE INTERVENTION QUE VOUS N'AVEZ PAS BESOIN D'AVALER : LE BÉNÉVOLAT À L'ÉCOLE INTERGÉNÉRATIONNELLE

Les traitements des affections démentielles ne sont pas tous de nature pharmacologique. Dans ma ville de Cleveland, en Ohio, ma femme Cathy et moi, ainsi que de nombreux collègues et amis, avons développé une initiative communautaire : la première école à charte[39] (« charter school ») intergénérationnelle au monde (« The Intergenerational School » ;

http://www.tisonline.org[40]). En cinq ans d'existence, l'école a obtenu une reconnaissance internationale ainsi que des récompenses étatiques, régionales et locales pour son excellence en matière d'éducation. Elle s'engage à innover dans l'éducation publique, avec un objectif pédagogique focalisé sur l'apprentissage tout au long de la vie, favorisant le développement (« developementally appropriate learning[41] ») et au service de la communauté.

> *« Que serait ma vie si je n'étais plus utile aux autres ? »*
> ~ JOHANN WOLFGANG VON GOETHE

Des enfants de 6 à 12 ans glorifient l'apprentissage en compagnie d'adultes plus âgés. Certains de ces adultes sont des étudiants des universités locales (dont mon université, Case Western Reserve) ; d'autres sont des citoyens seniors qui ont des difficultés mnésiques, certains ayant reçu un diagnostic de maladie d'Alzheimer et des médicaments pour leur affection. L'une de ces volontaires s'appelle Mme Mary Atwood, une habitante de Cleveland qui fait du bénévolat en tant que conseillère (mentor) en lecture depuis quatre ans. Mme Atwood a reçu un diagnostic de maladie d'Alzheimer voici près de cinq ans. Depuis, elle – avec son étiquette de maladie d'Alzheimer et tout ce qui va avec – a été l'une de nos volontaires les plus régulières et a aidé des dizaines d'enfants à apprendre à lire. Elle a dit à mes assistants de recherche que, à son avis, les sessions hebdomadaires de lecture qu'elle partage avec les enfants font plus pour sa santé et son bien-être que n'importe quelle ordonnance. Elle se réjouit de l'occasion qu'elle a de rendre quelque chose à sa communauté et de travailler avec des enfants – en particulier du fait que l'étiquette de maladie d'Alzheimer peut parfois limiter les relations qu'elle peut avoir avec les gens. La visite qu'elle fait à l'école tous les jeudis représente le temps fort de sa semaine.

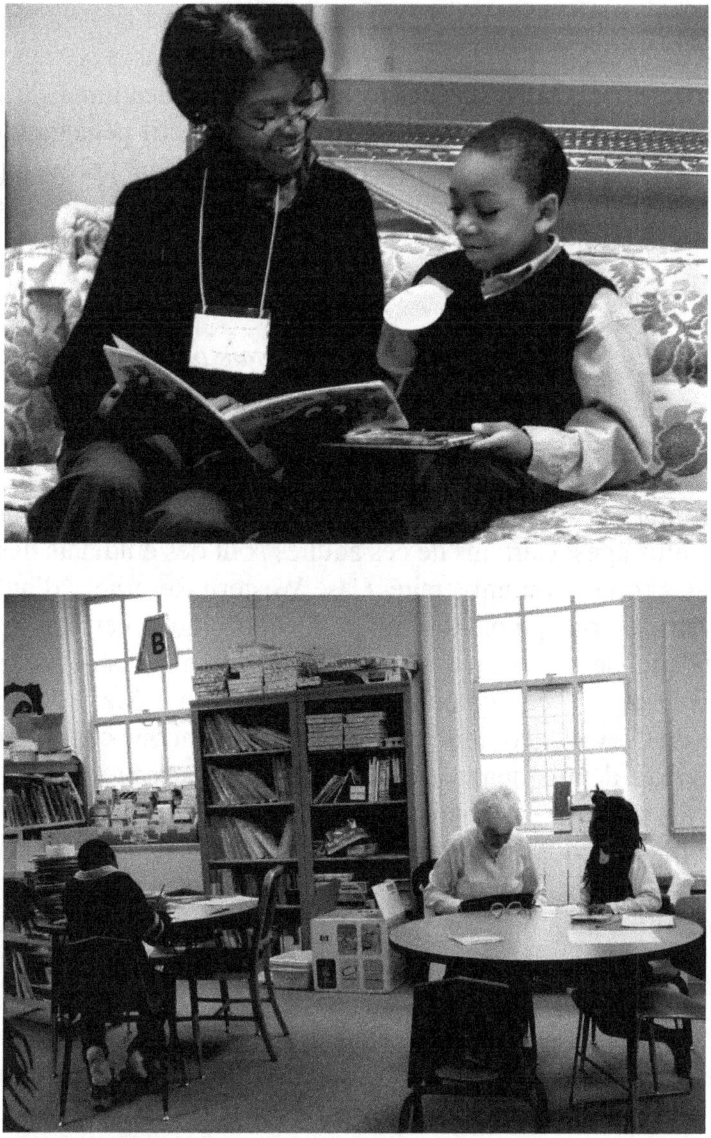

**Figure 9. Encadrer la lecture.**
L'activité phare de l'Ecole Intergénérationnelle est le programme d'encadrement de la lecture. C'est au travers des livres que les enfants et les aînés peuvent utiliser ensemble leur imagination pour partager des histoires lues ou des récits de leur propre vie (photographie du haut). Une bonne partie des fonds privés que nous avons initialement reçus ont été utilisés pour constituer une riche bibliothèque de littérature enfantine, comportant des ouvrages soigneusement sélectionnés qui montrent et encouragent les relations intergénérationnelles. Sur la seconde photo, on voit Mme Mary Atwood, une bénévole de longue date de l'école et une patiente de notre consultation, qui a des problèmes de mémoire et une histoire familiale de démence de survenue précoce. Elle vient d'une famille d'éducateurs engagés dans l'enseignement aux enfants des leçons de vie importantes, par exemple, celles qui concernent la diversité. (Photographies reproduites avec l'autorisation de Peter Whitehouse.)

## CHERCHER UN LIEU POUR FAIRE DU BÉNÉVOLAT

Bien sûr, il n'existe pas d'école intergénérationnelle dans chaque communauté. Pourtant, je vous conseille vivement de vous renseigner sur les possibilités de bénévolat dans votre communauté et de demander aux écoles primaires de votre voisinage si elles ont des programmes d'aide à l'apprentissage de la lecture ou si elles seraient prêtes à envisager leur développement. Il existe d'autres organisations dans votre communauté que vous pourriez contacter en vue d'activités bénévoles :

– des églises locales ou d'autres groupes à vocation religieuse ;
– des institutions caritatives locales ;
– la mairie et les représentants des associations de quartiers.

Si votre recherche s'avérait infructueuse dans votre communauté :

A la fin des années 1990, une initiative nommée Civiq Ventures[42] a été fondée par John Gardner et mon ami et collègue Marc Freedman ; Civiq Ventures est une organisation qui reformule le débat autour du vieillissement aux Etats-Unis et qui redéfinit la seconde moitié de l'existence comme une source de renouveau social et individuel. Par le biais de programmes et de consultations, Civiq Ventures réunit des personnes âgées ayant une passion pour le service à la communauté et aide à développer des opportunités leur permettant de mettre en œuvre leurs talents pour le plus grand bien de tous. La gamme d'activités de ce programme comprend :

– **Experience Corps**[43], un programme de service national destiné aux personnes de plus de 55 ans. Ce programme fonctionne maintenant dans 14 villes des Etats-Unis et donne à des volontaires de plus de 55 ans l'occasion de donner des cours d'appui ou de tutorat dans le cadre des programmes parascolaires. Vous pouvez en savoir plus sur le site : http://www.experiencecorps.org/index.cfm
– **The Next Chapter**[44], une initiative qui permet de fournir, partout aux Etats-Unis, une expertise et une assistance aux groupes communautaires qui aident les personnes dans la deuxième moitié de leur vie à se fixer des objectifs, à se mettre en relation avec leurs pairs et à trouver des voies pour rendre des services utiles.
– **La campagne « Lead with Experience »**[45] et le prix **« The Purpose »**[46], une initiative menée sur trois ans et permettant de donner des moyens à des personnes âgées qui innovent sur le plan social, en reconnaissant des réalisations exceptionnelles, en créant un réseau de personnes voulant consacrer leurs années de retraite à œuvrer pour le plus grand bien de la communauté et en concentrant des fonds et de l'aide pour ces nouveaux pionniers.
– **La récompense « Civic Ventures Breakthrough »**[47], **sponsorisée par MetLife**[48], pour des organisations innovantes qui exploitent la passion et l'expérience des personnes de plus de 50 ans pour améliorer la société. Voir : http://www.civicventures.org

Outre la lecture, nos autres programmes intergénérationnels se centrent sur l'utilisation des ordinateurs, le jardinage et d'autres activités conçues pour stimuler le corps et l'esprit des étudiants de tous âges et créer les occasions permettant un transfert mutuel de connaissances et de sagesse. Le jardinage permet aux étudiants de connaître les cycles naturels, la production de nourriture et les joies d'un environnement naturel. Dans l'Ecole Intergénérationnelle, nous montrons qu'un modèle différent d'éducation publique peut non seulement fournir un meilleur apprentissage pour les enfants, mais aussi donner l'occasion à des adultes plus âgés de contribuer de manière utile au futur de leur communauté, de partager leur sagesse collective et, ce faisant, de conserver une vitalité cognitive.

Ce modèle pédagogique pourrait également être mis en œuvre dans différents environnements d'apprentissage, par exemple dans des écoles et universités privées, aussi bien que dans des institutions de soins à long terme – le volontariat peut conduire à une amélioration cognitive plus importante que n'importe quelle pilule que pourrait avaler une personne âgée. Implanter des structures telles que l'Ecole Intergénérationnelle sera vital pour une société qui aura tellement de personnes vieillissantes ayant tant de choses à donner en retour.

Lorsque Cathy et moi avons visité la Finlande, un pays renommé pour la qualité de son système éducatif, les Finlandais ont été très intéressés par notre modèle d'école intergénérationnelle car ils considèrent qu'ils ont un problème culturel avec la « connaissance silencieuse ». Il s'agit de la sagesse des aînés qui n'est pas entendue par les générations plus jeunes du fait de changements dans les modes de vie (les familles et leurs enfants ont commencé à vivre en des lieux différents de ceux de leurs grands-parents). La reconnaissance de cette sagesse est une leçon précieuse pour la culture nord-américaine et le reste du monde vieillissant. Même avec les limites de la vieillesse, nous avons beaucoup à apprendre de nos aînés. Tout comme le vénérable pêcheur d'Ernest Hemingway le transmet à son jeune compagnon dans *Le vieil homme et la mer* : « Il se peut que je ne sois plus aussi fort que je le pense… mais je connais de nombreux trucs et je suis résolu. »

En revenant sur les quelques dernières décennies de développement des médicaments, on peut affirmer sans trop s'avancer que les thérapies symptomatiques de la maladie d'Alzheimer n'ont pas réussi à fournir la panacée que nous attendions. Tous les inhibiteurs de la cholinestérase ont un profil d'efficacité qui est, au mieux, modeste et leur impact sur la vie quotidienne est minime. L'industrie pharmaceutique n'a pas relevé le défi d'essayer de déterminer si ces substances améliorent vraiment la qualité de vie des consommateurs. Lorsque des cliniciens débattent pour savoir quels médicaments utiliser, la décision se fait généralement plus en fonction de celui qui a le moins d'effets secondaires indésirables que de celui qui a le plus d'efficacité. Le Dr John Abramson l'a bien dit dans son livre *Overdosed America*[49] : « Il y a quelque chose qui ne va vraiment pas dans un système qui conduit les patients à demander et les médecins à prescrire des médicaments qui ne soulagent pas et qui provoquent significativement plus d'effets secondaires. »

J'ai parcouru un long chemin dans ma réflexion sur les médicaments dans la maladie d'Alzheimer. Il n'y a pas si longtemps, j'obtenais (légalement) en Europe de la mémantine et d'autres médicaments, avant qu'ils ne soient approuvés aux Etats-Unis. Je voulais croire en ces approches, mais maintenant, je trouve qu'il est de plus en plus difficile de soumettre mes patients à leurs bénéfices limités et à leurs effets secondaires potentiels. Des centaines de milliers de personnes âgées ingèrent ces pilules peu efficaces et souffrent d'effets secondaires indésirables pour de faibles bénéfices nets. Lorsque le prix de ces pilules – en moyenne 4 dollars par jour – est pris en compte au même titre que leurs dangers, nous, en tant que société, devons nous demander si des gains minimes justifient de tels coûts personnels et sociaux. De mon point de vue, les futurs traitements du vieillissement cérébral devront s'inscrire dans une approche intégrée. Nous devons commencer à passer outre les thérapies conventionnelles qui n'ont pas tenu leurs promesses.

La qualité de vie peut être améliorée, non pas en attendant Godot, mais en restant actif mentalement et physiquement et en prenant des mesures concernant l'éventail des facteurs écologiques qui influencent notre santé cognitive, comme vous l'apprendrez dans la troisième partie de ce livre. La motivation et le sentiment d'appartenance à une famille et à une communauté sont aussi des facteurs cruciaux pour le bien-être individuel. Si les médecins passent tout leur temps à parler des médicaments, il reste peu de temps pour discuter des autres options de vie qui peuvent contribuer à préserver et même à augmenter la qualité de vie.

# Chapitre 6

# LE MEILLEUR DES MONDES DE LA GÉNÉTIQUE ET DE LA MÉDECINE MOLÉCULAIRE ?

> *« On peut raisonnablement affirmer que nous aurons des soins médicaux préventifs individualisés basés sur notre propre risque de maladie, évalués par l'examen de notre ADN. A ce moment-là, le génome de chacun d'entre nous aura été séquencé, car il en coûtera moins de 100 $. Et cette information fera partie de notre dossier médical. Comme nous tomberons encore malades, nous aurons encore besoin de médicaments, mais ils seront ajustés à nos besoins individuels. Ils seront issus d'une nouvelle génération de médicaments de synthèse, très efficaces et très peu toxiques, dont la plupart auront été prédits pas des modèles informatisés. »*
>
> ~ FRANCIS COLLINS, directeur de l'Institut National pour la recherche sur le génome humain (National Human Genome Research Institute)

En l'an 2000, des scientifiques ont établi la première carte globale du génome humain. Le président Bill Clinton a annoncé cette réalisation lors d'une conférence de presse à la Maison Blanche, félicitant les scientifiques travaillant dans les secteurs public et privé pour ce qui constituait une « réussite historique, annonçant une nouvelle ère de la médecine moléculaire, une ère qui allait apporter de nouveaux moyens pour prévenir, diagnostiquer, traiter et guérir les maladies[1] ».

Une nouvelle ère débutait pour le champ de la maladie d'Alzheimer. Alors que les espoirs d'hier étaient placés dans la compréhension des systèmes de neurotransmission dans le cerveau, le XXIe siècle apportait un nouvel espoir pour de futurs tests et thérapies de la maladie d'Alzheimer basés sur la génétique et la biologie moléculaires. Ma propre carrière a été impliquée dans cette transition entre la neuroscience des systèmes décrites dans le chapitre précédent et l'âge moléculaire. Les approches en termes de systèmes ont produit les inhibiteurs de la cholinestérase, qui n'ont finalement pas apporté le bénéfice clinique escompté. Les approches moléculaires ont agressivement supplanté la neuroscience des systèmes et sont devenues l'approche dominante dans la recherche. Elles promettaient d'explorer plus profondément pourquoi les cellules cérébrales vivent et meurent. D'abondantes subventions ont commencé à être versées aux chercheurs moléculaires qui avaient pour but de développer des traitements pouvant prévenir les premiers signes de dommage cérébral liés à la maladie d'Alzheimer plutôt que de traiter des symptômes secondaires, comme le faisaient les inhibiteurs de la cholinestérase. Bien que je me sois écarté du travail de laboratoire direct au moment où cette évolution voyait le jour, dans les années quatre-vingt et quatre-vingt-dix, j'ai engagé plusieurs chercheurs moléculaires dans mon organisation et je suis ainsi resté en contact avec la « marche vers le progrès » moléculaire.

Comme le suggère la citation de Francis Collins reprise en tête de ce chapitre, le paradigme de la médecine moléculaire a promis de faire naître une ère de médecine personnalisée – un nouvel âge dans lequel les informations relatives à votre constitution génétique pourront être utilisées afin de façonner des stratégies individuelles de détection, de traitement ou de prévention des maladies. Cette perspective séduisante s'appuie sur trois prémisses :

1. que nous serons capables d'identifier des lésions génétiques-clés associées à une maladie particulière ou à un sous-groupe de maladies ;
2. que nous disposerons de divers traitements pour des maladies particulières ;
3. que nous serons capables d'identifier ces marqueurs génétiques de telle sorte que nous pourrons faire correspondre personnellement un traitement à l'individu (ceci a conduit à l'émergence d'un domaine nommé la pharmacogénomique qui, comme son nom l'indique, associe la génétique aux traitements pharmaceutiques[2]).

Selon la médecine personnalisée, des affections telles que la maladie d'Alzheimer sont influencées par plusieurs facteurs génétiques et, dès lors que les marqueurs moléculaires appropriés sont connus, il est possible de proposer un diagnostic précoce et de préparer des traitements personnalisés. Il reste à voir dans quelle mesure le paradigme génétique peut s'avérer utile pour une maladie telle que la maladie d'Alzheimer, qui est clairement influencée par divers facteurs environnementaux et liés au mode de vie.

## LE B.A.BA DE LA GÉNÉTIQUE

**Les gènes** sont des unités de base de l'hérédité qui sont situées à des endroits spécifiques le long des **chromosomes**, dans le noyau de chaque cellule de notre corps. Ils sont essentiellement constitués de séquences d'unités chimiques appelées nucléotides (abréviation : A, C, T, G), disposées sous forme de bobines à double hélice et qui fournissent les instructions codées conduisant à l'expression de toutes nos caractéristiques. Les gènes ont des **allèles** – ou formes alternatives – qui surviennent suite à des mutations et qui contribuent aux variations héréditaires que l'on voit dans les populations humaines (Cf. Figure 10 page suivante).

## LA GÉNÉTIQUE DE LA MALADIE D'ALZHEIMER

En 1996, environ 150 ans après les théories révolutionnaires de Gregor Mandel sur les propriétés héréditaires des plants de petits pois, une équipe de scientifiques dirigée par Alan Roses de l'Université de Duke a identifié un gène de prédisposition à la maladie d'Alzheimer de survenue tardive : la variante du gène de l'apolipoprotéine E (ApoE) située sur le chromosome 19. Roses et son équipe ont émis l'hypothèse que ce gène interagissait avec la bêta-amyloïde pour augmenter le risque de maladie d'Alzheimer à survenue tardive. Comme je l'ai mentionné dans le chapitre deux, le gène de l'ApoE, qui avait été incriminé auparavant comme facteur de risque génétique pour les maladies du cœur, possède trois allèles (E2, E3, E4), qui sont distribués de manière inégale dans les populations humaines de par le monde. Le groupe de Roses a découvert que les individus porteurs de deux allèles ApoE-4, un hérité de la mère et l'autre hérité du père, étaient davantage à risque de développer la maladie d'Alzheimer que ceux qui présentaient d'autres combinaisons d'allèles

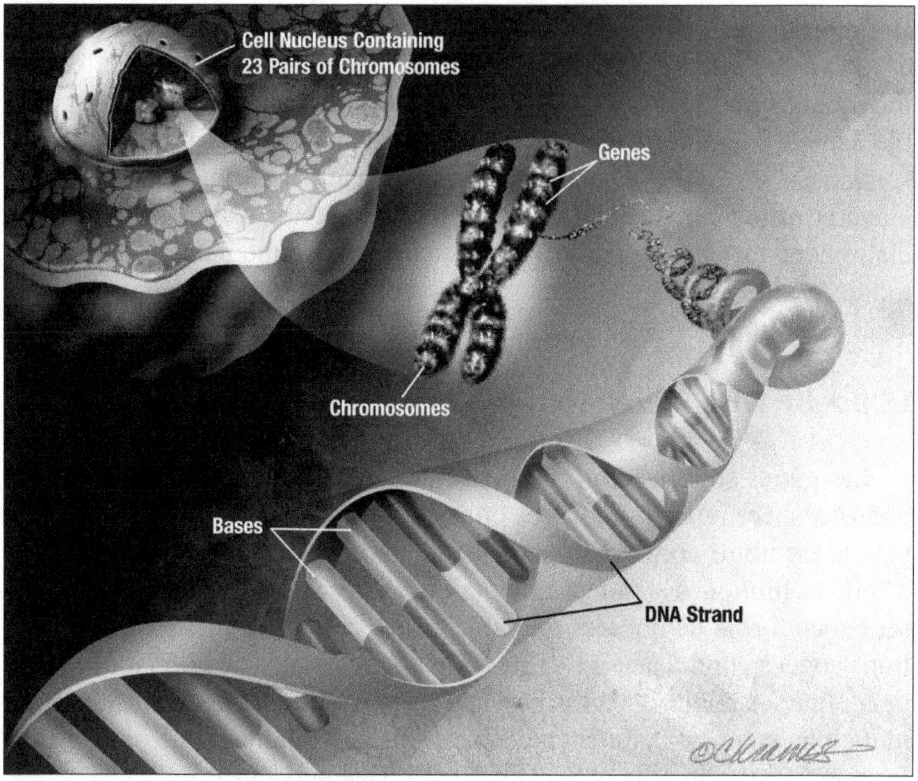


**Figure 10. L'ADN vu de plus près.**
Notre matériel génétique se situe à l'intérieur du noyau des cellules (cell nucleus) dans des structures nommées chromosomes. Les chromosomes eux-mêmes sont composés d'ADN (et d'autres substances) ; l'ADN est formé de paires d'acides aminés de base (bases). (Reproduit avec l'autorisation du *National Institute on Aging, Alzheimer's Disease: Unraveling the Mystery.*)

ou que ceux qui n'avaient qu'une seule copie de l'ApoE-4. Ils ont observé que la variante ApoE-3 conférait un risque intermédiaire, alors que les porteurs de la forme ApoE-2 semblaient avoir un risque moindre. En ce qui concerne l'ApoE-4, il a été montré que près de 35 à 50 % de toutes les personnes présentant une soi-disant maladie d'Alzheimer à survenue tardive étaient porteuses d'au moins une copie du gène, comparativement à 25 % de la population générale non touchée[3,4].

A la différence des gènes dominants autosomiques sur les chromosomes 1, 14 et 21, qui sont connus pour *provoquer* inévitablement des symptômes de maladie d'Alzheimer à survenue précoce, entre 30 et 50 ans, les gènes de prédisposition tels que l'ApoE-4 ne font qu'*augmenter* le risque. La présence de ces gènes ne signifie pas que vous développerez forcément la maladie dans la dernière partie de votre vie. Un allèle ApoE-4 vous y prédispose davantage, mais sa présence n'est pas la cause de la maladie, pas plus que son absence ne vous en protège. Vous pouvez mourir dans la nonantaine en étant porteur de deux allèles ApoE-4 et ne pas souffrir de troubles cognitifs massifs. Vous pouvez également être porteur de deux allèles ApoE-2 et devenir dément dans la septantaine. *En bref, les allèles ApoE ne déterminent pas avec certitude si, oui ou non, une personne développera une maladie d'Alzheimer. L'ApoE-4 n'est pas une bombe à retardement génétique.*

La recherche de soi-disant « gènes de la maladie d'Alzheimer » s'avère vraiment problématique dans une situation aussi complexe que celle du vieillissement cérébral, lequel est influencé par de multiples facteurs développementaux tout au long de la vie, et pas uniquement par les gènes de l'individu. Vous pouvez vous représenter la dotation génétique d'une personne comme étant une toile blanche sur laquelle les couleurs, les textures et les formes de notre vie personnelle sont projetées. La toile est évidemment essentielle au tableau complet, mais c'est le processus par lequel le tableau est construit qui a le plus de poids. Néanmoins, on assiste à la poursuite de la chasse réductionniste à d'autres allèles de prédisposition qui contribuent à l'incidence de maladie d'Alzheimer. En 2001, un nouveau site potentiel de gène a été identifié sur le chromosome 10. D'autres sites, situés sur les chromosomes 9, 12, 13, 15 et 19, font actuellement l'objet d'études. Les scientifiques rapportent fréquemment avoir identifié un nouveau gène de prédisposition, mais la plupart de ces affirmations suscitent des controverses considérables.

### L'ApoE

Comme mes collègues Margaret Lock, Stephanie Lloyd et Janalyn Prest l'ont écrit, le concept de l'ApoE-4 est complexe : « On a montré que l'ApoE agit de manière inattendue dans certaines populations. Par exemple, chez les Pygmées et d'autres populations dont l'économie de subsistance était jusqu'il y a peu essentiellement dominée par la chasse et la cueillette, l'ApoE-4 semble protéger contre la maladie d'Alzheimer[5]. » Nous avons aussi récemment appris que l'ApoE-4 protège contre la dégénérescence maculaire, une cause fréquente de cécité chez les personnes âgées[6].

## SUBIR UN TEST POUR L'APOE

Ces dernières années, quelques cliniques ont commencé à proposer aux personnes avec des problèmes de mémoire, dans le cadre de leur bilan d'évaluation diagnostique, de voir si elles étaient porteuses de l'ApoE. Du fait que l'allèle E4 est associé à un risque augmenté de développer d'autres types de démences, outre la maladie d'Alzheimer, cette exploration n'est pas très utile pour limiter les hypothèses diagnostiques. Cette procédure a fait l'objet d'un examen minutieux et toutes les directives cliniques édictées par des organisations professionnelles se prononcent contre l'utilisation du test de l'ApoE.

Le problème éthique le plus délicat lié à l'utilisation du test de l'ApoE concerne la question de savoir si les cliniciens doivent fournir les informations sur le risque de prédisposition à des personnes asymptomatiques, étant donné le manque de précision de cette information et l'absence de traitement disponible. Examinons cette situation en contraste avec celle de la phénylcétonurie (PCU), une maladie génétique qui conduit à des anomalies cérébrales et dont la fréquence est d'environ 1 cas sur 15'000 naissances. Un gène déterminant a été identifié pour la PCU – ce qui signifie que, si vous êtes porteur de ce gène, vous présenterez la symptomatologie de la PCU – et nous savons qu'une intervention précoce peut conduire à un traitement efficace (un régime contenant peu de phénylalanine), permettant aux personnes affectées de grandir avec un cerveau normal. La situation est très différente pour l'ApoE-4, puisqu'il ne s'agit pas d'un gène déterminant et que nous ne disposons pas de traitement efficace pour les personnes qui pourraient être porteuses de ce gène. De façon intéressante, même les compagnies qui commercialisent le test clinique de l'ApoE insistent sur le fait qu'il ne devrait pas être utilisé en tant que test prédictif pour les personnes qui ne présentent pas de symptômes.

## MON EXPÉRIENCE DANS LE CONSEIL GÉNÉTIQUE

Au cours des six dernières années, j'ai reçu des subsides de l'Initiative Nationale pour la Recherche sur le Génome Humain (National Human Genome Research Initiative) par le biais de son programme consacré aux questions éthiques, légales et sociales (Ethical, Legal and Social Issues program ; ELSI) et de l'Institut National sur le Vieillissement (National Institute on Aging ; NIA), dans le cadre d'une étude fournissant des informations relatives à l'ApoE à des personnes présentant un risque accru de développer une affection démentielle. Ce travail a été mené avec Melissa Butson à Cleveland et avec des collègues des Universités de Boston (avec mon ami, Bob Green, comme investigateur principal de l'étude globale), du Michigan, de Cornell et de Howard.

Durant ces six années, nous avons fourni des conseils à des enfants adultes et à des frères et sœurs de personnes présentant une affection démentielle quant au risque génétique de développer une maladie d'Alzheimer, via une identification du gène de l'ApoE. Il nous a été demandé d'examiner si les personnes trouvaient que les informations relatives au test de l'ApoE étaient utiles, stressantes, ou les deux. En résumé, les personnes ont apprécié les interactions avec les conseillers en génétique ainsi que l'opportunité qui leur était offerte de recevoir les informations les plus récentes en matière de génétique. Bien que nos participants aient manifesté une grande perplexité en regard de l'information reçue, ils ne se sont pas montrés excessivement déprimés, ne se sont pas suicidés ou n'ont pas pris d'autre mesure drastique après avoir pris connaissance de leur profil génétique. Certains ont pris une assurance pour soins de longue durée. De manière générale, nous avons constaté que les personnes ne mémorisent pas ou ne comprennent pas complètement les informations génétiques qui leur sont données et il n'est pas sûr que les informations effectivement données aient eu beaucoup d'impact sur leur existence. Certains de mes collaborateurs sont absolument convaincus que nous sommes sur la voie du progrès, que ce type d'information génétique peut être fourni rapidement et facilement et qu'il peut aider les personnes à planifier leur vie. Je ne suis pas si optimiste quant au fait que ces avancées génétiques pourraient améliorer clairement et aisément la qualité de vie.

Les arguments en faveur de la recherche génétique sont souvent basés sur l'idée selon laquelle l'information reçue changera fondamentalement les décisions prises par la personne. Mais, pensez à cela dans le contexte de votre propre vie : avez-vous besoin d'une information génétique pour manger plus sainement, faire de l'exercice et prendre soin de vous ; pour être plus gentil avec les personnes qui vous sont chères ; pour avoir envie de faire du bénévolat dans votre communauté ; pour vous fournir l'élan nécessaire vous permettant de poursuivre des objectifs que vous n'avez pas encore pu atteindre ou pour lire un livre comme celui-ci ? Vous pouvez procéder à ces changements de style de vie, et à d'autres, sans recourir à un test génétique coûteux et qui n'offre que des informations vagues. A long terme, il est peut-être préférable de prêter attention à votre histoire familiale plutôt qu'à un test génétique, car beaucoup de personnes ont l'intuition d'avoir un risque génétique accru, tout simplement en connaissant ce que sont devenus les membres de leur famille. Assurément, mes collègues cliniciens devraient faire usage de tout leur pouvoir de persuasion professionnelle pour convaincre leurs patients d'agir préventivement – étant entendu que cet encouragement doit être basé sur des informations exactes et pertinentes.

### Génétique et profit

De nombreuses compagnies commencent à commercialiser des tests génétiques, qui sont accompagnés de déclarations extravagantes quant à leur capacité de prédire diverses trajectoires alimentaires et thérapeutiques. En avril 2006, GenSpec Labs a sorti une série de vitamines prétendant répondre aux besoins des personnes d'origines ethniques différentes. Ces pilules censées renfermer des « nutriments ciblés » contiennent des doses élevées de vitamine D et de zinc et sont destinées aux populations afro-américaines et hispaniques, dont on dit qu'elles sont prédisposées génétiquement à présenter des carences en ce type d'éléments. Bien que la compagnie ait défendu ces vitamines « spécifiques à l'origine ethnique » en invoquant l'idée selon laquelle des produits spécifiques à un genre ou à une tranche d'âge sont acceptés dans la plupart des économies développées, elle a été attaquée sur base du fait que son produit renforce tacitement les divisions ethniques dans la société et réifie une homogénéité génétique qui n'existe tout simplement pas. Tout comme l'a dit le correspondant de ABC News, le Dr David Katz, le réductionnisme génétique est trompeur et inutile : « Nous avons tort de penser que nous sommes tous tellement différents les uns des autres. Les différences touchant notre santé sont bien plus liées au mode de vie, à l'éducation, à la situation financière et à la pauvreté qu'elles ne le sont à la génétique[7]. »

## LA DÉPERSONNALISATION DE LA MÉDECINE PERSONNELLE

Je me suis toujours demandé si la médecine molécularo-génétique, qui promet de prédire les détails de la vie et de la mort d'une personne, ne dépersonnalise et ne stresse pas les individus plutôt que d'améliorer leur bien-être. Le fait de donner à des patients des informations complexes et ambiguës concernant le risque associé à la présence de variantes de gènes comme l'ApoE, pour lequel il n'existe pas de traitement connu, peut causer des soucis excessifs et conduire à des interventions médicales inutiles ou nocives. En réduisant une personne à son profil molécularo-génétique, la médecine moderne semble avoir pris un tournant profondément déshumanisant.

Ces inquiétudes ont été confirmées par nombre de mes patients, en particulier une femme venue me voir en neurologie pour une consultation génétique. Alors qu'elle effectuait un bilan cardiologique à titre préventif dans une autre institution médicale de Cleveland, on lui avait trouvé un risque génétique de maladie cardio-vasculaire (MCV). Son cardiologue lui avait envoyé ses résultats par courriel sous la forme d'un document type, lequel mentionnait qu'elle exprimait deux copies de l'allèle ε4 du gène de l'ApoE et qu'il avait été établi que ce phénotype constituait un marqueur génétique de susceptibilité à une MCV.

Préoccupée par son profil génétique et ne sachant pas très bien tout ce que ce jargon signifiait, la femme s'est rendue à la bibliothèque pour mener ses propres recherches. Par ce biais, elle a découvert qu'elle était non seulement à risque pour une maladie cardio-vasculaire, mais qu'elle présentait également un risque plus important de développer la maladie d'Alzheimer que ceux qui ont deux exemplaires de l'allèle plus commun ε3.

Cette femme avait déjà survécu à deux épisodes de cancer et avait le sentiment d'avoir vaincu la maladie en adoptant une approche dans laquelle l'esprit peut vaincre la matière. De manière assez compréhensible, elle était terrifiée à la perspective de perdre la tête. Elle était également furieuse que sa prédisposition génétique à développer une maladie d'Alzheimer lui ait été présentée aussi négligemment, sans aucune discussion concernant les implications plus générales de cette découverte dans le contexte de sa vie, de sorte qu'elle envisageait de poursuivre son cardiologue en justice. Je lui ai donné mon avis – tout comme je le fais pour toutes celles et ceux qui sont inquiets par rapport à leur risque génétique de développer une maladie d'Alzheimer – en soulignant le fait que l'amplitude du risque est souvent difficile à évaluer. A la différence des gènes autosomiques dominants qui se trouvent sur les chromosomes 1, 14 et 21 et dont nous savons qu'ils conduisent à des démences d'apparition précoce, le vieillissement cérébral normal n'est pas entièrement déterminé par les gènes familiaux. Comme vous l'apprendrez en détail dans la partie III, il y a de nombreuses variables liées à l'environnement et au mode de vie qui contribuent à notre vieillissement cérébral.

### LE VIEILLISSEMENT EST-IL INSCRIT DANS LES GÈNES ?

Dans un article paru en première page du *New York Times* le 31 août 2006, Gina Kolata résumait joliment le caractère hésitant de la conception scientifique concernant le rôle que joue la génétique dans le vieillissement : « La vision scientifique de ce qui détermine le cours d'une vie ou la manière dont une personne vieillit a fait des va-et-vient. D'abord, voici une vingtaine d'années, on mettait l'accent sur l'environnement, la qualité de l'alimentation, l'exercice physique et l'accès à de bons soins médicaux. Ensuite, on s'est tourné vers les gènes, l'idée que soit vous héritez de la bonne combinaison de gènes qui vous permettra de manger des steaks bien gras et de fumer des cigares tout en vivant jusqu'à plus de cent ans, soit vous n'en héritez pas. Et l'idée a marqué les esprits de sorte que, de nos jours, de nombreuses personnes se réfèrent à un ou deux ancêtres ayant vécu longtemps et présument qu'elles en ont hérité un don génétique pour la longévité. Mais des études récentes montrent que les gènes pourraient ne pas être si importants que cela dans la détermination de la durée de vie d'une personne ou dans sa propension à attraper certaines maladies – à l'exception, peut-être, de quelques familles ayant une longévité exceptionnelle. Cela signifie qu'il est généralement impossible de prédire combien de temps une personne va vivre à partir de la durée de vie des membres de sa famille. » En effet, les gènes constituent la toile de l'existence, mais l'expérience est la série de coups de pinceau sur la toile, à l'origine des images fascinantes qui représentent notre existence incarnée.

Le fait d'avoir un parent, ou plusieurs membres de sa famille, chez qui une maladie d'Alzheimer a été diagnostiquée (sur les plans clinique et pathologique) tôt dans leur vie augmente clairement le risque, mais d'une façon qui est difficile à quantifier. Le conseil que j'ai donné à ma patiente était qu'elle devait faire de son mieux pour prendre soin de son esprit et de son corps – via les facteurs environnementaux et de style de vie sur lesquels elle a un contrôle (manger sainement, faire de l'exercice physique, veiller à maintenir une pression sanguine et un taux de cholestérol bas et rester engagée dans des activités sociales) – et pour ne pas s'appesantir sur ce risque génétique ambigu. En substance, c'est également le conseil que je vous donne.

### Le raisonnement erroné sur l'origine ethnique et les gènes

La santé humaine est complexe et globale : aucune variable ne peut isolément fournir une explication causale adéquate rendant compte des différences de maladie entre des groupes ethniques. Pendant plus de cinquante ans, il y a eu une tendance persistante à attribuer des problèmes de santé tels que l'hypertension et la maladie d'Alzheimer chez les Afro-Américains à des gènes africains intrinsèques, et ce en dépit d'études approfondies ayant clairement démontré que des facteurs extrinsèques, incluant le mode de vie, l'alimentation et d'autres facteurs écologiques, contribuent de façon significative à la différence de risque. Les efforts faits pour associer l'origine ethnique, les gènes et le risque de maladie finissent par occulter la contribution importante des facteurs environnementaux, qui sont généralement le produit des inégalités socio-économiques.

Dans la mesure où les Afro-Américains sont représentés de manière disproportionnée dans les classes socio-économiques les plus basses, ils sont davantage susceptibles de souffrir des effets d'une alimentation de mauvaise qualité, d'être exposés à des neurotoxines telles que le mercure, le plomb ou l'arsenic dans l'eau potable, d'occuper des emplois moins stimulants sur le plan cognitif, d'avoir moins de temps libre pour faire de l'exercice physique – autant de facteurs qui influent sur la santé cérébrale tout au long de la vie. La prédisposition génétique ne constitue qu'une petite part de l'histoire de la santé d'une personne[8].

Si le cardiologue de ma patiente avait pris le temps de discuter des implications générales de cette information, il lui aurait dit qu'il y avait une marge d'erreur considérable autour des estimations de prédisposition. Ce qui signifie que toute évaluation du risque lié à l'ApoE, donnée à qui que ce soit, doit être considérée comme une approximation imparfaite. Par exemple, un risque lié à l'ApoE-4 estimé à 35 % peut en fait s'avérer être de 35 % plus ou moins 10 ou même 15 %. En d'autres termes, nous estimerions que le risque de la patiente de développer une démence de type Alzheimer se situerait quelque part entre 20 et 50 %. Ces estimations de risque relatif varient car elles sont générées à partir de petits échantillons, non représentatifs de la population générale, et les équations utilisées pour calculer le risque incluent des facteurs peu spécifiés et arbitraires. Nous ne connaissons pas réellement toute l'étendue des erreurs possibles. Comme vous pouvez le voir, étant donné l'énorme variabilité dans notre évaluation du risque, la validité de notre estimation s'effondre, tout comme son utilité potentielle, pour vous ou ceux qui vous sont chers.

Il y a quelques années, en tant que participant au projet fédéral REVEAL, j'ai donné des conseils à des patients de Cleveland et j'ai été très directement confronté à la confusion que génère la génétique. L'une de mes patientes était une femme afro-américaine qui était porteuse de deux allèles ApoE-4. Etant à la fois afro-américaine et femme, toutes nos données convergeaient pour lui prédire un risque très élevé, de près de 75 %. J'ai émis des réserves et l'ai mise en garde en d'innombrables occasions concernant les imperfections de nos données. A la fin de nos séances de conseil, j'étais assez confiant dans le fait qu'elle reconnaissait les limites de l'étude et que sa sérénité n'était pas trop affectée par le calcul de risque.

## DAVANTAGE D'ENSEIGNEMENTS À TIRER DE L'HISTOIRE DE MA PATIENTE

Le cas de ma patiente montre les nombreux défis auxquels notre culture doit faire face suite à l'introduction de la technologie génétique dans la pratique clinique. Quelles réactions pouvons-nous attendre des personnes face à des concepts tels que la prédisposition et le risque, en particulier quand cette information est si vague et si imprécise ? Comment pouvons-nous transformer cette connaissance en une information utile ? Des questions plus vastes se posent au sujet de la soi-disant médecine personnalisée. Voulez-vous être défini(e) par vos gènes ? Voulez-vous que votre configuration génétique constitue le récit principal de votre vie, en précisant le risque relatif encouru pour tous les maux possibles ? Notre système de santé est-il préparé à aider les individus à adapter leur vie quand ils prennent connaissance de leurs prédispositions génétiques à développer certaines maladies ?

Bien que la cartographie du génome humain ait assurément été une réalisation qui inspire le respect et l'admiration pour la biologie moléculaire et bien que la découverte d'une association entre l'ApoE et la maladie d'Alzheimer constitue un progrès dans notre compréhension de la génétique du vieillissement cérébral, aucune de ces découvertes n'a débouché sur des avancées claires dans la manière dont nous approchons la maladie d'Alzheimer. Les évaluations des risques individuels sont largement considérées comme trop vagues pour avoir la moindre utilité dans la prise en charge clinique. Les questions éthiques que ces découvertes ont soulevées nécessitent que l'on fasse une pause afin d'examiner comment nous allons gérer cette information délicate, quelle est sa valeur réelle pour la société dans son ensemble et si nous devrions décider de rechercher ces informations dans notre propre vie.

## TRAITEMENTS GÉNÉTIQUES DE LA MALADIE D'ALZHEIMER : QU'EST-CE QUE L'AVENIR NOUS RÉSERVE ?

La découverte du lien entre l'ApoE et la maladie d'Alzheimer fut un développement important dans le champ de la maladie d'Alzheimer, dans la mesure où elle nous a permis d'avancer quelque peu dans la compréhension de ses aspects biologiques et génétiques. On se demande maintenant si ces petits pas se sont faits dans la bonne direction, car la prééminence actuelle des explorations génétiques a nécessairement limité d'autres pistes d'exploration, dans des domaines que je considère comme plus fondamentaux – à savoir, les facteurs d'environnement et de mode de vie qui influencent le vieillissement cérébral tout au long de la vie d'une personne.

Au-delà du diagnostic, les implications les plus importantes de la recherche molécularo-génétique se situent davantage au niveau du traitement. La médecine moléculaire est utilisée comme une plate-forme à partir de laquelle de nouvelles promesses et de nouvelles annonces concernant la guérison de la maladie d'Alzheimer peuvent être lancées. L'hypothèse actuelle est qu'il reste encore énormément à apprendre sur la génétique de la maladie d'Alzheimer et que, avec davantage de connaissances, nous pourrons faire des découvertes capitales qui nous mèneront à des médicaments. L'empire de la maladie d'Alzheimer nous a donné une raison de plus pour conserver nos attentes pour des traitements plus puissants, tels que les vaccins amyloïdes, les cellules souches et d'autres innovations pharmaco-génétiques. C'est une fois de plus *En attendant Godot*. Aucune de nos découvertes génétiques ne nous a rapprochés de la prévention et/ou du traitement de la maladie d'Alzheimer. Néanmoins, les pourvoyeurs du mythe de la maladie d'Alzheimer continuent de faire de grandes promesses.

## ALLER À LA RACINE DES CELLULES SOUCHES

La plus grande de ces promesses est celle des cellules souches, qui ont largement focalisé l'attention et soulevé beaucoup d'espoir et d'attentes par rapport à un traitement. Les cellules souches sont des cellules indifférenciées, qui conservent la capacité de se diviser et de se différencier en d'autres types de cellules. Leur nature protéiforme leur donne le potentiel d'agir comme un système réparateur pour le corps, dans lequel elles peuvent être utilisées pour construire des tissus spécifiques ou faire croître des organes via la thérapie cellulaire. La question des cellules souches est devenue un sujet politique controversé. D'un côté, il y a ceux qui ne veulent pas entendre parler de recherche sur les cellules souches embryonnaires au motif éthique que des embryons humains peuvent être détruits pour obtenir certaines populations de cellules souches alors que, de l'autre côté, des scientifiques positivistes soutiennent ce type de recherche avec zèle et affirment que la technologie des cellules souches peut avoir une valeur inestimable, particulièrement dans des affections telles que le diabète, le cancer, les lésions de la moelle épinière, ainsi que dans des affections neurologiques dégénératives comme la maladie de Parkinson ou d'Alzheimer. Le débat national se joue généralement entre ces deux pôles, alors que l'on réfléchit peu à la faisabilité scientifique des traitements à base de cellules souches, particulièrement dans des affections aussi complexes que la maladie d'Alzheimer, ou à des questions éthiques dépassant les thèmes politisés de pro-vie/pro-choix[9]. Par exemple, nous prenons rarement en considération les risques liés à l'injection de cellules souches qui ont un potentiel de croissance illimité et qui sont susceptibles d'évoluer vers un cancer.

Le très grand potentiel des cellules souches est la conséquence de leur pluripotence, à savoir qu'elles sont capables d'affecter plus d'un organe ou tissu. Les cellules souches embryonnaires semblent avoir une flexibilité particulière, mais des cellules indifférenciées peuvent aussi se trouver dans divers tissus adultes, ainsi que dans le sang du cordon ombilical. Par le biais de manipulations humaines, les deux types de cellules souches ont le potentiel de croître sous la forme de neurones ou d'autres cellules spécialisées, ce qui nous permet de les intégrer dans des endroits cibles du corps, où elles pourraient contribuer à faire croître de nouveau des cellules endommagées dans des tissus ou des organes. Cela ouvre des perspectives d'intervention passionnantes visant des maladies et des lésions autrefois incurables telles que le diabète, la paralysie, la démence et d'autres affections dans lesquelles la mort cellulaire occasionne des souffrances humaines. En fait, il est probable que les cellules souches s'avéreront plus utiles dans des situations où un type particulier de cellules est impliqué, comme c'est le cas pour le diabète, dans lequel les cellules productrices d'insuline sont localisées dans le pancréas (bien que, même dans cette situation relativement simple, les experts disent que les traitements par cellules souches sont encore très incertains).

Si l'on met de côté l'excitation suscitée par ces perspectives, on voit que le discours sur les cellules souches délivré par les politiciens et les médias est simplifié à l'extrême. L'avidité, l'exagération et l'opportunisme politique l'ont emporté sur un débat rationnel concernant ce sujet. Mon opinion professionnelle, et l'opinion de la plupart des véritables experts dans la biologie de la maladie d'Alzheimer et des cellules souches avec lesquels j'ai parlé, est que ni les cellules souches embryonnaires ni les cellules souches indifférenciées de l'adulte ne se montreront aussi utiles pour la maladie d'Alzheimer que certains l'affirment et ce tant dans un futur proche qu'à long terme.

### ENRAYER LE MOUVEMENT : PARLONS FRANCHEMENT DES CELLULES SOUCHES

Lors d'une conférence donnée en octobre 2005 et intitulée « Recherche sur les cellules souches : Battage médiatique ou espoir ? » (« Stem Cell Research : Hype or Hope ? »), le Dr Austin Smith d'Edimbourgh, qui dirige EuroStemCell (un consortium européen impliqué dans un projet de recherche sur les cellules souches), a brièvement discuté des implications éthiques des recherches actuelles et futures. Ses conclusions touchaient à la responsabilité qu'avaient les scientifiques de dire la vérité et non de transmettre de faux espoirs. Il a demandé aux scientifiques présents de ne pas exagérer les perspectives de traitement, de ne pas sous-estimer les défis de la recherche et de ne pas banaliser les motifs d'inquiétude du public avec de la pseudo-science.

Immédiatement après, il a répondu à quelques questions et mon coauteur a eu la chance de pouvoir prendre la parole. Il lui a demandé de préciser son point de vue sur le thème « battage médiatique versus espoir », particulièrement en regard d'un trouble neurologique multisystémique tel que la maladie d'Alzheimer, en lui expliquant le dilemme auquel nous sommes confrontés lorsque les personnes nous interrogent sur le potentiel d'un traitement de la maladie d'Alzheimer par les cellules souches. Le Dr Smith a répondu en disant qu'il croyait que beaucoup de « faux espoirs » avaient été propagés par les politiciens et les journalistes, ce qui était destructeur tant pour la science que pour les individus qui méritaient qu'on leur dise la vérité. Il a aussi dit qu'il avait de la peine à envisager une thérapie à base de transplantation cellulaire dans la maladie d'Alzheimer et a ajouté qu'il était beaucoup plus plausible d'imaginer que l'industrie pharmaceutique développe des modèles neuronaux à partir des recherches sur les cellules souches (afin de mieux comprendre la dégénérescence). Une remise en perspective par des leaders tels que Smith est grandement nécessaire à mesure qu'on avance dans la recherche sur les cellules souches. Les promesses grandioses faites par les scientifiques et prononcées lors de meetings politiques alimentent de faux espoirs et nous exposent à une possible déception.

La maladie d'Alzheimer est un trouble multisystémique, qui affecte de nombreuses régions cérébrales. Pour permettre à une personne de récupérer sa fonction mnésique, il faudrait que les cellules souches implantées forment des connexions complexes avec des neurones se trouvant dans un cerveau âgé et malade. Cela ne semble guère plausible. Les scientifiques ne nous ont pas non plus expliqué précisément comment la croissance des nouveaux neurones sera capable de nous aider à retrouver des souvenirs anciens.

Une fixation sur les traitements par cellules souches peut nous empêcher de mettre en place des mesures préventives de base, qui pourraient contribuer à enrayer les dommages cérébraux. Toute l'énergie mise dans les cellules souches pourrait nous conduire à allouer nos ressources de manière trop limitée, en mettant tous nos œufs dans le même panier, comme le dit le dicton. Il serait plus efficace de traiter les nombreux facteurs environnementaux et liés au mode de vie qui contribuent au vieillissement cérébral plutôt que d'implanter après coup des cellules souches dans le cerveau des gens. Comme vous le verrez au chapitre 9, minimiser les dommages aux cerveaux en développement et maintenir une vie mentale et physique vigoureuse quand nous vieillissons peuvent faire plus pour les individus et les communautés qu'une réparation biologique.

Il existe peu de chercheurs qui croient que les cellules souches offrent un potentiel important. Dans la maladie de Parkinson, l'espoir est peut-être un peu plus réaliste. Bien que cette maladie affecte également de multiples populations neuronales, accroître le potentiel des cellules dopaminergiques (productrices de dopamine) apporte un bénéfice thérapeutique à certains patients car ce neurotransmetteur, la dopamine, semble important pour la motricité, laquelle est altérée dans la maladie de Parkinson. Cependant, de nombreux patients souffrant de maladie de Parkinson présentent des troubles cognitifs plus tardivement au cours de leur maladie, ce qui suggère que cette maladie est également un état multisystémique qui résistera à des réponses simples. L'implantation de cellules embryonnaires a déjà été tentée dans la maladie de Parkinson, avec des résultats mitigés, mais pas totalement décourageants.

Quelques chercheurs de pointe ont eu le courage de proclamer que nous devrions arrêter d'attendre Godot. Toutefois, le battage médiatique excessif autour la guérison des maladies dégénératives et autres a fait des cellules souches une question politique importante, bon nombre de politiciens exerçant une pression importante pour que les cellules souches soient commercialisées. En 2003, la Californie a fait passer une proposition de modification constitutionnelle nommée « Loi sur les cellules souches et les remèdes » (« Stem Cells and Cures Act »), qui a conduit à ce que 3 milliards de dollars de fonds publics soient investis dans la recherche sur les cellules souches. L'utilisation du mot « remède » juxtaposé à « cellules souches » est, à mon sens, irresponsable, car cette phrase implique tacitement qu'il y aura des résultats positifs si le public investit l'argent de ses impôts dans la recherche biologique fondamentale. Les êtres humains aiment avoir des réponses simples à des problèmes complexes et nous sommes une espèce formidable, car nous innovons ou trouvons souvent des réponses. Malheureusement, l'idée d'utiliser des cellules souches pour améliorer la maladie d'Alzheimer est trompeuse et crée de faux espoirs.

### Des espoirs démesurés

Alors que j'étais à Los Angeles, il y a quelques années, j'ai entendu Patti Davis, la fille de Ronald Reagan, attaquer le gouvernement Bush en raison de son opposition à la recherche sur les cellules souches. Comme on lui avait fait remarquer qu'elle mettait peut-être un espoir excessif dans l'utilisation des cellules souches dans la maladie d'Alzheimer, elle soutint qu'il n'existait pas de faux espoir. Bien que j'aie été sensible à l'opinion de Patti, je suis en désaccord avec elle. Créer des attentes élevées et un espoir mirobolant qui s'effondrent sous le poids de la réalité, peut conduire à plus de malheur et de souffrance à long terme et c'est éthiquement et scientifiquement discutable.

## LES FACTEURS DE CROISSANCE NERVEUSE (NERVE GROWTH FACTOR) DES FIBROBLASTES

Une autre approche thérapeutique en lien avec la précédente et qui a attiré beaucoup d'attention consiste à implanter dans le cerveau des cellules génétiquement modifiées pour produire le Facteur de Croissance Nerveuse (NGF), une protéine qui empêche la mort neuronale et stimule la fonction cellulaire. Cette approche de thérapie génique – qui est défendue par des chercheurs de l'Université de Californie à San Diego et une compagnie qu'ils ont créée et nommée de Ceregene – a permis aux scientifiques de mettre au point des cellules souches artificielles. Plutôt que de commencer avec des cellules souches, ce traitement débute avec des cellules épidermiques que l'on nomme fibroblastes et qui sont prélevées sur des patients. Ces cellules sont alors infectées par un virus dans le matériel génétique duquel on a inséré une copie du gène du NGF. Les cellules sont ensuite injectées au moyen d'une seringue près du télécenphale basal[10] cholinergique par le biais d'une opération délicate.

L'idée est que les fibroblastes, une fois introduits dans le cerveau, serviront de minuscules « pompes », produisant le NGF dont on a montré qu'il aidait les neurones à se développer et qu'il atténuait la mort cellulaire dégénérative dans les neurones cholinergiques, ainsi que dans d'autres cellules importantes pour la pensée et l'apprentissage. Cette approche de thérapie génique est porteuse de promesses, mais elle a également fait l'objet de réserves. La première est conceptuelle. Dans la maladie d'Alzheimer, il n'existe pas une population de cellules qui soit sélectivement touchée. La réparation de cellules dans une ou même dans plusieurs parties du cerveau ne permet pas de traiter complètement l'ensemble du processus de la « maladie ».

L'innocuité de l'intervention est également une source d'inquiétude. La seule condition qui soit peut-être pire que la mort non maîtrisée des cellules cérébrales est celle de la croissance non maîtrisée des cellules cérébrales, comme cela se produit dans le cancer du cerveau. L'introduction du NGF dans le cerveau pourrait avoir la conséquence non souhaitée d'aboutir à ce que des tumeurs se forment à partir des cellules nerveuses ou autres présentes dans le cerveau et possédant des récepteurs au NGF. Des chercheurs ont tenté d'ajouter au virus NGF un gène répondant à la tétracycline, qui agirait comme un mécanisme d'arrêt permettant d'interrompre la production de NGF quand elle devient excessive, mais cette technique n'a jamais bien fonctionné. Au-delà du risque de cancer, l'innocuité est une question qui se pose dans la procédure d'implantation elle-même, car elle requiert une intervention neurochirurgicale chez des patients qui sont déjà sujets à des complications. Pénétrer dans le cerveau au moyen d'une aiguille peut conduire à une hémorragie fatale, particulièrement chez les personnes âgées qui présentent davantage de risque d'hématome sousdural (un caillot sanguin à la surface du cerveau). Dans les essais qui ont été réalisés avec cette technique, sur huit patients, deux ont subi une lésion cérébrale durant la procédure et une est morte cinq semaines après.

## LE VACCIN AMYLOÏDE : L'AUTRE GRAND ESPOIR

Outre les thérapies de remplacement des cellules nerveuses via les cellules souches ou les fibroblastes à NGF, la plupart des compagnies qui étudient la maladie d'Alzheimer se concentrent de manière privilégiée sur la dissolution de la bêta-amyloïde en considérant que c'est la stratégie la plus prometteuse et en se contentant d'indiquer que les progrès réalisés dans la recherche en génétique vont ouvrir des possibilités illimitées de développement de nouveaux traitements personnalisés de la maladie d'Alzheimer. L'hypothèse de la cascade amyloïde a mené à de nombreuses tentatives pour empêcher la formation de l'amyloïde, la dissoudre ou en augmenter l'évacuation. Une approche assez surprenante s'est focalisée sur la production d'anticorps de l'amyloïde pour tenter de promouvoir son élimination, en partant du principe que le système immunitaire produit naturellement des anticorps en réponse à un dommage. On a fait l'hypothèse qu'un vaccin pourrait augmenter la production corporelle d'anticorps dirigés contre l'amyloïde, ce qui pourrait au final aider à prévenir la formation généralisée de plaques séniles. Des résultats spectaculaires ont été trouvés dans les essais réalisés sur des souris transgéniques, dans lesquels des vaccins ont été utilisés pour réduire l'amyloïde excessive. Les animaux transgéniques constituent des modèles imparfaits de la maladie d'Alzheimer ; néanmoins, les tenants de l'hypothèse amyloïde croient qu'il s'agit toujours d'un bon terrain d'essai pour les médicaments.

Une société nommée Elan, une importante entreprise de biotechnologie qui investit depuis longtemps des sommes énormes dans les maladies neurologiques et dans l'hypothèse amyloïde, a démarré un essai pharmaceutique rapidement après avoir développé cette approche sur des animaux de laboratoire. Malgré un enthousiasme initial, cette étude a été rapidement interrompue, un pourcentage significatif de participants ayant développé une réaction négative au vaccin. Le traitement avait occasionné des encéphalites allergiques, ou inflammations du cerveau, ayant conduit au décès de plus d'un patient et à des lésions permanentes chez d'autres, plus nombreux encore.

### La machine à développer des médicaments à l'œuvre

En dépit de l'absence de résultats, Elan dépense beaucoup d'argent pour promouvoir ses efforts. Par exemple, elle a offert un grand dîner aux participants du récent congrès international sur la maladie d'Alzheimer qui s'est tenu à Madrid en juillet 2006. Le battage médiatique entourant cette approche a continué à se développer et ce, en dépit de l'absence d'efficacité clairement établie et de la présence de dommages permanents causés à certains patients.

Peu après que l'essai a été interrompu, la compagnie a annoncé que ces résultats décevants ne retarderaient leur programme que de moins d'une année. En fait, la seule analyse des résultats a pris beaucoup plus de temps. Seuls 15 % des patients ont vraiment développé une réponse d'anticorps appropriée au vaccin lui-même. Chez certains de ces sujets, le vaccin a semblé contribuer à une certaine amélioration dans le fonctionnement cognitif comparativement au placebo. Ceux qui semblaient répondre au vaccin par une amélioration cognitive étaient ceux qui présentaient la plus grande atrophie cérébrale aux examens d'imagerie par résonance magnétique (IRM). Personne ne connaît les raisons de ce résultat curieux. Il se pourrait que le volume cérébral ait diminué du fait de l'élimination de l'amyloïde du cerveau. Quoi qu'il en soit, le résultat était l'inverse de celui auquel la plupart des gens s'attendaient. Les améliorations cliniques apparentes étaient petites et pourraient avoir été dues au hasard, comme dans toutes les études dans lesquelles il semble y avoir un sous-groupe de patients qui répond à un médicament. Nous ne savons pas si le moindre participant à l'étude a réellement bénéficié du vaccin de manière cliniquement significative. Les principales mesures d'efficacité de l'étude étaient en fait négatives. En d'autres termes, certaines analyses statistiques, entreprises a posteriori, ont été nécessaires pour affirmer que certaines personnes pourraient avoir répondu au vaccin. Cette approche statistique doit être considérée avec prudence, parce qu'elle peut avoir mis en évidence des associations qui ne seront pas reproduites dans d'autres études.

Les dangers d'une immunisation active, dans laquelle les patients reçoivent directement l'antigène amyloïde actif, ont conduit Elan et d'autres compagnies à modifier leurs antigènes actifs et également à développer des essais d'immunisation passive. Cette thérapie implique que l'on donne des anticorps préfabriqués aux individus plutôt que de laisser leur corps les produire comme c'est le cas avec une immunisation active. Des chercheurs de l'Université de Cornell ont essayé d'administrer de l'immunoglobuline intraveineuse (IgIV), un produit sanguin obtenu en mettant en commun des échantillons prélevés auprès de nombreux donneurs et contenant des anticorps anti-amyloïdes, ainsi qu'une variété d'autres immunoglobulines. Au départ, des résultats étonnamment positifs ont été obtenus auprès d'un petit nombre de patients et des essais à plus large échelle sont prévus. Toutefois, l'IgIV est un produit extrêmement onéreux et il est peu probable que l'utilisation généralisée de cette thérapie soit une solution à long terme.

## L'ALZHEMED : L'APPROCHE DU DRAGAGE DE L'AMYLOÏDE

L'Alzhemed est un produit expérimental à administrer par voie orale à des personnes avec maladie d'Alzheimer légère à modérée, qui a été spécifiquement conçu pour modifier l'évolution de la maladie. Il se lie principalement à l'amyloïde, empêchant ainsi la protéine de former des dépôts de protéine bêta-amyloïde (BAP) et contribuant à l'éliminer du corps.

Neurochem Inc., qui produit ce médicament, a obtenu des résultats en 2004 montrant que, globalement, près de 70 % des patients avec une maladie d'Alzheimer débutante s'étaient stabilisés ou améliorés sur le plan cognitif même après 20 mois de participation à l'extension en essai ouvert[11] de la phase III de l'étude clinique. Ces résultats n'étaient pas aussi bons pour les personnes à un stade modéré, ces patients continuant à montrer des signes de déclin. En fin de compte, la taille des échantillons était trop réduite pour que l'on puisse en tirer des conclusions.

Dans les essais cliniques de médicaments, le processus est divisé en quatre étapes. La phase I représente les premiers efforts pour étudier le métabolisme du médicament ; la phase II est souvent la première introduction de patients avec la maladie dans l'essai du médicament ; la phase III réfère à une étude plus large entreprise pour soumettre le médicament aux instances de régulation à des fins d'homologation ; la phase IV, ou période d'extension, est utilisée pour obtenir des données supplémentaires concernant l'innocuité du médicament. Les facteurs qui contribuent à une bonne étude sont : la randomisation des participants à l'étude entre le groupe d'intervention et le groupe de contrôle, une évaluation en aveugle (ce qui signifie que ni le chercheur, ni les participants ne savent qui est dans quel groupe), des mesures d'efficacité et un plan statistique bien définis, ainsi que des critères d'inclusion minutieux.

Une critique fondamentale à l'encontre de l'Alzhemed est que ce traitement pour la maladie d'Alzheimer repose sur la croyance BAPtiste selon laquelle l'amyloïde est la cause de la maladie d'Alzheimer. Il se pourrait que cette cible soit mal définie, car nous ne sommes pas sûrs du rôle que joue l'amyloïde dans le vieillissement cérébral. Comme les dépôts amyloïdes peuvent être observés dès l'âge de 20 ou 30 ans, il faudrait que, pour être efficace, l'Alzhemed soit administré pendant plus de la moitié de l'existence d'une personne ! En l'état actuel, l'Alzhemed n'a pas été administré assez longtemps pour qu'on puisse suivre la trajectoire des conséquences à long terme de son action. Les inquiétudes relatives à l'innocuité d'une administration à si long terme de ce médicament sont considérables.

Comme pour tous les traitements, l'innocuité à court terme et la tolérance à la substance ont aussi été remises en question. Selon Neurochem, la société qui fabrique ce médicament, l'Alzhemed est sans danger et bien toléré après un suivi allant jusqu'à vingt mois, bien que des nausées et des vomissements aient été rapportés en début de traitement et aient persisté dans certains cas jusqu'au seizième mois. Globalement, cinq patients sont sortis prématurément du début de l'essai clinique de phase II, portant sur une période de 20 mois, en raison d'effets secondaires : trois d'entre eux du fait de nausées et de vomissements, un suite à un état de fatigue et une perte de poids et le dernier pour un état d'agitation et la survenue d'idées délirantes. Comme je l'ai mentionné plus haut, il est toujours un peu risqué de perturber les systèmes corporels normaux, particulièrement en regard d'une protéine telle que la protéine précurseur de l'amyloïde (APP), qui est largement disséminée dans le corps et qui pourrait avoir des propriétés neuroprotectrices. L'Alzhemed est loin d'être un traitement viable. Il va devoir obtenir l'approbation de la Food and Drug Administration et des essais de plus grande envergure sont en cours dans l'espoir d'une mise sur le marché d'ici cinq ans. Beaucoup de spécialistes du domaine, y compris moi-même, se montrent dubitatifs quant au succès final de ces essais[12].

## LE XALIPRODÈNE

Le Xaliprodène est un agent neurotrophique prospectif qui a une activité similaire à celle du facteur de croissance nerveuse (NGF). Les neurotrophines sont de petites molécules qui favorisent la survie des cellules nerveuses. Actuellement en développement par Sanofi-Synthelabo, le Xaliprodène est conçu comme un traitement par voie orale pour la maladie d'Alzheimer et la maladie de Lou Gehrig[13].

Dans des cultures de cellules gliales, qui assurent le soutien et l'apport nutritif aux neurones, le xaliprodène augmente les effets du NGF sur la survie et le développement cellulaires et stimule la production de NGF. Une fois encore, la justification théorique apparaît raisonnable, mais les bénéfices et l'innocuité à long terme restent à établir. Tout comme avec les inhibiteurs de la cholinestérase, nous devrions nous demander si une thérapie dirigée exclusivement sur des neurones cholinergiques ou, dans le cas présent, sur des neurones qui répondent au NGF, sera suffisamment efficace pour traiter une maladie multisystémique[14].

## LE FLURIZAN

Le Flurizan (tarenflurbil) est développé par Myriad Pharmaceuticals, une compagnie dérivée de la très lucrative Myriad Genetics et qui commercialise des tests génétiques et de laboratoire. La compagnie croit que sa substance se lie à la gamma-secrétase et conduit celle-ci à former de plus petits segments de bêta-amyloïde. En d'autres termes, lorsque le médicament est actif, il y a moins de production du fragment peptidique à 42 acides aminés (BAP), ce qui épargne au cerveau les effets supposés toxiques de ce plus long fragment peptidique[15]. Il a été montré que ce médicament améliorait l'apprentissage et réduisait l'accumulation de plaques séniles chez des souris transgéniques dont les cerveaux avaient été modifiés pour produire la bêta-amyloïde en excès. Les données cliniques préliminaires recueillies auprès d'un petit nombre d'êtres humains ont été interprétées par certains comme pouvant ralentir la progression de la maladie. Néanmoins, un essai clinique en phase III réalisé auprès de 800 sujets est en cours pour tenter d'apporter des preuves plus claires de l'efficacité de la substance[16].

## L'INDUSTRIE PHARMACEUTIQUE

Au cours des trois dernières décennies, j'ai été de plus en plus préoccupé par les promesses excessives et fallacieuses qui se perpétuent quant aux traitements de la maladie d'Alzheimer. Il est tout aussi inquiétant de constater que la pompeuse rhétorique dont les entreprises pharmaceutiques font usage est en contradiction avec l'incapacité profonde d'identifier de nouveaux traitements réellement innovants. En dépit du tir de barrage des publicités auxquelles vous êtes directement exposé en tant que consommateur et qui semblent suggérer que les compagnies pharmaceutiques produisent un flot incessant de médicaments innovants, le succès des efforts de recherche et de développement de l'industrie s'est ralenti, juste au moment où la génomique et diverses autres approches sont arrivées, avec la promesse d'améliorer l'efficacité du développement de médicaments. Au lieu d'être une industrie hautement bénéfique pour la santé, qui découvre et produit de nouveaux traitements pouvant aider à soulager les épreuves du vieillissement cérébral, l'industrie est par trop devenue une entité axée sur le marketing, qui vend des médicaments à l'utilité incertaine, à des prix de plus en plus indéfendables et pratique un lobbying pesant dans le but d'obtenir les faveurs des hommes politiques.

Notre industrie pharmaceutique a des problèmes et ses dirigeants le savent. Lors d'une réunion de l'Académie Américaine de Neuro-psychopharmacologie (American College of Neuropsychopharmacology) qui s'est tenue à Porto Rico en décembre 2004, un cadre d'une importante multinationale m'a dit franchement : « Nos modèles commerciaux sont en faillite, et nous le serons aussi si nous ne les changeons pas. » Du fait que les ressources des entreprises pharmaceutiques, et peut-être aussi leur flexibilité intellectuelle et organisationnelle, sont limitées en ce qui concerne la recherche et le développement de base, bon nombre des avancées réalisées dans l'identification de nouveaux domaines de recherche se produisent en fait dans l'industrie des biotechnologies et dans les universités. L'industrie pharmaceutique se procure des parts de cette recherche novatrice en achetant de plus petites compagnies.

Comme Marcia Angell, une ancienne rédactrice en chef du *New England Journal of Medicine* qui fait actuellement partie du Département de Médecine Sociale à l'Ecole de Médecine de Harvard, l'écrit dans son livre *La vérité au sujet des compagnies pharmaceutiques (The Truth About Drug Companies)*, l'industrie pharmaceutique, au lieu d'être un moteur d'innovation en faveur de la santé humaine, est une « vaste machine de marketing » qui est loin d'être la réussite de l'économie de marché que l'on pourrait imaginer[17]. Tout comme un enfant médiocre, profiteur, s'incrustant encore à la maison alors qu'il aurait largement l'âge de se débrouiller, l'industrie vit des monopoles et des recherche financées par le gouvernement et est rémunérée de façon extravagante pour ses maigres contributions. La plupart des patients seraient sans doute horrifiés d'apprendre combien d'argent l'industrie pharmaceutique met pour offrir des repas, des voyages, des fêtes, des bons d'achat, des stylos et des gadgets aux médecins qui prescrivent leurs médicaments. Considérez ceci : l'industrie estime qu'elle dépense environ 5,7 milliards de dollars pour réaliser des opérations de marketing auprès des médecins. Si vous calculez, cela représente près de 6 000 dollars par médecin[18] ! Cet argent pourrait être utilisé au développement de médicaments qui pourraient aider à soulager les souffrances des personnes partout dans le monde. L'industrie pharmaceutique (« Big Pharma ») est aussi l'une de celles qui dépense le plus à Washington (et dans les sièges des gouvernements des Etats[19]), et elle se couvre en soutenant aussi bien les républicains que les démocrates. Il faut encore ajouter à ses frais de représentation, tous les avocats qu'elle paie pour défendre ses droits à la propriété intellectuelle et pour attaquer les médicaments génériques, et c'est un miracle qu'il reste encore un peu d'argent à consacrer à la véritable recherche.

### Mon message à l'industrie pharmaceutique

Il y a dix ans, j'ai fondé un groupe nommé le Groupe de Travail International pour l'Harmonisation des Directives relatives aux Médicaments contre la Démence (International Working Group for the Harmonization of Dementia Drug Guidelines). Nous avons réussi à réunir des universitaires, des cadres de l'industrie et des régulateurs gouvernementaux pour discuter de la maladie d'Alzheimer et des troubles apparentés et avons contribué à concocter les directives nécessaires pour démontrer qu'un médicament devrait être homologué pour le traitement de la maladie d'Alzheimer. Nous ne nous sommes pas seulement focalisés sur les médicaments, nous avons aussi examiné les questions pharmaco-économiques, considéré les aspects éthiques et culturels ayant une incidence sur le développement d'un médicament et attiré l'attention sur le besoin d'améliorer l'efficacité du développement de médicaments de par le monde.

Les instances dirigeantes qui surveillent la santé de nos citoyens doivent mettre l'industrie pharmaceutique au défi de promouvoir de réelles innovations et de proposer des produits qui prolongent la vie, améliorent sa qualité et maintiennent une bonne vitalité cognitive.

De plus, il est temps que la société exerce une pression sur l'industrie pharmaceutique et sur la profession médicale (tellement dominée par « Big Pharma »), en les poussant à changer leur manière de faire des affaires. Les associations médicales professionnelles devraient ramener leurs membres sur un sentier plus éthiquement acceptable, mais même leurs propres budgets sont souvent assez dépendants des subventions de l'industrie – ce qui montre comment la médecine est empêtrée dans l'industrie pharmaceutique (« Big Pharma »). Une responsabilité majeure repose sur les épaules de nos structures de régulation nationales et internationales : elles ont pour tâche d'établir les standards requis pour qu'un médicament soit homologué et de contrôler le comportement de l'industrie pharmaceutique. Ces organismes de régulation doivent réduire l'importance accordée à des médicaments à peine efficaces tels que les inhibiteurs de la cholinestérase et donner la priorité à de nouvelles entités chimiques. L'industrie pharmaceutique peut jouer un rôle vital dans l'avenir du vieillissement cérébral, mais elle doit accepter la responsabilité d'être un agent d'amélioration du monde. Bien que la découverte d'un remède biologique contre la maladie d'Alzheimer dépasse probablement nos capacités humaines, nous devons contrôler le pouvoir de l'industrie pharmaceutique et l'orienter vers la recherche des traitements réellement efficaces qui amélioreront notre qualité de vie quand nous vieillirons.

## LE BESOIN D'UNE BIOÉTHIQUE PROFONDE

Les relations entre la profession médicale et l'industrie de la santé (les fabricants d'appareils et l'industrie pharmaceutique) sont pour le moins problématiques. Arthur Kleinman, le fameux anthropologue médical de Harvard, a considéré que ce partenariat corrompu est le plus grand problème éthique de la médecine actuelle. Personnellement, je trouve que les manquements au comportement éthique dans la profession médicale sont lamentables. Après tout, on s'attend à ce que les entreprises cherchent à vendre leurs produits et améliorent leurs résultats financiers. A l'inverse, nous attendons des professionnels de la médecine qu'ils remplissent leur contrat social et donnent des conseils relatifs à la santé et non qu'ils aident à vendre des pilules et des appareils. Redresser la relation problématique qui existe entre la médecine et l'industrie et établir une synergie éthique, voilà ce qui constitue l'un des plus importants problèmes auxquels la médecine doit faire face – un problème dont je souhaiterais qu'il soit abordé de façon plus proactive par ce domaine émergent que constitue la bioéthique.

La bioéthique est un domaine naissant, qui n'a que 25 ans. Un de mes mentors dans la bioéthique, V.R. Potter, fut le premier à utiliser ce terme[20]. Potter avait identifié le besoin d'un effort interdisciplinaire pour comprendre le rôle et les responsabilités de l'espèce humaine en regard de la planète et pour parer aux dérapages éthiques qui pourraient être engendrés dans le monde médical par la recherche du profit. J'ai débuté ma carrière en tant que professeur de bioéthique et j'ai étudié et écrit sur des thèmes tels que les tests génétiques, le consentement informé des patients avec troubles cognitifs et les soins en fin de vie. Cela m'a tant intéressé que j'ai poursuivi mes études pour obtenir une maîtrise en bioéthique au sein de l'université dans laquelle je me trouve actuellement. Toutefois, j'ai rapidement déchanté, lorsque j'ai vu à quel point cette discipline avait été cooptée par la profession médicale et à quel point elle se montrait peu critique vis-à-vis des écarts de conduite de la médecine actuelle. Les bioéthiciens peuvent être les chiens de garde du public, mais ils doivent s'engager à aborder les problèmes fondamentaux qui affectent la pratique de la médecine et corrodent notre système de soins de santé.

## LE POUVOIR DES RÉCITS

Il existe une histoire ancienne au sujet de trois aveugles rencontrant un éléphant en Inde. Ne sachant pas ce qu'était cette créature, chacun posa ses mains sur une partie différente de son corps. L'un toucha ses flancs et s'exclama : « Eh bien, eh bien, cet animal est exactement comme un mur. » Le second ne toucha que la trompe et dit : « Mon ami, tu fais erreur, cela ressemble plutôt à une lance qu'à un mur. » Il se trouva que le troisième se saisit de la queue de l'animal et déclara : « Vous vous trompez tous les deux. Toute personne douée d'une once de bon sens pourrait voir que cette créature est comme un serpent. »

La morale est bien sûr que les humains souvent n'arrivent pas à observer les objets dans leur complexité globale. Si nous voyons cette histoire comme une allégorie de la médecine génétique moderne, elle nous rappelle que la pratique médicale occidentale est souvent coupable de la même myopie que les trois aveugles de l'histoire. Le réductionnisme génétique ne nous a pas conduits vers la terre promise de la médecine personnalisée. En ignorant la totalité de l'expérience humaine – les dimensions morale, psychosociale, éthique, culturelle, spirituelle de la vie, ainsi que les facteurs environnementaux et de mode de vie qui contribuent à la santé et à la maladie – et en tentant de nous réduire à nos gènes ou à une cible thérapeutique unique (l'amyloïde, le télencéphale basal cholinergique, etc.), la médecine occidentale omet de prendre en compte la complexité des êtres humains vivant en communauté. La maladie d'Alzheimer ne peut être réduite à un substrat purement moléculaire – l'histoire du vieillissement cérébral n'est pas si simple.

A Cleveland, nous lançons un programme intitulé « banque de récits » (StoryBank) dans lequel nous collectons les histoires des patients et d'autres récits de santé, et ce en parallèle avec une « bio-banque » (BioBank)[21] qui vise à stocker l'ADN et des extraits de tissus organiques dont des personnes du nord-est de l'Ohio ont fait don. Comme je l'ai mentionné, j'ai créé et géré à Johns Hopkins le Centre de Ressources sur le Cerveau (« Brain Resource Center »), une sorte de bio-banque (pour des cerveaux), destinée à appuyer notre travail sur les systèmes cholinergiques et d'autres systèmes dans la maladie d'Alzheimer, et je connais ainsi le pouvoir d'une approche neuroscientifique interdisciplinaire pour analyser les cellules et les gènes dans les tissus recueillis lors de l'autopsie. Ce projet m'a aidé à faire progresser ma carrière en me permettant de collaborer avec de nombreux autres chercheurs intéressés par l'étude de ces tissus. J'imagine une synergie du même type avec la banque de récits.

Bien que la biomédecine génétique offre clairement l'espoir d'aider les êtres humains à faire face à des problèmes de santé, notre plus grand espoir réside dans les liens mutuels qui nous unissent en tant qu'êtres humains. Nous ne pouvons pas promettre à nos patients souffrant de démence que nous serons capables de « réparer » leurs cerveaux avec des cellules souches ou d'autres interventions miraculeuses, mais nous pouvons les honorer, alors qu'ils souffrent, en étant véritablement engagés dans leur histoire, en en témoignant et en en tirant de la sagesse. En nous centrant sur les récits individuels, nous pouvons recueillir des histoires personnelles de la vie des gens qui prennent le pas sur les mythes standard, réductionnistes et totalisateurs, se rapportant à des états tels que la maladie d'Alzheimer. Ces récits peuvent aussi susciter une mise au jour des multiples facteurs environnementaux et de mode de vie qui influent tout au long de la vie sur le vieillissement cérébral et suggérer comment mieux élaborer un message de santé publique axé sur la prévention.

En effet, la banque de récits n'est pas qu'un projet académique, elle représente une tentative d'amélioration de la santé publique à Cleveland et au-delà. Une focalisation de ce type sur l'histoire de la personne et de la communauté est indispensable pour contrer le réductionnisme biomédical. A la différence des trois hommes aveugles, les soignants de personnes âgées au XXI$^{e}$ siècle doivent commencer à élargir leur angle de vision pour percevoir l'« éléphant » dans toute sa complexité plutôt que de rétrécir leur regard sur les cerveaux qui dégénèrent ou sur les gènes qui codent les protéines s'accumulant dans ces cerveaux. La conception des soins doit changer pour aller vers une approche globale. Nous devons commencer à voir les personnes au travers d'une lentille holistique et écologique – la banque de récits promet d'y contribuer.

Nous devons nous souvenir que la génétique moléculaire n'est qu'une petite partie de l'histoire du changement cognitif et que le vieillissement cérébral n'est qu'une petite partie de ce qui nous rend humains. En dépit de la désinformation « mythique » qui prévaut tellement dans les médias au sujet du risque génétique et des remèdes moléculaires pleins d'avenir, il n'y a pas de remède révolutionnaire simple qui « réparera » nos cerveaux vieillissants, pas même à l'horizon. Ceci ne devrait pas constituer un motif de consternation. D'une certaine manière, l'absence de déterminisme génétique devrait nous inspirer de l'espoir, car il y a beaucoup à faire pour promouvoir notre bien-être cognitif quand nous vieillissons.

PARTIE III

# Une nouvelle façon de vivre son vieillissement cérébral

# Chapitre 7

# IDENTIFIER CEUX QUI ONT BESOIN DE CONSEILS MÉDICAUX POUR LEURS PROBLÈMES DE MÉMOIRE

> « *Bénis soient les oublieux, car ils l'emportent même sur leurs bévues.* »
>
> ~ FRIEDRICH NIETZSCHE

Il y a de nombreuses années, j'étais debout, fixant la porte de ma chambre d'un air perplexe, numéro 212, dans le somptueux « Prince Hotel » à Osaka, au Japon. J'avais atterri le matin même au Japon pour un congrès international sur la maladie d'Alzheimer et j'avais, toute la journée, été perturbé par le décalage horaire. Cette nuit-là, je souhaitais avoir un peu de repos. La seule chose qui m'empêchait d'entrer dans ma chambre était le mauvais fonctionnement d'une clé électronique qui persistait à m'en refuser l'accès. J'entrais et sortais la clé du lecteur. Je secouais la poignée de la porte. Je poussais la porte de l'épaule. En vain. La chambre restait fermée.

Las, épuisé et d'humeur maussade du fait d'une journée de voyage, je descendis dans le hall d'entrée de l'hôtel et posai la clé sur le comptoir de la réception.

« Elle ne fonctionne pas », dis-je au réceptionniste avec exaspération.

Il regarda ma carte, puis leva son regard vers moi.

« Dans quelle chambre êtes-vous, Monsieur ? », me demanda-t-il avec un fort accent anglais, ce à quoi je répondis : « 212 ».

Il sourit, lut mon nom sur mon badge et l'introduisit dans son ordinateur. « Le Dr Whitehouse a la chambre *trois cent* douze ! », dit-il.

Prenant conscience de mon erreur, je ris de moi-même, m'inclinai d'un air penaud et remontai à l'étage pour trouver, enfin, mon lit.

Nous avons tous des « moments seniors [1] » comme celui-là.

Qui parmi nous n'a jamais fait l'expérience d'un trou de mémoire inexplicable, ayant suscité de l'anxiété à propos de la maladie d'Alzheimer ? Au Japon, ils ont un terme spécifique pour parler de ces états de confusion transitoires tels que la mésaventure qui m'est arrivée dans ma chambre d'hôtel : *boke*. Les moments de *boke* provoquent de l'anxiété chez les Japonais, mais parce qu'ils sont souvent attribués aux caprices du vieillissement normal, ils ne sont pas du tout inattendus et l'on n'en parle pas en faisant référence à la démence. Parfois, ils font l'objet de traits d'humour par des comédiens ou lors d'émissions de télévision ; en général, les personnes qui vivent ce type d'épisodes sont dépeintes dans les médias sous un aspect mignon, à la manière d'un enfant dépendant [2].

Quand nous vieillissons, nous pouvons aussi nous attendre à vivre davantage de moments de *boke*. Que cela se traduise de temps en temps par des oublis de dates, la perte de ses clés ou de son téléphone portable, le sentiment d'avoir les mots ou les noms sur le bout de la langue ou par le fait de fulminer devant la chambre de quelqu'un d'autre dans un hôtel d'Osaka à la manière d'un Godzilla[3] moderne, nous pouvons nous attendre à ce que ces événements se produisent plus souvent à mesure que nos corps et nos esprits vieillissent.

Les erreurs de mémoire occasionnelles peuvent être une conséquence normale du vieillissement, mais quand les problèmes mnésiques commencent à interférer avec vos activités quotidiennes, peu de choses distinguent les difficultés accidentelles auxquelles on ne pense plus de celles qui imposent de chercher de l'aide auprès d'un médecin. L'un des dilemmes les plus perturbants auxquels nous sommes tous confrontés à mesure que nous vieillissons est de savoir si nous devons chercher une aide médicale pour notre vieillissement cérébral. Bien qu'il n'y ait pas de limite claire entre des changements normaux et des signes d'alerte, il existe des approches fondées sur le bon sens pour déterminer si vous ou l'un de vos proches devriez consulter un médecin.

## ÉVALUER LES DIFFICULTÉS DE MÉMOIRE DANS VOTRE FAMILLE

Au début des années 1990, j'ai fait partie d'une équipe de cliniciens qui ont développé, à l'intention de l'Association Alzheimer, une liste en 10 points reprenant des symptômes fréquents et visant à aider les personnes à reconnaître la différence entre des changements mnésiques liés au vieillissement normal et des signes pouvant évoquer une démence. Alors que nous la développions, j'étais un peu préoccupé par le fait que ce travail était réalisé grâce à une subvention allouée par la compagnie pharmaceutique qui produisait la tacrine, le premier médicament ayant été homologué pour le traitement de la maladie d'Alzheimer. Je me demandais en fait si nous n'étions pas en train d'établir la liste des dix signes d'alerte qui vous qualifieraient en tant que consommateur de tacrine ! Près de deux décennies plus tard, j'ai mis à jour et clarifié cette liste pour vous permettre de décider si vous avez besoin de chercher une aide professionnelle pour vos pertes de mémoire ou d'encourager quelqu'un d'autre à le faire.

Dix signes vous alertant que des troubles cognitifs justifient une consultation spécialisée[4] :

- Pertes de mémoire
- Difficultés à réaliser des tâches familières
- Problèmes de langage
- Désorientation temporelle et spatiale
- Altération ou diminution des capacités de jugement
- Problèmes de pensée abstraite
- Ne pas mettre les objets où il faudrait
- Changements d'humeur ou de comportement
- Changement de personnalité
- Perte d'initiative

### Les pertes de mémoire

L'Association Alzheimer considère que l'oubli d'informations récemment acquises constitue l'un des signes les plus fréquents de démence débutante, ce qui est vrai dans une certaine mesure. Bien qu'il soit normal pour les personnes de tous âges d'oublier occasionnellement des rendez-vous, des noms ou des numéros de téléphone, celles qui ont un vieillissement cérébral problématique oublieront ces informations plus fréquemment et ne s'en rappelleront pas plus tard, même avec l'aide d'indices.

***Qu'est-ce qui est normal ?*** Il est pratiquement impossible de définir ce qui est normal, parce que chacun amène dans la vieillesse des habiletés cognitives différentes. Une manière d'obtenir une première estimation consiste à évaluer la perte de mémoire à partir du niveau de fonctionnement que vous ou votre proche aviez lorsque vous étiez plus jeune. Si vous trouvez difficilement les mots et qu'ils sont sur le bout de la langue, mais que vous n'avez jamais vraiment bien parlé auparavant, votre situation n'est peut-être pas si terrible. De manière générale, nous ne sommes pas de très bons juges de notre propre déclin cognitif. Il est souvent utile que quelqu'un que nous connaissons bien nous dise s'il pense que notre perte de mémoire est normale ou non. Cet avis devrait être émis sans détours, mais sans jugement.

> « *L'avantage de la mauvaise mémoire est qu'on jouit plusieurs fois des mêmes choses pour la première fois.* »
>
> ~ FRIEDRICH NIETZSCHE

**Difficultés à réaliser des tâches familières**

Selon l'Association Alzheimer, les personnes qui souffrent de démence ont souvent du mal à planifier ou à réaliser correctement les tâches de la vie quotidienne. Il s'agit d'un signe révélateur de déclin cognitif. Les personnes peuvent perdre le fil des étapes nécessaires pour préparer un repas, effectuer un appel téléphonique, utiliser un appareil électroménager ou participer à un jeu ou à leur passe-temps quotidien – autant d'activités qui dépendent de la mémoire procédurale. Il nous arrive à tous, de temps en temps, de nous rendre dans la cave et d'oublier ce que nous étions venus y faire. Une personne souffrant d'une affection démentielle peut parfois oublier qu'il s'agit de sa propre cave (ce qui dépend de sa mémoire autobiographique ou épisodique) et devenir désorientée dans le temps et dans l'espace.

***Qu'est-ce qui est normal ?*** De nouveau, ce qui est normal est une question de degré. Oublier de temps à autre pourquoi on est venu dans une pièce ou ce qu'on avait l'intention de dire sont des erreurs qui arrivent à tout le monde. Les questions-clés sont :

- A quelle fréquence ces incidents se produisent-ils ?
- Vous perturbent-ils ou vous mettent-ils en danger, vous ou ceux qui vous entourent ?

– Votre incapacité à réaliser les tâches de la vie quotidienne empiète-t-elle sur votre qualité de vie ou sur celle de ceux que vous aimez ?

Il arrive souvent que les problèmes de mémoire des patients affectent davantage les proches aidants que les patients eux-mêmes. Par exemple, beaucoup de mes patients se répètent. Bien qu'ils ne soient pas conscients de leurs répétitions, c'est souvent extrêmement fatiguant pour leur entourage. C'est pourquoi les personnes proches sont souvent le meilleur juge de la normalité et il est sage de s'en remettre à leur expertise.

**Problèmes de langage**

Les personnes qui souffrent de démence oublient souvent des mots simples ou les remplacent par des mots insolites appelés « néologismes », ce qui rend leur discours ou leur écriture difficile à comprendre. L'Association Alzheimer donne l'exemple d'une personne incapable de trouver sa brosse à dents et qui pour la demander parle de « quelque chose pour sa bouche » ou utilise des phrases embrouillées. Avec mes patients, le problème le plus fréquent n'est pas qu'ils fabriquent de nouveaux mots, mais qu'ils oublient les anciens. Cette difficulté à trouver les mots engendre des pauses dans la conversation et peut amener les patients à utiliser des périphrases pour essayer de contourner leur trou de mémoire.

***Qu'est-ce qui est normal ?*** Que nous soyons à la fleur de l'âge ou arrière-grands-parents, nous avons tous parfois des difficultés à trouver les mots justes. Si vous ou ceux que vous aimez ne parvenez pas à sortir le mot qui se rapporte à brosse à dents, le problème est bien plus bénin que si des mots insolites ou des néologismes sont produits à sa place. De nouveau, le mauvais fonctionnement de notre langage devrait être interprété en regard de notre fonctionnement antérieur. Le déclin de notre fonctionnement cognitif est inévitable, ce qui importe, c'est la pente de ce déclin.

**Désorientation temporelle et spatiale**

Les personnes présentant une démence peuvent se perdre dans leur voisinage, ne plus savoir où elles se sont et comment elles sont arrivées là et être incapables de retourner chez elles. Il arrive assez souvent que mes patients ou leurs proches me disent que c'est ce type d'incident qui les a finalement poussés à demander de l'aide à un médecin. Malheureusement, cela amène fréquemment les patients à se perdre en voiture. Je me souviens d'un de mes patients qui était venu me voir après s'être trompé de direction sur l'autoroute et s'être retrouvé à Buffalo, dans l'état de New York, au lieu de Cleveland[5]. Une erreur d'une telle ampleur justifie bien une attention médicale.

***Qu'est-ce qui est normal ?*** Comme le suggère l'Association Alzheimer, oublier le jour de la semaine ou le lieu où vous vous rendiez sont des problèmes d'orientation compréhensibles dans le monde moderne agité et chaotique qui est le nôtre. Nous devons nous interroger sur l'ampleur de la désorientation.

- Vous perdez-vous dans le réseau de métro de Tokyo ou dans votre propre ville ?
- Dans quelles circonstances vous êtes-vous perdu ?
- N'aviez-vous pas assez dormi ?
- Etiez-vous stressé, déprimé, ou aviez-vous pris de l'alcool ou des médicaments ?
- A quelle fréquence cela se produit-il ? De temps en temps ? Une fois par semaine ?

Les réponses à ces questions peuvent vous aider à décider si une visite chez le médecin est nécessaire. Si vous relevez que l'un de vos proches est de plus en plus incapable de diriger sa vie – en particulier si son état de confusion le met en danger ainsi qu'autrui – une certaine « fermeté affectueuse » est peut-être nécessaire. Il est difficile de mettre en question la capacité de quelqu'un d'autre à fonctionner dans le monde, mais les coûts de cette intervention sont largement compensés par les bénéfices. La franchise et l'empathie sont les meilleurs outils à utiliser en de telles situations (Cf. encart page suivante).

### Altération ou diminution des capacités de jugement

Il peut arriver que les personnes souffrant de démence ne s'habillent pas comme il faut ou montrent des capacités de jugement altérées dans divers aspects de leur vie, ne correspondant pas à leur comportement antérieur. Parmi les signes d'alerte que nous voyons fréquemment dans notre consultation, on trouve les patients qui dépensent beaucoup d'argent pour des achats par téléphone (dans le cadre de la télémercatique[7]), ou qui paient pour des réparations dans leur maison ou pour des produits dont ils n'ont pas besoin. Je me souviens d'un patient qui était venu me voir il y a quelques années parce qu'il était obsédé par son courrier. Il répondait de façon compulsive à toutes les loteries publipostées et, après quelques mois, s'est retrouvé dans un nombre incalculable de listes de distribution. En conséquence, un nombre de plus en plus important de ces arnaques à la loterie s'infiltrait dans son courrier, lui donnant de plus en plus d'opportunités de gaspiller son argent – une chose qu'il n'aurait jamais faite s'il avait été en possession de toutes ses capacités de jugement.

### L'importance du sommeil

On pense que les souvenirs sont consolidés par le cerveau durant les phases de sommeil paradoxal[6]. Ainsi, une privation de sommeil peut occasionner des difficultés dans les processus de stockage et de récupération de l'information, ce qui explique pourquoi vous pouvez avoir le sentiment de ne pas être aussi vif que d'habitude après une nuit passée à se tourner et se retourner. Bien que chacun ait des habitudes de sommeil différentes, une bonne ligne de conduite pour conserver une mémoire solide au quotidien est de veiller à maintenir des habitudes de sommeil régulières et à dormir sept à huit heures par nuit. L'International Longevity Center-USA (*Centre International de la Longévité – Etats-Unis*), une organisation visant à mener une réflexion d'ensemble sur les implications individuelles, culturelles, sociales, médicales et économiques du vieillissement de la population, établi à New York et dirigé par mon ami Bob Butler, a récemment émis des conseils destinés aux aînés pour un bon sommeil et un vieillissement sain :

**A faire :**

- Couchez-vous à la même heure chaque soir ; réveillez-vous et sortez de votre lit à la même heure chaque matin.
- Faites de votre chambre à coucher une pièce sombre, fraîche, tranquille, reposante et confortable.
- Si vous ne vous endormez pas après 20 minutes, sortez du lit et lisez quelque chose d'ennuyeux jusqu'à ce que vous ayez sommeil.
- Ayez une activité physique, de préférence à l'extérieur, durant la journée (au moins 4 heures avant l'heure du coucher).
- Prenez un bain chaud 60-90 minutes avant l'heure du coucher.
- Ecoutez de la musique douce ou apaisante.
- Utilisez la visualisation mentale, imaginez une scène reposante.

**A ne pas faire :**

- Boire des boissons contenant de la caféine (café, thé et boissons gazeuses) dans les six heures qui précèdent le coucher.
- Boire de l'alcool au moment du coucher ou dans les deux heures qui précèdent ; la consommation d'alcool pendant la journée devrait être modérée.
- Fumer des cigarettes dans les quatre heures qui précèdent le coucher (bien entendu, il est préférable de ne pas fumer du tout).
- S'endormir devant la télévision allumée.
- Faire de l'exercice dans les quatre heures qui précèdent le coucher.
- Lire au lit des textes stimulants, juste avant d'éteindre la lumière.
- Faire des siestes trop longues (plus de 30 minutes) durant la journée.
- Aller se coucher en ayant trop faim ou en ayant trop mangé. Si vous avez faim, mangez une collation légère, riche en hydrates de carbones (par exemple, quelques biscuits avec du lait).

Pour lire tout le rapport (en anglais), vous pouvez consulter le site internet suivant : http://www.ilcusa.org/media/pdfs/Sleep&HealthyAging.pdf

***Qu'est-ce qui est normal ?*** Nous avons tous, de temps en temps, commis l'erreur de prendre une décision contestable à propos de nos finances personnelles.

- Vos erreurs sont-elles flagrantes au point que les autres personnes commencent à s'en apercevoir ?
- Etes-vous capable de comprendre et de formuler votre erreur, de raisonner dessus et d'en tirer les leçons qui s'imposent ?

Il se peut que celles et ceux qui ne sont pas conscients de leurs erreurs aient des problèmes plus sérieux et qu'ils aient besoin d'autrui pour intervenir dans leurs affaires et les aider à trouver une assistance médicale. De nouveau, il est nécessaire d'évaluer l'importance des incidents en regard du comportement antérieur. La personne a-t-elle toujours eu tendance à manquer de jugement ? Ou a-t-elle toujours eu un esprit très aiguisé ? La famille et les amis sont les mieux placés pour se prononcer.

**Problèmes de pensée abstraite**

L'Association Alzheimer mentionne qu'une personne souffrant de démence peut rencontrer des difficultés inhabituelles dans la réalisation de tâches mentales complexes, telles que oublier ce que à quoi servent les nombres et comment ils devraient être utilisés. D'après mon expérience, le problème qui est le plus fréquemment associé à cette difficulté cognitive spécifique concerne les erreurs dans la gestion des comptes bancaires.

***Qu'est-ce qui est normal ?*** On pourrait dire qu'il est normal de considérer que la gestion d'un carnet de chèques est une tâche exigeante. Ce n'est simple pour personne et le fait de trouver qu'une tâche est compliquée n'est pas nécessairement le signe d'un problème cognitif requérant une attention médicale. Si vous ou l'un de vos proches rencontrez des difficultés dans la manipulation des nombres et si cette confusion persiste et provoque un sentiment croissant de frustration, alors il est important que vous preniez un avis médical. Il se peut que des facteurs cognitifs autres que ceux qui sont altérés dans la démence perturbent votre fonctionnement. Un spécialiste peut vous aider à déterminer si un de ces facteurs est à l'origine de la modification de vos capacités d'abstraction.

**Ne pas mettre les objets où il faudrait**

Il peut arriver qu'une personne présentant une maladie d'Alzheimer place des choses à des endroits inhabituels. Par exemple, le Dr Alzheimer avait noté qu'au début de son déclin, Auguste D. s'était mise à ranger son courrier dans des boîtes placées sous son lit. Les patients dont je m'occupe et qui souffrent de démence perdent régulièrement leurs lunettes, leur porte-monnaie ou d'autres objets usuels. Certains deviennent des collectionneurs obsessionnels de bric-à-brac et rangent les objets dans des endroits bizarres. Ainsi, je me souviens d'une patiente dont je m'occupais à domicile et qui avait accumulé tellement de journaux dans son appartement que c'en était devenu un risque d'incendie et d'accident.

***Qu'est-ce qui est normal ?*** Il arrive à tout le monde, de temps en temps, de mal ranger ses clés, son porte-monnaie ou son portefeuille et ce indépendamment de l'âge (ayant élevé trois filles, je peux l'affirmer d'autorité !). Il est essentiel de demander à quelle fréquence les objets sont mal rangés. Si cela se produit une ou deux fois par semaine, ce n'est peut-être pas si grave, mais si des objets – surtout si ce sont les mêmes – sont régulièrement égarés, il se peut que le problème soit plus important. Vous devez examiner si votre proche utilise la bonne stratégie de résolution de problème pour reconstituer mentalement les dernières actions effectuées et arriver à comprendre où l'objet a été posé. Une bonne capacité à récapituler ses actions passées témoigne d'une mémoire solide et stable pour laquelle un examen spécialisé n'est pas nécessairement requis.

Un facteur pertinent pour de juger de l'indication d'une prise en charge médicale se trouve dans la propension qu'a la personne d'accuser les autres pour ses objets égarés plutôt que d'en assumer la responsabilité. Proférer des accusations non fondées, comme celles que Auguste D. émettait à l'encontre de son époux qu'elle soupçonnait de se promener avec une autre femme, peut constituer un signe d'une démence associée à une atteinte des lobes frontaux. Accepter sa responsabilité et réfléchir aux raisons d'un incident attestent d'une bonne santé cognitive. Dissimuler des journaux dans des endroits bizarres de la maison constitue le signe d'un état sous-jacent qui justifie une consultation médicale.

## Changements d'humeur ou de comportement

Tout le monde peut, de temps à autre, se sentir triste ou de mauvaise humeur. Une personne qui souffre de démence peut manifester de rapides changements d'humeur – passant de la tranquillité aux larmes et à la colère – sans raison apparente. En effet, comme nous l'avons vu dans le chapitre 3, le Dr Alzheimer décrivait Auguste D. comme étant devenue larmoyante sans que l'on puisse en identifier la moindre cause. Parmi les symptômes que l'on observe fréquemment parmi les personnes âgées, on relève des accès soudains de dépression, de distorsion de la réalité (hallucinations et idées délirantes), d'irritabilité, d'errance, d'agitation et d'agressivité. En particulier, la dépression et la maladie d'Alzheimer coexistent. Après tout, apprendre à s'adapter à un trouble cognitif représenterait une épreuve émotionnelle exigeante pour chacun d'entre nous. Les patients chez qui il est le plus difficile de poser un diagnostic sont ceux qui ont montré une tendance dépressive pendant une grande partie de leur vie. Il est très difficile de déterminer dans quelle mesure la dépression est due à la démence ou au vieillissement cognitif. D'après mon expérience, les familles sont généralement les plus aptes à en juger car elles peuvent se référer à l'état antérieur de la personne pour évaluer le déclin actuel.

***Qu'est-ce qui est normal ?*** Nous avons tous occasionnellement des accès de mélancolie ou des comportements antisociaux. Mais si une personne montre une humeur triste, inhabituelle et de façon continue, ou si elle manifeste des réactions de catastrophe qui ne lui correspondent pas et qui sont disproportionnées par rapport à leur cause, il s'agit généralement de signes évoquant des problèmes cognitifs plus sérieux qui méritent une investigation spécialisée. Nous devons toujours considérer notre évaluation par rapport au comportement antérieur. Votre père était-il un homme calme et d'humeur toujours égale, mais qui maintenant sort de ses gonds à la moindre perturbation ? Ou, à l'inverse, votre mère était-elle une femme irascible et agressive dans sa jeunesse, mais qui est maintenant triste et tranquille ? Les changements comportementaux évoquent la présence d'une démence liée à une atteinte des lobes frontaux mais peuvent aussi être les symptômes d'une dépression qui peut être traitée. A nouveau, il est plus important d'évaluer l'importance du déclin que le déclin lui-même (Cf. encart page suivante).

## Changements de personnalité

Beaucoup d'entre nous savent que le comportement quotidien des personnes souffrant d'affections démentielles peut être assez variable. Mais leur personnalité de base change-t-elle ? Bien que les personnes ne se « perdent pas elles-mêmes », il peut arriver qu'elles manifestent des traits de caractère qui nous paraissent inhabituels et ne leur ressemblant pas. Les comportements que j'observe le plus souvent chez mes patients sont la suspicion, l'anxiété et les traits obsessionnels. Dans la démence, les caractéristiques négatives des personnes ont plus tendance à être amplifiées que les traits plus agréables, mais les proches aidants de mes patients me disent souvent qu'ils apprécient la nouvelle version, adoucie, de leur parent. En fait, certains enfants de personnes souffrant de démence sont heureux de l'opportunité qui leur est offerte de reconstruire sur d'autres bases une relation avec leur parent, qui était jusque-là très tendue.

### Créer le syndrome d'une nouvelle maladie

Depuis des décennies, les neurologues ont connaissance d'un état appelé « syndrome pseudo-bulbaire » (SPB). Ce syndrome se caractérise par la présence de soudains accès de rires ou de pleurs qui se produisent de manière involontaire et en l'absence de fort sentiment émotionnel subjectif sous-jacent. Il se rencontre dans des affections telles que la sclérose en plaques et la sclérose latérale amyotrophique. Une compagnie pharmaceutique nommée Avanir a mis sur pied une campagne d'information destinée aux médecins et ciblée sur l'élargissement du concept de SPB, de sorte que son marché puisse s'étendre à la population des patients souffrant de démence. Cette compagnie appuie les efforts faits pour former un nouveau terme, celui de « trouble de l'expression émotionnelle involontaire », lequel inclurait le SPB, mais peut-être aussi des catégories plus générales telles que l'incontinence émotionnelle et la labilité émotionnelle. Une telle classification pourrait permettre de créer des millions de consommateurs de leur médicament, lequel n'a pas encore été approuvé par la Food and Drug Administration. Un article du *New York Times* est même allé jusqu'à suggérer que les personnes qui sont agressives au volant devraient envisager la possibilité de prendre ce médicament ! Si le médicament était utile et avait un coût raisonnable, ce serait fantastique. Toutefois, la première chose à faire lorsque l'on prend en charge un SPB consiste à informer les personnes que ces accès émotionnels involontaires sont un phénomène bien connu et qu'ils ne sont pas associés à une dépression sous-jacente.

***Qu'est-ce qui est normal ?*** La personnalité des gens peut changer avec l'âge, mais, une fois encore, des modifications plus importantes nécessitent que nous agissions avec une plus grande urgence. Parmi les signes d'alerte auxquels il faut être attentif, il y a le fait qu'une personne est devenue nettement moins flexible, moins ouverte à la nouveauté, ou beaucoup plus apathique qu'elle ne l'était auparavant. De même, on agitera le drapeau rouge pour inciter les proches à agir si une personne présentant jusqu'alors des réactions mesurées devient plus agitée et agressive. La violence physique est un signal d'alerte d'importance majeure. Bien que nous ayons tendance à aborder les modifications de caractère dans une perspective « médicale », il est tout aussi important de se souvenir que nous changeons à chaque étape de l'existence. Assurément, beaucoup d'entre nous regardent avec incrédulité les comportements, les valeurs et les conceptions du monde que nous incarnions quand nous étions adolescents ou au tout début de notre vie d'adulte. Par contre, le fait de vieillir peut donner une liberté d'action que l'on n'a pas lorsqu'on est plus jeune. Comme Shakespeare l'a écrit dans *Comme il vous plaira*, le vieillard redevient « enfant [...], sans dents, sans yeux, sans goût, sans rien ».

> « *Les gens pensent que c'est une terrible tragédie lorsque quelqu'un a la maladie d'Alzheimer. Mais, dans le cas de ma mère, c'est différent. Ma mère a été malheureuse toute sa vie durant... Pour la première fois de son existence, elle est heureuse.* »
>
> ~ AMY TAN

**Perte d'initiative**

Il est normal que l'on soit parfois mentalement fatigué des tâches ménagères, du travail ou des obligations sociales. Une personne présentant un vieillissement cérébral problématique peut devenir très passive, passant de longues périodes assise devant la télévision, dormant plus que d'habitude ou ne désirant plus réaliser les activités qu'elle a longtemps appréciées. L'une des choses les plus difficiles à estimer est la quantité d'activité qui est appropriée. Les soignants peinent souvent à admettre que quelqu'un souffrant de démence puisse avoir besoin de mener une vie plus simple et le réclamer.

***Qu'est-ce qui est normal ?*** Se sentir quelquefois las de son travail ou de ses obligations sociale est une chose normale, sinon attendue. La question clé consiste à établir si le patient a conscience de son problème ou si c'est son entourage qui doit se déterminer sur ce point. Ceux qui ne disposent pas de la capacité de réfléchir aux raisons de leur perte d'initiative devraient être encouragés à prendre un avis médical. Une perte d'initiative peut être due à des problèmes médicaux, tels qu'une déshydratation ou des troubles cardio-vasculaires qui peuvent facilement passer inaperçus mais qui sont aisément soignables.

## LORSQUE VOUS CONSTATEZ DES SIGNES D'ALERTE

Si vous identifiez, chez vous ou chez l'un de vos proches, un quelconque signe d'alerte, l'Association Alzheimer recommande que vous consultiez un médecin. A mon avis, avant de faire cela, il est plus sage de parler à d'autres pour voir s'ils sont inquiets. Si les personnes qui vous sont proches estiment que le changement est manifeste, alors vous devriez examiner sérieusement l'option d'aller consulter. La principale chose qu'il faut regarder est la présence d'un changement marqué par rapport à la situation antérieure, changement dont la personne n'a pas conscience. Le déclin est plus préoccupant encore s'il affecte les activités de la vie quotidienne ou s'il compromet la sécurité de la personne de façon récurrente.

D'un point de vue pratique, vous ou l'un de vos proches devriez tenir un journal dans lequel seraient consignées l'étendue et la progression de vos symptômes, en mettant l'accent sur les pires problèmes qui vous sont arrivés au cours de votre déclin. Cela aidera le médecin à avoir une compréhension de la chronologie de ces problèmes et à établir des détails spécifiques sur leur fréquence et leur ampleur.

Avant de parler à un spécialiste – neurologue, gériatre ou psychiatre[8] – je vous recommande de parler de vos inquiétudes à votre médecin généraliste et de discuter avec lui de la manière dont vos problèmes de mémoire affectent votre santé. Mais si votre médecin n'est pas à l'aise avec ces questions et ne comble pas votre besoin d'information, alors la chose à faire est de s'adresser à un spécialiste. Il peut y avoir d'autres causes physiologiques sous-jacentes qui se manifestent sous la forme de symptômes similaires à ceux du vieillissement cérébral, y compris : l'hypothyroïdie, les problèmes vasculaires, les déficiences en vitamines et en micronutriments, la dépression, la fatigue, le deuil, la déshydratation, les difficultés de vision ou d'audition, la consommation d'alcool, les complications liées au diabète, à l'épilepsie, à la prise de médicaments ou encore au stress chronique. Ces autres causes – que les cliniciens qualifient de « diagnostics différentiels » – peuvent souvent être traitées par votre médecin, ce qui pourra réduire des symptômes apparents de vieillissement cérébral, avant que vous ne vous engagiez dans les complications d'un rendez-vous chez un spécialiste.

## PRENDRE EN CONSIDÉRATION DES DIAGNOSTICS DIFFÉRENTIELS DU VIEILLISSEMENT CÉRÉBRAL

**La dépression.** Cet état peut ralentir le fonctionnement cérébral et rendre difficile la création de nouveaux souvenirs autres que ceux qui impliquent la peur ou la tristesse. Il a également été affirmé que la dépression pouvait conduire à un dysfonctionnement du lobe frontal, à une atrophie de l'hippocampe et/ou à des dommages affectant les structures cérébrales sous-corticales[9], et qu'elle était associée à un nombre plus élevé de plaques séniles et de dégénérescences neurofibrillaires[10], ainsi qu'à un déclin cognitif plus rapide. Heureusement, la dépression peut être prise en charge de manière bio-psychosociale, par des médicaments et des thérapies psychologiques.

**L'hypothyroïdie**. Comme la glande thyroïde a une fonction régulatrice sur pratiquement chaque processus métabolique dans le corps, une modification de ce qu'elle produit peut avoir des effets majeurs sur le fonctionnement humain. De surcroît, certaines études suggèrent que l'activité thyroïdienne affecte non seulement la structure de l'hippocampe, mais aussi les enzymes présents dans le cerveau et qui régulent la vitesse du métabolisme des neurones. Ainsi, une altération de son fonctionnement peut conduire à une apathie mentale, à des pertes de mémoire, à de la dépression, de l'anxiété et de la fatigue. Une fois détectée, l'hypothyroïdie peut être facilement traitée par une thérapie de substitution hormonale.

**L'épilepsie**. Si vous ou un de vos proches êtes épileptique et prenez des médicaments anticonvulsifs, il faut savoir que ces médicaments peuvent ralentir le cerveau et être à l'origine de problèmes de mémoire. Les médecins peuvent généralement aborder ce problème en vérifiant les taux de médicament dans le sang et en trouvant le bon dosage pour les patients ou en changeant de médication. Dans de rares cas, ce sont les crises elles-mêmes qui peuvent causer des problèmes mnésiques intermittents.

**La déficience en calcium (hypocalcémie)**. Le calcium contribue à maintenir l'excitabilité membranaire des neurones, ce qui signifie qu'il permet une transmission rapide et efficace des signaux entre les neurones. De cette façon, il contribue à la régulation du métabolisme neuronal, ainsi qu'à la synthèse et à la libération des neurotransmetteurs. Une insuffisance en calcium peut entraîner un dysfonctionnement neuronal. Si elle est diagnostiquée, elle peut être facilement traitée par l'identification de sa cause et en fournissant un supplément de calcium.

**L'alcoolisme**. Le cerveau des alcooliques présente des altérations cérébrales structurelles ainsi que des troubles physiologiques (réduction du débit sanguin cérébral et altération des ondes cérébrales). Ces modifications peuvent également être liées à des déficits nutritifs, car les personnes qui boivent beaucoup obtiennent l'essentiel de leurs calories par la bière ou les spiritueux, très pauvres sur le plan nutritionnel. Il existe des données montrant que si les personnes arrêtent de boire et s'engagent dans un programme de réhabilitation, elles peuvent récupérer une bonne partie, sinon la totalité, des fonctions altérées par la boisson. Mais jusqu'à ce que la personne arrête de boire, sa consommation d'alcool peut avoir un effet défavorable sur sa mémoire à court et à long terme.

## CE QUE VOUS DEVRIEZ FAIRE SI UN ÊTRE CHER RÉSISTE À VOTRE SUGGESTION DE CONSULTER POUR SES PROBLÈMES DE MÉMOIRE

Ce problème se pose à de nombreux proches aidants. Si un accord ne peut pas être obtenu, il peut s'avérer nécessaire de faire preuve d'un peu de duplicité. La stratégie la plus courante que je recommande consiste à encourager votre proche à faire un bilan médical global auprès de son médecin traitant, sans insister sur les problèmes de mémoire. En attendant, prenez contact avec le médecin pour l'informer des problèmes de mémoire observés chez la personne qui vous est chère, de sorte qu'il puisse se préparer à faire un dépistage durant la visite.

## CONNAÎTRE LE TERRITOIRE CÉRÉBRAL

Il est bien plus important dans notre vie de nous familiariser avec et d'accepter les symptômes du vieillissement cérébral que d'en comprendre la physiologie sous-jacente, mais il peut s'avérer utile d'en connaître un peu plus sur le comment et le pourquoi du vieillissement du cerveau.

Le cerveau commence à montrer des signes de vieillissement assez tôt dans la vie. La facilité d'apprendre de nouvelles langues va en fait en s'amenuisant dès une période précédant l'adolescence et nous commençons à accumuler des plaques séniles et des dégénérescences neurofibrillaires dès le début de la vingtaine ou de la trentaine. Lorsque nous entrons au début de l'âge adulte, l'atrophie cérébrale commence, due à la perte de neurones et à des modifications hormonales (incluant celles qui sont engendrées par le stress) qui affectent la chimie du cerveau et le débit sanguin cérébral. Autour de la cinquantaine, on observe chez tout le monde un déclin manifeste de l'agilité mentale au sens général du terme – la capacité de se remémorer une liste d'objets, de classer des objets dans des catégories et de remplacer des mots par des nombres (et vice versa).

Le temps de réaction aux stimuli extérieurs est également compromis. Quand notre cerveau vieillit, durant les dernières décennies de notre existence, il subit des changements complexes sur les plans biochimique, moléculaire, structurel et fonctionnel, qui sont mal compris par la science moderne. Après avoir atteint la cinquantaine, notre cerveau perd encore environ 5 % de son volume et de son poids à chaque décennie, mais cette atrophie et cette perte neuronale, bien qu'universelles, affectent les performances mentales des personnes de manière différente[11]. Les organes sensoriels qui fournissent les informations au cerveau se modifient également avec l'âge. Comme nous en faisons tous l'expérience dans notre propre vie, nous perdons progressivement notre capacité à :

- entendre les plus hautes fréquences ;
- voir – notre vue devient moins sensible et moins pénétrante ;
- détecter certaines odeurs ;
- former de nouveaux souvenirs ;
- apprendre de nouvelles habiletés motrices et réagir rapidement ;
- assurer notre régulation thermique (maintenir notre température corporelle).

« OH, VOUS DEVEZ ÊTRE... »

Après 30 ans, notre capacité à nous souvenir des noms tend à diminuer régulièrement. Voici quelques trucs pour vous aider à mémoriser le nom des personnes que vous rencontrez :

1. **Soyez attentif** : ne vous laissez pas distraire par d'autres personnes ou d'autres pensées.
2. **Répétez à la personne son nom en retour :** la répétition aide à consolider le nom et le visage dans votre réseau neuronal.
3. **Associez le nom de la personne à une image, à une chanson, etc. :** en formant une association avec un souvenir existant, vous augmentez la probabilité d'emmagasiner la nouvelle information.
4. **Associez le nom de la personne à celui de quelqu'un que vous connaissez déjà :** si l'on vous présente un homme nommé George, associez son nom à celui de George Bush, de George Harrison ou de Daniel George, le coauteur du *Mythe de la maladie d'Alzheimer* !
5. **Après avoir rencontré la personne, prenez quelques secondes pour résumer les informations essentielles la concernant :** cela s'appelle créer un schéma ou un cadre mental dans lequel insérer les nouvelles informations.

Ainsi, quand nous vieillissons, nous demandons plus souvent aux autres de répéter ce qu'ils viennent de dire dans une conversation. Nous portons des lunettes de lecture pour compenser la baisse de notre vue et avons des difficultés à conduire de nuit. Nous ne pouvons plus frapper une balle de tennis ou rattraper la balle magique de notre fils comme nous le faisions autrefois. Nous portons plusieurs épaisseurs de vêtements en hiver et mettons l'air conditionné à fond pendant l'été. Nous utilisons des aide-mémoire et des procédés mnémotechniques, des agendas électroniques et autres appareils électroniques pour nous aider à conserver les souvenirs et les informations que notre esprit ne peut pas accrocher.

Certaines personnes paraissent à première vue ne pas être affectées par ces changements moléculaires. Chacun a parmi ses connaissances quelqu'un qui a conservé l'esprit très vif et qui semble immunisé contre les ravages de l'âge. D'autres bataillent quotidiennement pour se souvenir de l'endroit où ils ont mis leurs clés ou garé leur voiture. Aucun mécanisme ne peut à lui seul expliquer adéquatement pourquoi certains cerveaux vieillissement différemment des autres. Et même ceux qui gardent l'esprit vif ne réfléchissent sans doute plus aussi rapidement qu'auparavant, mais ils compensent leurs difficultés en recourant à leur expérience et à des stratégies cognitives bien établies.

Comme vous le savez depuis que vous avez lu le B.A.BA de la maladie d'Alzheimer (dans le chapitre 2), certains scientifiques attribuent la sénescence des neurones au stress oxydatif causé par les radicaux libres, tandis que d'autres évoquent des processus inflammatoires. D'autres encore suggèrent que le vieillissement cérébral pourrait être causé par des modifications dans l'expression des gènes, par l'incapacité à éliminer convenablement les protéines bêta-amyloïdes, par une diminution des neurotransmetteurs tels que l'acétylcholine, la dopamine et la sérotonine ou par un dysfonctionnement touchant les mitochondries neuronales, ces petits constituants des cellules, qui approvisionnent ces dernières en énergie[12]. Tous les mécanismes évoqués pour expliquer le vieillissement cérébral normal l'ont aussi été pour expliquer la maladie d'Alzheimer, ce qui suggère qu'il n'existe pas de processus pathologique indépendant qui puisse différencier la maladie d'Alzheimer du vieillissement cérébral.

## UNE RAISON DE RESTER OPTIMISTE À L'ÉGARD DU VIEILLISSEMENT

En dépit du processus universel de vieillissement cérébral, il a été montré que le cerveau vieillissant est encore, selon toute vraisemblance, capable de faire croître certains types de cellules nouvelles et qu'il peut certainement établir des connexions entre elles, en particulier dans l'hippocampe. Des études récentes réalisées chez des rats montrent que de nouvelles cellules neuronales sont générées dans des cerveaux âgés, mais que ces cellules ne sont maintenues que chez les animaux engagés dans un apprentissage actif, permettant d'établir des connexions synaptiques entre les cellules[13]. Des études ultérieures ont constaté qu'une complexité environnementale accrue stimule la croissance de nouveaux neurones (la neurogenèse) hippocampiques dans le cerveau d'adultes appartenant à diverses espèces, tels les oiseaux, les rongeurs, les primates et les humains. Ainsi, la croyance longtemps admise en neurosciences selon laquelle il ne peut pas y avoir de nouveaux neurones dans le cerveau des mammifères adultes a récemment été revisée[14].

La leçon à tirer de ces études est que le vieil adage « Use it or lose it » (« Tu t'en sers ou tu le perds ») en sort renforcé. Plus important, ces travaux démontrent que notre plasticité cérébrale – la capacité de générer continuellement des cellules et de s'adapter à des circonstances nouvelles et changeantes – nous permet de nous engager toute notre vie durant dans des apprentissages et de garder une bonne vivacité cognitive quand nous vieillissons. Je devrais ajouter que la phrase « Tu t'en sers ou tu le perds » est plus une vision optimiste qu'une réalité empirique démontrée scientifiquement. Bien qu'il n'existe pas de données empiriques solides montrant

### LA TAILLE NE COMPTE PAS

Voici bien des années, un de mes collègues neurologues à Johns Hopkins, qui avait fait ses années d'internat à Harvard, m'a fait part de sa propre histoire d'atrophie cérébrale. A Harvard, il avait participé en tant que volontaire à une étude de neuro-imagerie. Un scanner de son cerveau avait été pris, qui montrait une atrophie modérée des tissus cérébraux, ce qui a plongé mon collègue dans une grande anxiété. Néanmoins, il est resté exceptionnellement intelligent et a poursuivi une carrière extrêmement fructueuse. La leçon à tirer de cette histoire est que ce à quoi ressemble notre cerveau quand nous vieillissons n'a pas tellement d'importance. Ce qui compte, c'est ce que nous faisons avec.

que le fait de s'engager dans des activités mentalement exigeantes peut, de façon directe, améliorer le fonctionnement de notre cerveau, il n'en reste pas moins sensé de vivre votre vie d'une façon active et dynamique.

Que faut-il faire si vous n'identifiez aucun symptôme de vieillissement cérébral, mais que vous êtes quand même inquiet au sujet du fonctionnement de votre mémoire ? Une des solutions consiste à demander à votre médecin de vous administrer un test de dépistage des problèmes de mémoire. Il s'agit d'une procédure simple, non agressive, qui peut vous aider à avoir une image claire de vos difficultés mnésiques et qui pourrait apaiser votre inquiétude. Lorsque je fais un dépistage de base des problèmes de mémoire avec mes patients, je leur demande habituellement de garder en mémoire trois mots (par exemple, rouge, magazine et Chevrolet) pendant environ une minute et ensuite je leur donne des indices progressifs s'ils ne s'en souviennent pas immédiatement. Par exemple, je donne d'abord des indices sémantiques : y avait-il une couleur ? Y avait-il une marque de voitures ? Et je leur propose ensuite un choix multiple. Quelle était la couleur : rouge, bleu ou vert ? C'est un moyen rapide, mais sensible, permettant d'avoir un aperçu de l'étendue des problèmes de mémoire d'une personne. Si vous le souhaitez, vous pouvez demander à un ami ou à un membre de votre famille de vous poser des questions similaires ou vous pouvez passer un test sur Internet. Toutefois, l'interprétation des résultats d'un test, quel qu'il soit, requiert l'avis d'un spécialiste, (notamment parce que le fait d'être confronté de façon aussi directe à des tests rend certaines personnes très anxieuses). Je ne recommande certainement pas l'autodiagnostic et suis très sceptique quant aux tests de diagnostic en ligne.

Les personnes qui vieillissent – dont je fais partie – vont toutes subir des périodes de troubles cognitifs et peut-être même une perte chronique. Notre état ne requiert pas une attention médicale immédiate, mais il faut consulter si, finalement, vos difficultés mnésiques deviennent suffisamment importantes.

# Chapitre 8

# SE PRÉPARER À LA VISITE MÉDICALE

> *« Il est facile de rédiger des ordonnances, mais il est difficile d'arriver à comprendre les gens. »*
>
> ~ Franz Kafka

Il y a quelques années, un de mes collègues a commencé à s'inquiéter de mon hyperactivité. J'ai toujours été un type énergique et je plaisante souvent sur le fait que je mène plusieurs vies en parallèle. Mon collègue était tellement sidéré par mon niveau d'énergie qu'il a contacté le responsable du personnel de notre hôpital et a conseillé que je sois soumis à une évaluation médicale.

Dans la plus stricte confidence, on me demanda de prendre rendez-vous avec un psychiatre. Bien que je ne fusse pas personnellement inquiet, du fait que mon père, un pédiatre, et d'autres membres de ma famille ont une propension à l'hyperactivité, j'ai décidé d'aller de l'avant dans cette démarche et de la considérer comme une occasion d'apprendre.

Avant ma visite, j'ai commencé à ressentir une pointe d'inquiétude. Et si on me collait une étiquette de maladie ? Que se passerait-il si on me qualifiait d'hypomane ou même de maniaque ? Heureusement, il s'avéra que le psychiatre était un homme compréhensif, qui prit le temps de s'asseoir, de parler avec moi et d'évaluer la situation. Notre discussion permit d'apaiser mon inquiétude. Au lieu de me coller une étiquette de maladie, il m'aida à me réjouir de ma nature active et pleine d'entrain et me rappela qu'il existait dans le monde académique de nombreuses personnalités avec de hauts niveaux d'énergie.

Inévitablement, à mesure que nous vieillissons, nous serons confrontés à l'institution médicale à un moment ou à un autre. Notre cerveau est l'organe le plus fragile de notre corps et quand il vieillit, les changements mentionnés tout au long de ce livre se produisent chez presque tout le monde, à un degré ou un autre. Votre mémoire devient moins aiguisée. Vos habitudes de sommeil changent. Votre vision et votre audition ne sont plus ce qu'elles étaient. Les mots et les noms ne viennent plus aussi facilement ni aussi rapidement.

Quand ces changements commencent à apparaître, il est naturel de vouloir chercher une aide médicale pour votre vieillissement cérébral et plus naturel encore de craindre, comme je l'ai fait, ce que vous pourriez découvrir en allant consulter. Toutefois, l'anxiété que nous développons à la perspective de voir un médecin est souvent non fondée.

Les cliniciens se penchent sur les inquiétudes en lien avec la santé et se félicitent de l'occasion qu'ils ont de guider les patients et les familles à travers les changements d'état auxquels nous devons tous faire face à un moment ou à un autre. Les cliniciens vraiment expérimentés vous mettront à l'aise, seront à l'écoute de ce que vous avez besoin d'exprimer et vous aideront à vous adapter à votre état plutôt que de se focaliser seulement sur le diagnostic et le traitement médical.

Dès lors que vous avez décidé de rechercher un avis médical, vous devez trouver un médecin qui vous aide à formuler ce que sera l'histoire que vous et vos proches allez vivre durant les dernières années de votre vie. Une fois que vous avez trouvé votre médecin, comment pouvez-vous vous assurer que vous et votre famille êtes préparés à votre visite et que vous allez poser les bonnes questions, avant, pendant et après votre rendez-vous ?

## TROUVER LA BONNE ÉQUIPE MÉDICALE

Que vous cherchiez de l'aide pour vous ou pour une personne qui vous est chère, la quête d'un bon médecin n'est pas toujours facile. L'essentiel est que vous gardiez votre sang-froid et votre bon sens, que vous fassiez usage des ressources dont vous disposez, que vous ayez conscience que vous n'êtes pas seul et que vous ayez le contrôle de la situation. Vous avez des amis et une famille pour vous assister dans ce processus et il existe des associations à but non lucratif qui ont pour vocation de vous aider à trouver la bonne équipe de soins.

En pratique, la première chose à faire est de voir avec votre assurance quelles sont les prestations qu'elle couvre. Même si votre assurance ne rembourse pas les consultations auprès du spécialiste que vous souhaitez voir ou exige que vous payiez une partie de la consultation, cela vaut tout de même la peine d'envisager cette consultation si le clinicien vous a été vivement recommandé. Parfois, des personnes décident de venir me voir sans avoir obtenu l'autorisation de remboursement de la part de leur assurance. J'ai peu de scrupules à ne pas facturer mes prestations professionnelles lors d'un bilan de base si les circonstances le justifient (ce qui est apprécié de mes patients en situation précaire, mais pas de mes employeurs en situation précaire), mais on ne peut pas attendre cela de chaque médecin.

Ensuite, vous devriez demander à votre médecin traitant quels sont ses conseils quant à vos difficultés de mémoire ou vos autres symptômes cognitifs. Certains patients viennent me voir parce qu'ils ont le sentiment de ne pas pouvoir parler de manière adéquate de leurs problèmes de mémoire avec leur médecin habituel ; d'autres me consultent parce qu'ils ont le sentiment que leurs inquiétudes ne sont pas prises suffisamment au sérieux, ou parce qu'ils craignent que leur médecin manque d'expérience dans le traitement des questions en lien avec le vieillissement. Si vous aboutissez à la conclusion que votre médecin n'aborde pas votre situation avec suffisamment de savoir-faire, d'ouverture d'esprit ou de sérieux, vous devriez demander conseil à une personne proche ayant eu affaire auparavant à des problèmes similaires. Beaucoup de mes patients sont venus suite à une recommandation par des personnes (le bouche à oreille) qui étaient venues me consulter ou qui avaient entendu parler de moi (via le « téléphone arabe »).

Cette approche « par la base » pour trouver un médecin a de nombreux avantages. Mes patients sont plus à l'aise à la perspective de rencontrer un médecin hautement recommandé, ce qui les aide à établir une confiance initiale avant même que nous nous rencontrions. Si, cependant, vous n'avez personne parmi vos proches qui ait eu recours à une aide médicale pour des problèmes de mémoire, il existe quelques organisations importantes qui sont susceptibles de vous aider à trouver des cliniciens grandement estimés. L'organisation vers laquelle la plupart des gens se tournent est l'Association Alzheimer (AA). Bien que j'ergote sur le nom et les buts de l'organisation, les sections locales de l'AA font généralement du bon travail en fournissant des services essentiels aux familles, notamment des informations, une orientation vers des services spécialisés, des groupes de soutien, des consultations d'aide et de conseil, une évaluation des besoins, ainsi que des services de formation et de prévention des risques. Comme l'AA est, à l'échelle nationale, la plus importante des associations à but non lucratif se consacrant à la recherche et à la formation sur la maladie d'Alzheimer, elle peut vous aider à localiser les meilleurs cliniciens de votre région, ainsi qu'à accéder aux réseaux de soutien et aux ressources dont vous avez besoin pour en apprendre plus sur les options disponibles. Ne laissez pas le nom de l'organisation vous dissuader. Vous n'avez pas besoin d'avoir la maladie d'Alzheimer pour recourir à ses services. Vos relations avec l'Association Alzheimer ne sont pas une preuve du fait que vous allez finir par développer la « maladie », ni un aveu de décrépitude.

### LOCALISER L'ASSOCIATION ALZHEIMER LA PLUS PROCHE

Il existe plus de 200 sections et 2000 groupes de soutien dans les 50 états des Etats-Unis. Pour trouver la section locale de l'Association Alzheimer la plus proche de chez vous, allez voir sur leur page web http://www.alz.org/findchapter.asp et entrez l'état dans lequel vous vivez et votre numéro postal, ou appelez leur permanence téléphonique au numéro gratuit 1.800.272.3900.

*Ceci ne vaut naturellement que pour les Etats-Unis, pays des auteurs. Vous trouverez à la fin de l'ouvrage quelques adresses d'associations francophones.* (N.D.T.)

L'Association est gérée, à travers tout le pays, par des personnes locales, capables et engagées, dont le travail est de vous aider à trouver les cliniciens les plus expérimentés des Etats-Unis. Ma critique à l'encontre de l'organisation s'adresse essentiellement à ses administrateurs de Chicago, de Washington et d'ailleurs, qui réclament des fonds disproportionnés pour la recherche de laboratoire sur la maladie d'Alzheimer, plutôt que pour une démarche d'aide globale. Mes patients et leurs proches aidants me racontent souvent à quel point l'Association Alzheimer les a aidés en leur fournissant les ressources et les conseils nécessaires pour s'adapter à leur nouvelle situation. Vous devriez sérieusement réfléchir à la possibilité de recourir aux services de cette organisation. Si les choses tournent bien, vous pouvez peut-être même travailler bénévolement pour eux, comme bien d'autres proches aidants (et des personnes avec problèmes de mémoire) l'ont fait avant vous.

Check-list pour trouver un médecin :

- Comprendre les options que vous donne votre assurance.
- Penser d'abord à votre médecin traitant pour une première consultation.
- Utiliser une approche « par la base », recherchez des recommandations par le bouche à oreille, auprès de personnes qui connaissent des spécialistes de qualité dans le domaine.
- Que vous receviez des soins de votre médecin traitant ou d'un spécialiste, appelez ou rendez visite à l'Association Alzheimer pour voir quelle aide elle peut vous apporter.

## VOTRE RENDEZ-VOUS CHEZ LE MÉDECIN

Une fois que vous avez trouvé un clinicien et fixé un rendez-vous, prenez un peu de temps pour préparer votre visite. Il est normal de ressentir une certaine anxiété lors d'une première visite chez le médecin, mais il y a moyen de l'apaiser. Le savoir, c'est le pouvoir. Non seulement les connaissances que vous avez au sujet du vieillissement cérébral peuvent calmer vos peurs du mythe de la « maladie d'Alzheimer », mais elles peuvent aussi vous permettre d'agir avec plus de confiance lors de la rencontre avec votre médecin, de mieux comprendre les batteries de tests que l'on vous administrera et le jargon clinique que vous entendrez et de tirer le meilleur parti de votre première visite et des suivantes. Plus vous avez de connaissances, plus riche sera votre histoire.

Le fait de rechercher des informations concernant votre état – sur Internet ou dans des ouvrages tels que celui-ci – peut démystifier la « maladie d'Alzheimer » et vous permettre de ne pas vous en laisser remontrer tant dans le service de consultation qu'à l'extérieur. Bien que tous les médecins n'apprécient pas que leurs patients leur apportent des informations (parce que cela prend un temps précieux de les lire), j'encourage mes patients à m'apporter des coupures de journaux ou de magazines. En fait, il arrive parfois que les informations qu'ils m'apportent me permettent de me documenter quelque peu et d'apprendre des choses que sinon je n'aurais pas connues. D'habitude, je passe mon temps à corriger le battage médiatique qui fait son chemin dans les principales publications, mais on me transmet parfois un article qui me donne un aperçu des préoccupations ou des valeurs les plus profondément enracinées chez mes patients.

La recherche de connaissance ne doit pas être une activité solitaire. Les amis et les parents peuvent être utiles dans ce processus de préparation, en particulier votre conjoint qui, en général, est la personne qui vous connaît le mieux. En plus de vous aider à rassembler de l'information, à faire des recherches sur un sujet particulier et à exploiter les ressources à disposition dans la communauté, ils peuvent vous permettre de vous exercer devant eux avant votre première visite chez le médecin, en vous aidant à exprimer ce que vous souhaitez lui dire et à envisager comment vous pourriez répondre à ce qu'il vous dira.

**Présenter votre histoire lors de la consultation**

Il est utile que vous preniez quelques notes sur vos symptômes ou ceux de la personne qui vous est chère et que vous mettiez l'accent sur ce qui s'est passé de pire durant votre ou son déclin. Vous devriez également inclure une liste de toutes les informations essentielles dont vous souhaiteriez discuter avec le médecin et établir, à partir des recherches que vous avez entreprises, une liste de questions que vous aimeriez lui poser. Lorsque mes patients m'apportent, lors de leur première visite, une liste de points qui les préoccupent et qu'ils souhaitent examiner avec moi, cela permet à la fois d'enrichir et d'organiser la rencontre. Notre service de consultation envoie aux patients un formulaire qui les incite à réunir ces informations avant leur premier rendez-vous. Dans la mesure où cette première visite va essentiellement permettre au médecin de vous connaître, ne vous attendez pas à ce qu'en plus il tire des conclusions trop rapidement. En temps que clinicien, je peux d'autant plus directement répondre aux questions et aux préoccupations des patients qu'elles ont été mûrement pesées par les patients avant leur visite. La liste la plus utile devrait comprendre les points suivants :

- Un résumé chronologique de la fréquence et du caractère perturbant de vos symptômes.
- La liste des médicaments que vous prenez actuellement.
- Vos maladies antérieures, les hospitalisations et opérations chirurgicales que vous avez subies.
- Les antécédents familiaux de maladies, en particulier de nature neurologique, cardio-vasculaire ou psychiatrique.
- Les informations relatives à votre assurance.
- Une liste de questions spécifiques et de points qui vous préoccupent.

Dans le passé, une préparation aussi assidue pour une visite médicale aurait pu paraître excessive, mais, de nos jours, une telle préparation est appréciée. Vous seriez surpris du nombre de personnes qui ne savent pas quels médicaments elles prennent. Les patients qui sont davantage capables de partager leur histoire personnelle fournissent à leur médecin un accès plus aisé à leur univers. Cet échange d'histoire peut approfondir la relation et créer un environnement plus propice à la guérison.

**Faire entendre votre voix**

Après avoir fait votre travail à domicile, trouvé un médecin, fait des recherches sur vos symptômes et vos sujets de préoccupation, écrit toutes les informations pertinentes et répété votre conversation seul(e) ou avec des membres de votre entourage, il est temps pour vous de tout réunir dans un cadre clinique. Certains d'entre nous ont une légère peur du médecin qui persiste depuis l'enfance. Les cliniciens de notre enfance étaient sévères et apparemment omniscients, dans leurs blouses blanches – représentant l'essence même de l'autorité. Lorsqu'ils parlaient, nous écoutions. Lorsqu'ils nous donnaient une pilule, nous l'avalions (ou, à tout le moins, nous affirmions que nous le faisions).

Bien que ce modèle archaïque de la relation médecin-patient soit difficile à ébranler, il est nécessaire que nous prenions conscience, dans notre vieillesse, que les médecins sont des êtres humains comme nous. Les consultations ne sont plus des monologues, ce sont des dialogues, ou même des « multilogues » auxquels prennent part plusieurs membres de la famille et vous, en tant que patient(e), vous ne devez pas avoir peur de dire quel type de soins vous désirez recevoir. D'après mon expérience, le fait d'être accompagné de sa famille peut être d'une grande utilité. Non seulement elle peut partager des aspects de votre histoire que vous avez pu oublier de raconter, mais elle peut aussi prendre des notes ou utiliser un enregistreur pour vous aider à vous souvenir des détails de ce que le médecin vous a dit.

Différents membres de la famille peuvent adopter différents points de vue. Le clinicien expérimenté les incorporera dans le tableau général qu'il est en train de dresser de votre situation. Pour ce faire, il faut développer avec votre clinicien une relation de proximité, basée sur l'ouverture d'esprit et la confiance. Une telle relation peut vous permettre d'insister pour obtenir un éclaircissement, de demander un avis franc, de formuler des objections et de manifester votre désaccord. En bref, plus vous êtes proche de votre médecin, mieux vous collaborerez à la transmission de votre histoire. Et si l'histoire est meilleure, les soins seront meilleurs.

> *« Le médecin habile, avant de prescrire un quelconque remède à son malade, s'informe avec soin, non seulement de la nature de sa maladie, mais encore de son tempérament et du régime qu'il suit en bonne santé. »*
>
> CICÉRON

L'élément le plus important de votre première visite est de vérifier que votre médecin connaît votre histoire et les détails de votre état actuel. Assurez-vous que vous êtes à l'aise avec lui ou elle et que vos valeurs et préférences seront prises en compte lors des prochaines visites. Malheureusement, les médecins commettent souvent l'erreur d'ignorer la personne qui a des problèmes de mémoire, en particulier s'ils sont importants, et de ne parler qu'à la famille. Un bon médecin s'adresse à tout le monde et, comme il se doit, fait en sorte que le patient soit au centre de l'attention. Je m'assieds généralement sur un tabouret juste en face du patient et je me tourne vers la droite ou la gauche pour diriger mon regard et mon attention vers les membres de la famille qui parlent. Si ce n'est pas ce que vous vivez (avec ou sans tabouret), vous pourriez envisager de prendre un autre médecin. Les médecins ne devraient pas ressentir comme un affront le fait que, après une première visite, vous décidiez que quelqu'un d'autre vous conviendrait mieux sur le long terme et vous ne devriez avoir aucun remords à souhaiter cela.

### CHOISIR UN MÉDECIN

Comment savoir si vous avez affaire à un médecin de qualité, qui vous fournira les soins dont vous avez besoin ? Les éléments-clés à examiner sont les suivants :

- Montre-t-il de la compassion pour votre situation ?
- Semble-t-il bien s'y connaître ?
- Sourit-il, vous serre-t-il la main, utilise-t-il votre nom ?
- S'assied-il au même niveau que vous et vous prête-t-il autant d'attention qu'à ceux qui vous accompagnent ?
- Passe-t-il suffisamment de temps avec vous et montre-t-il un intérêt sincère ?
- Plus important, vous écoute-t-il et vous laisse-t-il raconter votre histoire ?

Si vous détectez ces attributs chez votre médecin, vous êtes en compagnie d'un clinicien expérimenté qui pourra au mieux vous aider à vous adapter à votre vieillissement cérébral. Si vous ne détectez pas ces attributs et que vous repartez du rendez-vous en ayant le sentiment de ne pas avoir pu vous exprimer, vous avez peut-être besoin de réévaluer votre prise en charge médicale.

Lorsqu'il s'agit de votre santé, vous êtes maître de la situation et il est préférable d'utiliser toutes vos ressources pour trouver un médecin avec qui vous pouvez travailler. Mieux vous vous comprendrez, votre médecin et vous, plus vous arriverez efficacement à prendre en commun les bonnes décisions concernant votre traitement. Vous devez sentir que vous avez les pleins pouvoirs pour contrôler votre propre destin en tant que patient – la pire chose que vous puissiez faire serait d'accepter passivement des consultations avec un médecin qui n'apporte aucune aide ou n'exprime aucune compassion. *Vous avez le droit de choisir un autre médecin si vous ne vous entendez pas avec l'actuel.*

## LA RELATION MÉDECIN-PATIENT AU XXI^e^ SIÈCLE

Comme nous le savons tous, la relation médecin-patient s'est tendue au fil des années et les gens ressentent légitimement un malaise à l'égard d'un système qui a progressivement sapé le respect auquel les patients sont censés avoir droit. Notre système de santé byzantin sacrifie l'intérêt du patient sur l'autel du rendement financier et du profit. La solution de ce problème est en vous, le patient. *A l'heure des relations médecin-patient de 7 minutes, vous devez comprendre que c'est vous qui employez les médecins, c'est-à-dire que votre médecin travaille pour vous.* Vous devriez adopter l'état d'esprit d'un consommateur averti lorsque vous cherchez un médecin et ne pas vous contenter d'un clinicien banal dont les priorités ne sont pas là où il faudrait. La solution est de vous fier à votre intuition :

- Avez-vous le sentiment d'être écouté ?
- Pensez-vous qu'il y a un échange mutuel satisfaisant ?
- Pouvez-vous continuer à développer une relation de confiance avec votre médecin à mesure que vous vieillissez ?

### Le bon médecin

Je dis souvent qu'un bon médecin est quelqu'un qui vous consacre vingt minutes et qui vous donne l'impression qu'il s'agissait d'une heure, alors qu'un mauvais médecin fait en sorte que dix minutes n'en paraissent que cinq. Un bon médecin devrait toujours, en toute fin de consultation, vous demander si vous avez des questions. Soyez préparé à profiter de cela, tout en respectant le fait que le médecin pourrait avoir un autre patient en train d'attendre.

## QU'ATTENDRE DE VOTRE PREMIÈRE VISITE ?

Ce qui suit est un exemple de ce à quoi votre expérience de consultation pourrait ressembler, mais gardez à l'esprit que ceci est basé sur ce qui se passe dans mon service de consultation :

### Arrivée dans le service de consultation

Lorsque vous entrez dans le service, vous serez normalement salué par le personnel de la réception médicale, qui vous donnera beaucoup de papiers administratifs à remplir. Les membres du personnel devraient être aimables et ponctuels et si ce n'est pas le cas, cela traduit souvent un dysfonctionnement du service. Assurez-vous d'avoir avec vous votre histoire médicale et les renseignements concernant votre assurance, ainsi que tout autre document que vous jugez utile pour vos soins. Idéalement, les rapports médicaux devraient avoir été envoyés avant que vous ne veniez. Il se peut que vous soyez débordé par la masse des formulaires médicaux à remplir, ceci dépendant à la fois de ce qui a été fait préalablement et de votre formule d'assurance, mais n'ayez pas peur de poser des questions : le personnel est là pour vous aider.

Une fois que le personnel d'accueil aura traité les informations que vous avez fournies, vous serez conduit dans la salle d'examen. Là, un(e) infirmièr(e) ou un(e) assistant(e) prendra diverses mesures (pression sanguine, poids et pouls) et vous demandera brièvement pourquoi vous êtes venu chez le médecin. Il se peut aussi qu'on vous interroge sur vos douleurs ou sur vos inquiétudes actuelles.

**DANS LE SERVICE, C'EST VOUS QUI DÉCIDEZ**

Il est important de vous souvenir que vous, le patient, êtes maître de décider qui sera dans la salle d'examen avec vous. Si vous avez besoin qu'un proche aidant vous accompagne, vous avez le droit de le dire. Et si vous souhaitez être seul (comme c'est parfois le cas quand la famille est présente), c'est aussi votre droit. Votre bien-être et votre tranquillité d'esprit lors de votre premier rendez-vous sont de première importance.

### Rencontrer le médecin

Après un bref (dans l'idéal) instant, le médecin entrera et se présentera. Suite aux salutations d'usage, le médecin vous demandera, le plus souvent, le motif de votre visite. Nous appelons cela obtenir « la plainte principale ».

A ce stade, vous, le patient, êtes sur le siège du conducteur. C'est le moment de partager vos inquiétudes et d'exprimer sans restriction vos difficultés cognitives. Donnez au médecin le formulaire d'information que vous avez rempli et assurez-vous que vous et toute personne vous accompagnant avez communiqué toutes les informations essentielles. *Rappelez-vous, plus vous partagez votre histoire, meilleurs seront les soins.*

**LES STYLES DE VIE DES PERSONNES RICHES ET CÉLÈBRES**

J'ai le plaisir de soigner un nombre considérable de personnes relativement célèbres. Assez fréquemment, ils sont ceux de mes patients qui sont le mieux préparés et envoient souvent, avant leur visite, un courrier qui contient les informations médicales de base les concernant. De temps en temps, ils m'envoient un curriculum retraçant leur parcours académique ou professionnel en même temps que leurs antécédents médicaux. Une fois ou deux, j'ai reçu des articles de journaux relatant leur carrière dans le sport, les affaires, la politique ou dans d'autres domaines. Une fois, un VIP de Géorgie m'a même envoyé par courrier une copie de sa biographie avant de venir. Je trouve cette information préliminaire vraiment intéressante car elle fournit au médecin occupé que je suis un moyen rapide et efficace de connaître un patient.

## Un bilan systémique

Une fois que vous avez partagé votre histoire et posé les questions nécessaires, le médecin commencera en général par explorer votre histoire médicale et familiale afin de savoir de quelles maladies vous avez souffert dans le passé. Il se penchera ensuite sur votre histoire sociale, en vous interrogeant sur votre niveau scolaire, votre origine religieuse, ainsi que sur la présence d'éventuelles mauvaises habitudes (comme une consommation d'alcool excessive ou des comportements à risque susceptibles de vous exposer à certaines affections, telles que le Sida causé par le virus d'immunodéficience humaine [VIH]). Parfois, une exploration détaillée de votre vie professionnelle pourra fournir des indices suggérant une exposition à des substances toxiques. Ces informations nous aident à mieux comprendre votre état. Ensuite, le médecin procédera à ce que nous appelons un examen systémique, durant lequel il vous posera des questions relatives à des symptômes pouvant se manifester dans différentes parties de votre corps. Par exemple, on vous interrogera sur la présence de maux de tête, lesquels pourraient évoquer une tumeur cérébrale, tout comme des questions concernant l'existence de douleurs dans la poitrine pourraient amener le médecin à associer ces symptômes à une maladie du cœur, ou des problèmes d'articulation à une arthrite. L'examen systémique permet de voir s'il existe, à d'autres niveaux du corps, des indices pouvant nous renseigner sur la cause de vos problèmes de mémoire.

**L'examen physique**

Le médecin procédera ensuite à un examen général comportant une évaluation de votre cœur et de vos poumons ainsi que d'autres parties de votre corps. De plus, il réalisera un examen neurologique, destiné à explorer votre fonctionnement moteur et votre perception sensorielle. Des tests psychologiques vous seront aussi administrés, pour évaluer votre mémoire, votre maîtrise du langage et votre capacité à saisir le monde visuel qui vous entoure. Il se peut que le médecin vous demande de retenir quelques mots ou de vous souvenir des derniers présidents des Etats-Unis. Il vous demandera de suivre une série de consignes et de décrire des événements de votre vie, d'interpréter une image ou de réaliser un dessin, de dénommer des objets familiers ou moins familiers. Enfin, il regardera si vous pouvez imiter des gestes manuels dont il vous fera la démonstration. Durant tout l'examen, il regardera si vous êtes bien engagé dans les tâches ou si vous paraissez distrait du fait de symptômes de dépression, d'anxiété ou d'autres symptômes émotionnels, et il regardera si des éléments de l'examen peuvent faire suspecter l'existence de petits accidents vasculaires, d'une tumeur cérébrale, d'une maladie de Parkinson, d'une accumulation de liquide dans le cerveau ou d'autres affections susceptibles d'affecter la mémoire ou la cognition. Vous devez savoir que le médecin regardera aussi si votre comportement est socialement adéquat. Ainsi, si vous avez un sens grivois de la plaisanterie, essayez de le réfréner lors de ce premier examen, même si vous êtes quelqu'un qui fait face à l'adversité par l'humour. Je devrais néanmoins ajouter que, de manière générale, j'encourage l'humour dans mes interactions avec les patients et ce afin d'apaiser les tensions et de faciliter la dimension humaine de l'interaction.

> « *Le sens de l'humour est probablement la chose la plus importante dont vous pouvez disposer quand vous avez la maladie d'Alzheimer*[1]. »
>
> ~ Une personne chez laquelle on a diagnostiqué une maladie d'Alzheimer, transmis à ma collègue ANNE BASTING.

Je dois à nouveau souligner qu'il y a autant de manières de procéder à un examen physique qu'il y a de médecins et qu'il est possible que l'expérience que vous ferez diffère quelque peu de ce que j'ai exposé. Mais il est important que vous connaissiez au moins la base sur laquelle vous serez évalué.

### L'examen de l'état mental

De nombreux médecins vous administreront un test de fonctionnement cognitif, un peu plus structuré au plan formel. Parmi les tests les plus fréquemment utilisés, on trouve le « Mini-Mental State Examination[2] (MMSE) », qui comporte une série de questions et de tâches qui peuvent être évaluées selon un système standardisé de points. C'est loin d'être un instrument d'évaluation parfait, mais il a été introduit voici bien des années et on le trouve dans la plupart des centres de consultation[3].

#### Exemples de questions du MMSE

**Orientation temporelle** : « Quelle est la date d'aujourd'hui ? »

**Mémorisation :** « Ecoutez bien attentivement. Je vais vous dire trois mots. Je vous demande de les répéter quand j'aurai terminé et de bien les retenir, parce que je vous demanderai de les redire plus tard. Etes-vous prêt ? Allons-y ! Citron (pause), clé (pause), ballon (pause). Maintenant, redites-moi quels étaient ces trois mots ! » [on peut répéter la série jusqu'à 5 fois, mais on n'attribue des points que lors du 1^er^ essai].

**Dénomination : «** Quel est cet objet ? » [on montre un crayon]

**Lecture :** « Lisez et faites ce qui est écrit ! » [on montre une fiche sur laquelle sont écrits les mots « Fermez les yeux ! »]

### L'examen neurologique

Selon la manière dont se déroule votre premier rendez-vous, il est possible que le médecin termine l'entretien en vous demandant de subir plusieurs tests, parmi lesquels un scanner, un bilan sanguin et un examen neuropsychologique. L'examen d'imagerie cérébrale et le bilan sanguin visent à identifier quels processus biologiques seraient susceptibles d'affecter votre mémoire et d'autres aptitudes cognitives. Le scanner peut permettre de déceler des tumeurs cérébrales, des caillots sanguins ou des accidents vasculaires cérébraux, alors que les tests sanguins sont destinés à détecter d'éventuels problèmes métaboliques ou endocriniens.

Les coûteux examens de neuro-imagerie font actuellement fureur dans le domaine de la maladie d'Alzheimer. Les techniques d'imagerie standard (scanner ou IRM) font partie de l'arsenal de routine, bien qu'il y ait des controverses sur la question de savoir quand recourir à l'une ou à l'autre de ces techniques. Cependant, ces techniques de pointe et coûteuses ont fait l'objet d'une promotion considérable au cours du dernier quart de siècle, promettant beaucoup mais apportant relativement peu. Les techniques d'imagerie sont catégorisées en deux approches : structurelles et fonctionnelles. L'IRM (imagerie par résonance magnétique[4]) est une approche structurelle, qui fournit plus de détails que le scanner (ou tomographie computérisée ; CT-Scan[5]), ce dernier étant le type d'examen d'imagerie le plus fréquemment utilisé et le moins cher. Toutefois, ces détails peuvent parfois amener plus de confusion que d'information utile. Les images IRM peuvent mettre en évidence de plus petits accidents vasculaires cérébraux, ce qui est utile pour le diagnostic différentiel de démence vasculaire, mais elles montrent aussi ce que nous appelons des « objets brillants non identifiés », ou hypersignaux, dont la signification n'est pas claire et qui pourraient tout aussi bien indiquer de petits accidents vasculaires que le vieillissement normal, ou d'autres phénomènes que nous ne comprenons pas.

La méthode par TEP (Tomographie par Emission de Positons) permet de montrer le cerveau au travail, et constitue dès lors une forme d'imagerie fonctionnelle. L'approche TEP la plus fréquemment utilisée consiste à dépister le glucose, marqué d'une substance radioactive, qui est injecté dans le corps de la personne. En suivant la distribution de ce glucose, il est possible de voir si certaines parties du cerveau sont plus actives que d'autres. Les patients doivent être informés que les doses de radioactivité injectées ne sont pas nocives.

En plus de la TEP, on peut aussi recourir, pour explorer le fonctionnement cérébral, à l'imagerie par **IRM fonctionnelle (IRMf)**, qui mesure le flux sanguin, ou d'autres processus dynamiques. Malheureusement, la modélisation du cerveau en activité est difficile et l'interprétation des images obtenues est souvent incertaine, particulièrement pour la TEP. Cette incertitude n'empêche pas de nombreux défenseurs de la neuro-imagerie d'affirmer, de façon exagérée, que leur technique particulière peut diagnostiquer une affection spécifique dont on pensait auparavant qu'elle ne pouvait être diagnostiquée que cliniquement. En tant que société, nous devons surveiller attentivement les conflits d'intérêt financiers pouvant exister entre les compagnies qui fabriquent ces techniques de neuro-imagerie et les cliniciens qui leur sont affiliés. Une illustration de cette controverse se trouve dans le recours à la TEP pour le diagnostic différentiel de la maladie d'Alzheimer et de la démence frontale. Le métabolisme du glucose est moins bon à l'avant du cerveau dans la démence frontale, alors qu'il est moins bon dans les parties latérales du cerveau dans la maladie d'Alzheimer. Toutefois, on observe un grand recouvrement entre ces affections. Bien que la TEP soit susceptible d'apporter certaines informations pouvant contribuer au diagnostic différentiel, la plupart des experts – moi compris – n'ont pas le sentiment que ces examens soient utiles dans la plupart des situations. *Et* ils sont coûteux. *Et* les bénéfices financiers vont essentiellement aux personnes qui encouragent leur utilisation clinique.

Je crois personnellement que l'histoire clinique restera plus importante dans l'établissement du diagnostic que les technologies d'imagerie et que nous n'aurons jamais un test de neuro-imagerie spécifique à la maladie d'Alzheimer. Il y a trop de recouvrement avec le vieillissement normal et d'autres états. Il se pourrait que la TEP utilisant des marqueurs de substances telles que l'amyloïde puisse être utilisée pour suivre la progression de la maladie et les effets de thérapies spécifiques. Cependant, cette éventualité scientifiquement intéressante reste à être démontrée. Des études montrent par exemple que les personnes souffrant de Trouble Cognitif Léger (MCI) ont des dépôts amyloïdes qui sont d'un niveau intermédiaire entre les niveaux observés chez les personnes normales et les personnes souffrant de maladie d'Alzheimer. Ainsi, comme c'est le cas avec de nombreuses tentatives d'élaboration d'un test diagnostique, la question est de savoir où fixer la limite. De plus, les personnes qui défendent le recours à la neuro-imagerie prétendent que leur technologie fait probablement preuve de moins de variabilité lors de la répétition des examens que les évaluations cliniques classiques de type papier-crayon. Il reste à prouver que cela est vrai. Cependant, en privé, ils admettent que l'on en sait trop peu sur la fidélité des examens d'imagerie à travers le temps et les lieux où sont réalisés les examens et que des tests papier-crayon tels que le MMSE sont souvent des méthodes plus fidèles et nettement moins onéreuses. Malgré cela, le gouvernement dépense actuellement des millions de dollars pour promouvoir la neuro-imagerie, et ce, à mon avis, en l'absence de données indiquant clairement en quoi ce type d'examen est avantageux. Etant donné les autres priorités majeures de santé publique, il est temps que l'on envisage de dépenser moins pour une technologie.

La question que nous devons continuer à nous poser est : la poursuite de la recherche en neuro-imagerie bénéficiera-t-elle aux patients ou aux chercheurs et aux compagnies qui leur sont associées ?

> « *Quelles habitudes pourraient donc être considérées comme des obstacles à la sagesse ? Parmi les candidats, on trouve l'acceptation sans réserve des idées en vogue, le suivisme aveugle de pratiques à la mode en l'absence de réflexion sur leur intérêt et leurs implications, l'amalgame entre les avancées technologiques et une compréhension réfléchie du progrès humain, le recours excessif à la technologie destiné à détourner de plus en plus rapidement l'attention du contenu de ses propres idées, des objectifs pédagogiques orientés vers un standard commun de performances plutôt que vers un encouragement à bien raisonner et à avoir des échanges pertinents.* »
>
> ~ LISA OSBECK ET DANIEL N. ROBINSON[6]

Lorsque la décision est prise de vous administrer des tests médicaux, demandez à votre médecin de vous expliquer en quoi c'est important, ce que cela va coûter et quel est l'intérêt de ces tests dans le contexte plus large de votre projet de santé. Si vous êtes mécontent de ce que vous dit le médecin, il serait prudent de demander un second avis et de parler de votre santé avec un autre professionnel de la médecine. S'il s'avère que vous êtes dans un hôpital universitaire, il se peut que des médecins en formation, des étudiants en médecine ou des médecins affiliés temporairement à l'institution vous examinent. Ces personnes possèdent énormément de connaissances et peuvent en fait avoir plus de temps pour vous parler. Lorsqu'il s'agit de décisions impliquant votre santé, il vaut mieux poser trop de questions que pas assez. Mieux vous comprendrez votre situation médicale, mieux le médecin vous comprendra, et plus vous serez en mesure de prendre des décisions fermes et en commun quant à votre traitement.

**Un récit de ma consultation**

Une femme qui était active au sein de l'Association Alzheimer est une fois venue me voir, dans tous ses états, après que des chercheurs responsables d'une étude lui avaient dit qu'elle avait un Trouble Cognitif Léger (MCI). Elle s'était portée volontaire pour cette étude en pensant que ses facultés étaient normales et elle se proposait de servir de sujet de contrôle (c'est-à-dire un sujet intégré dans un groupe qui sert de contrôle par rapport à un groupe de patients). A sa plus grande surprise, elle a subi un bilan médical et on lui a annoncé qu'elle avait un MCI. Comme je le fais avec la plupart de mes patients, je lui ai expliqué le caractère problématique du terme de MCI et l'ai rassurée quant au fait qu'il y a une grande variété dans la manière dont la mémoire se modifie avec l'âge et que le fonctionnement des personnes dépend largement de la façon dont elles s'adaptent à ces changements. Afin d'obtenir un second avis, elle s'est rendue auprès d'un éminent médecin de la Mayo Clinic[7] au Minnesota, qui lui dit également que son état ne justifiait pas un diagnostic de MCI et que d'ailleurs le terme de MCI n'était pas établi. Bien qu'elle fût réconfortée par nos paroles, cette femme restait perturbée par le fait qu'il y avait des hypersignaux ou, selon le nom donné par les neurologues, des « objets brillants non identifiés », qui apparaissaient sur l'IRM effectuée à la Mayo Clinic. Mon collègue lui assura que ces hypersignaux n'avaient pas de signification claire et pouvaient se retrouver aussi bien dans le vieillissement normal que dans des affections vasculaires ou dégénératives. Lors d'une visite de suivi dans ma consultation, elle me dit que, même si mon collègue avait un matériel d'imagerie plus sophistiqué que le mien, elle se sentait plus à l'aise avec moi parce que j'avais le plus joli sourire ! Au milieu de cette extravagante technologie dont nous disposons actuellement dans la médecine moderne, je suis souvent frappé par le fait que l'intervention thérapeutique la plus efficace pour ceux qui doivent faire face à la démence est la prise en charge globale d'un clinicien qui les écoute.

## Le second rendez-vous chez le médecin

Après que vous avez été testé(e), vous retournerez voir le médecin pour qu'il vous donne son avis clinique sur votre état. Il se peut qu'il y ait plusieurs médecins impliqués dans cette étape. J'appelle ces réunions de suivi « conférences de synthèse » et elles ont pour but d'examiner les résultats des tests et d'intégrer ce que nous avons appris sur l'histoire en cours de votre vieillissement cérébral. Le médecin va tout d'abord présenter les résultats de son analyse – espérons-le de façon claire, à un rythme raisonnable et sans recourir à une jargon médical – puis il offrira ses conseils sur la manière de les aborder. Outre ce récapitulatif sur votre état, le médecin ou un autre membre de l'équipe soignante devrait également discuter avec vous de la nécessité de planifier des aspects juridiques et financiers, comme la rédaction de directives anticipées (en cas d'invalidité à venir) ou de fin de vie. Un tel document peut aider les autres membres de la famille à prendre des décisions liées à la santé d'une personne qui serait empêchée ou incapable d'exprimer elle-même ses volontés. Toute personne, indépendamment de son âge ou de son état de santé, devrait préparer un tel document. L'équipe devrait aussi aborder les aspects de planification financière, tels que l'établissement d'un testament et les besoins en couverture d'assurance, y compris la question d'une souscription à une assurance pour les soins à long terme[8].

Lorsque le(la) médecin, l'infirmier(ère) ou l'assistant(e) social(e) a présenté ces informations, vous devriez poser des questions complémentaires. Il est essentiel que vous transformiez cette rencontre en dialogue et que vous exprimiez vos réactions et vos inquiétudes.

- Il se peut que le médecin vous suggère de prendre des inhibiteurs de la cholinestérase et vous devriez être prêt(e) à lui demander quels sont les avantages et les inconvénients d'un tel traitement.
- Demandez-lui quelles sont ses propres expériences – les bonnes comme les mauvaises – concernant ce traitement.
- Renseignez-vous sur ce qui pourrait vous aider à décider si le traitement vous est bénéfique ou non.
- Faites particulièrement attention à la prescription de médicaments très récemment mis sur le marché ; ces médicaments seront vraisemblablement plus coûteux et leurs effets indésirables moins bien connus.

### Si les médicaments ne marchent pas

Si vous décidez de prendre des médicaments et s'ils s'avèrent inefficaces ou que leurs effets secondaires provoquent des désagréments très importants, signalez clairement à votre médecin que le médicament ne fonctionne pas. Certains médicaments affectent les personnes de manière différente ; ce n'est pas parce qu'un médicament est communément prescrit ou que l'on en fait la publicité à la télévision qu'il est bon pour vous.

## La participation à des recherches

Il se peut que le médecin vous invite à participer à une recherche. Les recherches peuvent être un moyen d'aider les autres et de vous aider vous-même, mais elles comportent quelques risques. La plupart des projets impliquent qu'un certain pourcentage des participants ne reçoive qu'un placebo[9]. Dans ce cas, quand bien même vous participez à une recherche, vous n'avez aucune garantie de recevoir le traitement expérimental ou que ce dernier vous soit bénéfique.

Imaginons que cette question de probabilité ne vous préoccupe pas. Avant d'accepter un protocole de recherche, vous devez toujours demander à votre médecin de vous expliquer, dans des termes aussi clairs que possible quels sont les bénéfices et les risques de cette recherche. Voici quelques-unes des questions que vous devriez poser :

- Quelle est la nature du médicament ou de l'intervention proposée ?
- Que sait-on à ce stade de ses effets chez l'animal et l'être humain ?
- Quels sont les effets indésirables attendus ?
- Si je tombe malade durant l'étude et qu'il apparaît que le traitement en est probablement la cause, qui paiera mes factures médicales ?

Vous devriez également demander qui sponsorise la recherche. Est-ce l'industrie pharmaceutique ? Souvenez-vous que vous avez le droit de savoir tout ce dont vous avez besoin et tout ce que vous souhaitez au sujet de la recherche à laquelle vous participez. Le principe de base de l'éthique en recherche s'appelle le consentement éclairé. En tant que participant potentiel, vous, le sujet d'une recherche, avez besoin de savoir quel est le but de l'étude et ce que l'on vous demandera de faire. Une fois que vous êtes informé, alors vous devez décider si oui ou non vous allez donner votre consentement. Rappelez-vous aussi que non seulement vous, ou un de vos proches qui serait votre représentant, devez fournir votre consentement, mais que vous êtes en droit de le retirer à tout moment. C'est votre choix, pas celui de votre médecin. C'est très généreux de votre part de souhaiter vous engager personnellement pour aider les autres, mais vous devez procéder avec prudence et être sûr que c'est vous qui menez la barque.

En fin de compte, ce qu'il faut retenir de ce second rendez-vous, c'est que vous devez être un ferme défenseur de votre cause ou de celle de la personne qui vous est chère et que vous devez poser à votre médecin de nombreuses questions pour obtenir tous les éclaircissements et les explications dont vous pensez avoir besoin.

> *« Je devais être une des victimes, j'ai eu l'occasion d'être un des acteurs. Cela m'a fait très plaisir. »*
>
> ~ Une personne ayant pris part à une recherche sur la démence et indiquant comment la participation à une étude pharmacologique fut pour elle une occasion de manifester son altruisme [10]

**Après le second rendez-vous**

Après le second rendez-vous, vous pouvez retourner chez votre médecin traitant ou votre neurologue pour les visites de suivi, lesquels évalueront les effets des traitements ou des conseils qui vous ont été donnés. Les gens ont souvent besoin de temps pour mettre en œuvre certaines des suggestions fournies, en particulier pour tout ce qui touche à la planification à long terme. Des visites de suivi devraient être prévues après un mois, trois mois, six mois ou même un an selon la vitesse à laquelle l'état de la personne évolue. Je vois des patients à un rythme plus rapproché si je dois ajuster les doses de médicaments. Toutefois, avec des patients et des proches aidants responsables, bon nombre de choses peuvent être réglées par téléphone. Le spécialiste devrait envoyer un rapport, notamment au médecin qui vous a adressé à lui, mais il devrait vous demander votre autorisation pour partager cette information.

## FAIRE FACE AU PIRE SCÉNARIO

Que faire si vous recevez un diagnostic de maladie d'Alzheimer (MA) ou de Trouble Cognitif Léger (MCI) lors de la consultation initiale ou de l'une des consultations ultérieures chez un médecin ? Comment continuer de faire entendre votre voix et vous assurer que l'on n'adopte pas avec vous une approche standard ? La première chose à faire consiste à garder l'esprit ouvert, à comprendre que les diagnostics de MA ou de MCI sont très controversés et embrouillés par beaucoup d'incertitudes. Rappelez-vous : ces diagnostics cliniques font référence à des catégories imprécises et hypothétiques au sein de classifications non codifiées. Savoir cela constitue une forme de responsabilisation.

Vous devriez soulever la question de l'incertitude diagnostique auprès de votre médecin et lui demander d'aborder le problème de la confusion scientifique qui existe concernant la position de la maladie d'Alzheimer et du Trouble Cognitif Léger (MCI) le long du continuum du vieillissement cérébral.

### Quelques questions que vous pourriez avoir envie de poser

- Que sont exactement la maladie d'Alzheimer et le MCI et en quoi sont-ils différents du vieillissement normal ?
- J'ai lu que tout diagnostic de maladie d'Alzheimer ne peut être que « probable », alors, comment pouvez-vous être sûr que c'est ce que j'ai ?
- J'ai entendu dire que les soi-disant maladie d'Alzheimer et MCI affectent les personnes de manière très différente et que tout le monde ne connaît pas la même évolution. Y a-t-il un espoir que mon cas soit plus léger que ce que je lis dans la presse grand public ?
- Pouvez-vous imaginer un futur dans lequel vous n'utiliseriez plus le terme de maladie d'Alzheimer ?
- Pouvons-nous envisager une autre manière d'aborder les choses ? Je ne me sens pas à l'aise avec ce terme et je voudrais discuter de la manière dont nous pourrions considérer différemment ma situation.

Si votre médecin est incapable d'engager ce type de dialogue avec vous, vous devriez envisager de chercher un autre professionnel qui sera mieux disposé à l'égard de votre vision des choses. Idéalement, vous devriez déjà avoir évité un tel scénario en ayant soigneusement sélectionné un bon médecin durant la phase préparatoire à votre consultation. Rappelez-vous qu'il est de votre responsabilité d'être un consommateur informé et de rechercher un médecin qui réponde à vos besoins. Vous disposez du pouvoir de choisir.

## LE SYSTÈME DE SANTÉ PEUT-IL S'ADAPTER AUX NUANCES ?

Je sais que c'est une entreprise compliquée que de minimiser l'importance de l'étiquette de maladie d'Alzheimer. Dans le système de santé actuel, il est nécessaire d'avoir des catégories diagnostiques pour obtenir un remboursement. Le remboursement de mes consultations – ou de celles d'un autre médecin – dépend du code que nous utilisons : le code 331.0 (qui correspond à une maladie d'Alzheimer) ne conduit pas au même paiement que le code 780.93 (perte de mémoire non spécifiée). Notre système de santé dysfonctionnel exige que les médecins appliquent des étiquettes diagnostiques arbitraires pour autoriser un remboursement. Si je pouvais crier ceci, je le ferais : *nous ne devrions pas laisser aux assureurs le pouvoir de dicter le type d'histoires que notre « establishment » médical raconte ensuite aux personnes âgées et à leur entourage !*

Je reconnais que la bureaucratie médicale a besoin d'appellations. Parfois, le recours à une étiquette permettra à mes patients d'obtenir des services auxquels ils n'auraient pas pu accéder autrement, et un diagnostic spécifique permet que je sois payé. Certains de mes collègues m'ont même prévenu du fait que des gens pourraient me poursuivre en justice au motif que je n'ai pas posé chez eux un diagnostic de maladie d'Alzheimer. Mais tant que j'explique ma vision des choses et comment j'en suis arrivé à mes valeurs et mes opinions, je crois que je suis protégé. En outre, le moyen le plus sûr pour éviter un procès est d'avoir de bonnes relations avec vos patients et leurs familles et je travaille dur pour développer ces relations et pour servir de modèle aux médecins dans notre système de santé compétitif.

### Une responsabilité pour mes collègues

J'encourage les médecins qui sont bien disposés à l'égard des idées exprimées dans ce livre à remplir les formulaires d'assurance selon le schéma habituel correspondant à la maladie d'Alzheimer, de telle façon que les patients puissent être remboursés. Néanmoins, ceci constitue une action totalement indépendante des relations que vous entretenez avec vos patients et leurs familles. Vous pouvez utiliser le langage diagnostique standard (en dépit de son caractère incertain) pour remplir les formulaires d'assurance ; votre dialogue vous donne l'occasion d'aborder avec eux les subtilités du vieillissement cérébral et de considérer le processus d'étiquetage diagnostique d'une manière humaine et respectueuse.

C'est vrai, il existe une grande variabilité interindividuelle quant au degré d'ambiguïté que peuvent tolérer les patients. Certains patients et leurs proches aidants ont besoin d'étiquettes. Certains sont prêts à accepter que notre compréhension actuelle du vieillissement cérébral est limitée et à s'entendre dire qu'ils présentent des signes de déficits cognitifs liés à l'âge plutôt qu'une maladie d'Alzheimer. D'autres patients demandent un diagnostic plus précis et ne seront pas satisfaits d'un médecin incapable de le fournir. Au sein même d'une famille, différents membres seront à la recherche de réponses différentes. Le message de ce livre n'est pas que j'ai la bonne histoire dans tous les cas ; mais je voudrais vous affranchir, ainsi que vos familles, du mythe culturellement biaisé de la maladie d'Alzheimer, de sorte que vous puissiez choisir de raconter l'histoire qui vous permet le mieux de vous adapter à votre vieillissement cérébral.

## UN RÉCIT DE MA CONSULTATION

L'un des patients âgés dont je me suis occupé l'an dernier, un professeur d'université, avait des difficultés à organiser son travail d'enseignant et à donner des conférences – des symptômes qui auraient pu lui valoir l'étiquette de maladie d'Alzheimer ou d'une autre affection dégénérative telle qu'une démence frontale ou un Trouble Cognitif Léger (MCI). Son compagnon, également universitaire, un historien bien au fait du contexte social et historique dans lequel le terme de maladie d'Alzheimer a émergé, était inquiet quant à la perspective que son partenaire soit catalogué comme une victime de la maladie d'Alzheimer. Par contre, la fille du patient souhaitait que son père reçoive un nom de maladie précis, qui ferait justice aux changements complexes qu'elle avait observés chez lui. Un diagnostic de maladie d'Alzheimer pourrait lui fournir la catharsis dont elle avait besoin pour se réconcilier avec le déclin cognitif de son père.

Pour un clinicien, mettre en accord des points de vue opposés tout en essayant de faire au mieux pour le patient peut être une véritable épreuve. J'ai pris le temps de parler avec chacun de la complexité de la situation de mon patient et j'ai expliqué à quel point il était difficile d'appliquer une étiquette précise à son cas. Chacun s'exprima sur la manière dont il souhaitait voir les choses évoluer dans le futur et ils aboutirent finalement à un accord sur l'appellation à utiliser pour qualifier les difficultés de la personne qui leur était chère, appellation qui ne faisait pas référence à une démence dégénérative.

> *« Les prédicateurs ou les scientifiques peuvent généraliser, mais nous savons qu'aucune généralité ne s'applique à ceux que nous aimons ; à chacun son paradis, à chacun son oubli. »*
>
> ~ E.M. Forster

## MAÎTRISER LES CHANGEMENTS SIGNIFICATIFS

Au fil du temps, alors que votre cerveau vieillit, les médecins établiront que certains de vos comportements devraient être modifiés. J'interroge souvent les familles sur les inquiétudes qu'elles pourraient avoir quand leur proche vieillissant fait la cuisine, les troubles de mémoire et le four à gaz pouvant en effet représenter une combinaison mortelle. Un autre motif de dispute fréquemment évoqué lors de mes consultations cliniques est celui de la capacité du patient à conduire une automobile. Quelqu'un affecté par le vieillissement cérébral peut progressivement perdre sa capacité de raisonner et de prendre les décisions valables lorsqu'il est au volant. La personne peut se perdre, réagir trop lentement à la circulation, provoquer ou être impliquée dans des accidents. Dans de telles situations, il est de la responsabilité sociale des amis et de la famille de recommander à la personne de prendre la bonne décision, à savoir cesser de conduire. Dans la mesure où, dans notre culture, la conduite automobile représente l'indépendance, il est assez compréhensible que les patients refusent d'abandonner leur droit de conduire. Lorsque les familles pressent leur proche vieillissant de laisser le volant, le désaccord peut devenir hargneux et il est demandé aux médecins de servir d'arbitres.

### UN RÉCIT DE MA CONSULTATION

Un de mes patients était un homme âgé, incroyablement dynamique, qui escaladait les montagnes, voyageait de par le monde et se comportait comme s'il avait vingt-cinq ans et non soixante-quinze. Néanmoins, il commença à décliner rapidement vers la fin de sa vie ; il ne se comportait plus adéquatement sur le plan social et rencontrait des difficultés dans ses activités de la vie quotidienne, lesquelles incluaient une activité maintenue dans le domaine juridique. Ses enfants craignaient que ses difficultés, associées à son désir toujours présent d'être aussi actif et énergique que dans sa jeunesse, ne le mettent potentiellement en danger. Ils vinrent me demander comment nous pourrions aider leur têtu de père à limiter les activités qui pourraient compromettre sa sécurité et celle des autres. Comme j'essaie de le faire avec tous mes patients, j'ai développé une relation avec le père et, finalement, je suis devenu suffisamment proche de lui pour pouvoir gagner sa confiance et lui faire des suggestions quant à ce qu'il devrait faire pour rester en sécurité. Du fait de notre relation proche, je lui ai donné la possibilité de prendre une décision de sa propre initiative, ce qui est toujours la meilleure issue pour les patients comme pour leur famille. Les bons cliniciens réaliseront que chacun, y compris les personnes présentant des facultés cognitives réduites, peut encore être impliqué dans des discussions portant sur des décisions importantes.

Dans ce type de situations, il est préférable, tant pour le médecin que pour la famille, de ne pas tout simplement retirer au patient le privilège de la conduite automobile. Il y a peu de choses qui soient aussi humiliantes que de se voir privé d'une activité qu'on a effectuée tout au long de sa vie, au seul motif de la vieillesse. Il y a des moyens pour négocier ces décisions difficiles dans un contexte clinique, de manière à éviter des tensions excessives aux patients et à leur famille. Par exemple, le clinicien peut demander à la personne si elle a plus de difficultés à conduire de nuit ou quand les conditions météorologiques sont mauvaises. Si c'est le cas, on peut peut-être se mettre d'accord sur les moments où la personne peut conduire avec le plus de sécurité et ceux où il est préférable qu'elle s'abstienne de prendre la route. Le médecin peut rédiger un certificat dans lequel il prescrit l'arrêt de la conduite jusqu'à ce qu'une évaluation formelle soit réalisée. Le clinicien peut aussi servir de médiateur en recommandant que les capacités de conduite du patient soient évaluées et qu'il bénéficie d'une thérapie occupationnelle visant ses difficultés de conduite. En fait, on confie ainsi le soin de trancher à un expert crédible, qui peut déterminer la capacité de la personne à poursuivre la conduite automobile.

Au cas où une personne qui vous est chère refuse tout simplement d'arrêter de conduire, il y a d'autres stratégies pour réduire les comportements potentiellement dangereux. Les familles peuvent cacher les clés ou mettre la voiture hors d'état. Certains proches de mes patients avaient demandé à la police de suivre le conducteur âgé dès son départ de la maison et de lui infliger une contravention à chaque fois qu'il slalomait entre des voitures, qu'il faisait un écart ou commettait une infraction au code de la route. Idéalement, on ne devrait pas en arriver à de telles extrémités. Un bon clinicien devrait aborder la question de la sécurité routière dans une conversation impliquant la famille et le patient et donner à ce dernier la possibilité de prendre ses propres décisions. Si ce problème – ou tout autre problème important – vous préoccupe, en tant que patient ou en tant que proche, veillez à en faire part au médecin dès le début.

## INTERNET EST VOTRE AMI : ÉVALUEZ CE QUE VOUS DIT VOTRE MÉDECIN EN UTILISANT INTERNET

Les ordinateurs peuvent constituer un excellent moyen pour façonner vos connaissances sur le vieillissement cérébral entre deux consultations médicales. Chacun a un jour quitté le cabinet de son médecin avec le sentiment de ne pas avoir reçu de réponse à des questions persistantes. Assez souvent, Internet peut vous aider à obtenir des informations pour combler ces lacunes.

### Un monde à portée de main

Outre Google et d'autres moteurs de recherche similaires, les sites de l'Association Alzheimer (http://www.alz.org), du National Institute of Health (http://www.NIH.gov), du Alzheimer's Disease Education and Referral Centre (http://www.nia.nih.gov/alzheimers) et de Healthwise[11] (http://www.healthwise.org) contiennent des pages et des pages d'informations utiles, ainsi que des liens vers d'autres sites pouvant enrichir la compréhension de votre état, ainsi que vous informer sur les traitements et les tests que vous pourriez recevoir.

*Ces adresses concernent une fois encore des sites états-uniens, mais vous trouverez aisément des sites francophones similaires, en particulier au Québec ; rappelons que vous trouverez en annexe les sites des associations Alzheimer ou structures similaires. (N.D.T.)*

Ces informations sont non seulement susceptibles de lever certains malentendus, mais le fait même de naviguer sur Internet peut contribuer à vous maintenir mentalement actif. Votre utilisation d'Internet ne doit pas être uniquement ciblée sur la recherche d'information. Lire des histoires d'autres personnes confrontées aux défis du vieillissement cérébral peut être un moyen libérateur de constater que chaque expérience est unique et qu'un homme ou une femme malade ne se réduit pas à son cerveau vieillissant[12]. Se joindre à des forums ou groupes de discussion en ligne peut aussi vous donner l'occasion de partager vos questions et vos préoccupations avec d'autres personnes qui font face à des circonstances similaires aux vôtres.

En bref, il n'y a aucune raison de ne pas profiter des avantages de la technologie à portée de votre main. Néanmoins, rappelez-vous aussi qu'Internet peut être source de confusion et induire dangereusement les gens en erreur. Vous devriez toujours vérifier vos informations par recoupement et obtenir confirmation des renseignements que vous avez obtenus auprès d'amis ou d'autres personnes en qui vous avez confiance.

Internet est un formidable atout. Malgré tout, quand j'étais étudiant en médecine à Johns Hopkins, je me souviens que certains cliniciens seniors, parmi les plus sages, me disaient que l'aspect le plus important du diagnostic médical et de la prise en charge qui en résultera, consiste à écouter attentivement l'histoire du patient et les récits qu'il amène à la consultation. Un axiome disait que 85 % du diagnostic dépendaient de l'écoute accordée à l'histoire du patient, 10 % de l'examen physique et 5 % de la technologie. En d'autres termes, les aspects les plus importants de la guérison étaient liés à la relation humaine entre le soignant et le patient.

> « *Ayez pour philosophie d'apprendre exactement en quoi consiste l'être humain, sujet essentiel de la médecine.* »
> ~ Code de conduite destiné aux étudiants en médecine d'Oxford et de Cambridge au Moyen-Âge.

Cependant, au cours du quart de siècle où j'ai exercé une pratique clinique, ces pourcentages semblent s'être presque inversés, car l'afflux de coûteux équipements technologiques, combiné aux importantes contraintes de temps a limité la capacité des médecins à écouter en profondeur l'histoire de leurs patients.

De nombreuses personnes ont entendu parler du Dr Jack Kevorkian, le médecin du Michigan qui fut connu sous le surnom de « Dr Death »[13] après avoir apporté une assistance au suicide à plusieurs patients. On a peu entendu parler de la première patiente du Dr Kevorkian, Janet Adkins, qui venait de Portland en Oregon et qui était une victime de la soi-disant maladie d'Alzheimer. Les membres de sa famille ont dit qu'elle avait pris la décision de mourir dès qu'on lui avait annoncé qu'elle avait la maladie d'Alzheimer – que ses perspectives d'avenir lui paraissaient si sombres après la brève conversation qu'elle avait eue avec son médecin qu'elle ne pouvait pas supporter l'idée de souffrir de la maladie redoutée. Alors même qu'elle était encore suffisamment robuste pour battre ses fils au tennis, elle prit la décision de contacter le Dr Kevorkian et de renoncer au reste de sa vie.

Des situations telles que celle dans laquelle s'est trouvée Mme Adkins pourraient, sans aucun doute, être gérées de manière différente. Le vieillissement cérébral n'est ni une sentence de mort ni une tragique perte d'identité. Et pourtant, dans un note laissée à l'intention de sa famille, Mme Adkins avait écrit : « Je ne veux pas faire endurer à ma famille ou à moi-même l'angoisse de cette terrible maladie. »

Pour la plupart des cliniciens travaillant dans le domaine du vieillissement, le plaisir et le défi du soin clinique, ainsi que le devoir d'un bon clinicien, est de s'engager auprès de ses patients, de se fondre dans leur histoire pour créer une relation de soin basée sur la collaboration. Cette relation est ce qui donne aux familles et aux individus la possibilité d'aller de l'avant avec espoir alors qu'ils doivent faire face au défi important que représente le vieillissement cérébral. Pour atteindre une qualité de vie à la fin de votre existence, il est essentiel que vous trouviez un médecin qui est intéressé à vous guider, vous et votre famille, au travers du processus de vieillissement cérébral et qui a à la fois le temps et l'engagement professionnel de vous écouter et d'apprécier l'histoire unique que vous introduisez dans sa pratique. Mme Adkins et sa famille ont été influencées par le mythe de la maladie d'Alzheimer. Vous devez vous sentir autorisé à choisir un médecin qui vous aidera à mieux construire conjointement l'histoire que vous et vos proches allez vivre côte à côte pendant vos dernières années.

# Chapitre 9

# DES CONSEILS POUR BIEN VIEILLIR TOUT AU LONG DE VOTRE VIE

> « *Mieux vaut prévenir que guérir.* »
> ~ Johann Wolfgang von Goethe

Mes patients m'apportent parfois des coupures de presse, qui vont du sublime à l'absurde :

« Vers l'immortalité : les avantages à rester actif »

« Le cassis et les myrtilles pourraient contribuer à contrecarrer la maladie d'Alzheimer »

« Le régime méditerrannéen semble bon contre la maladie d'Alzheimer »

« Avoir une vie sociale bien remplie pourrait protéger contre la maladie d'Alzheimer »

« L'Institut national de la santé (NIH) dit "Utilisez vos capacités ou perdez-les !" »

« Le poisson, c'est une alimentation pour le cerveau ! »

« L'excercice physique régulier peut retarder la maladie d'Alzheimer »

« La gymnastique mentale garantit la vitalité cérébrale »

« Un chercheur de Cambridge prédit que les humains pourraient vivre 5 000 ans ».

Avec autant de conseils de santé circulant autour de nous, à la télévision, dans les magazines et dans les journaux, comment pouvons-nous vraiment savoir ce qui est bon pour nous ? Y a-t-il des activités quotidiennes qui vous aideront réellement à entretenir votre cerveau ? L'exercice et l'alimentation nous permettent-ils réellement de rester en forme sur le plan cognitif ? Le stress fait-il vieillir le cerveau plus rapidement ? Ou n'est-ce qu'une plaisanterie ?

Bien que la complexité de notre cerveau empêche de donner des réponses simples concernant la prévention du déclin cognitif, j'essayerai de vous aider à faire le tri sur cette question et sur d'autres. Comme je l'ai déjà dit, tout gros titre promettant un remède miracle pour la maladie d'Alzheimer doit être lu comme une exagération et de surcroît comme une exagération irresponsable. Il est peu probable qu'il y ait jamais une panacée contre le vieillissement cérébral et les personnes nées du baby-boom ne devraient pas compter sur la survenue d'avancées extraordinaires durant leur vie, en dépit des promesses de l'empire Alzheimer qui font régulièrement la une. Notre attention doit commencer à se déplacer du remède mythique vers *la prévention durement gagnée, de l'attente d'un traitement symptomatique de la maladie d'Alzheimer vers le choix de comportements susceptibles de différer les effets du vieillissement cognitif, tout au long de notre vie.*

Lorsque nous parlons de prévention du vieillissement cérébral lié à la maladie d'Alzheimer, nous avons tendance à ne parler qu'en termes de développement de produits neuropharmacologiques : cellules souches, vaccins amyloïdes ou d'autres pilules futuristes promnésiantes, qui pourraient traiter ou peut-être même enrayer les symptômes les plus importants de la perte de mémoire à un stade avancé. Cela reviendrait à imaginer une équipe de football américain menée par 40-0 et revenant au score dans les deux dernières minutes du match. Comme tout entraîneur le sait, pour être vainqueur à la fin de la partie, il faut une préparation d'avant match dans laquelle chacun s'engage, de manière à rester affûté et prêt à faire face à l'adversité ou aux défis qui se présentent à nous. Le vieillissement est une question de toute une vie, un processus qui s'étend sur des décennies, et c'est dans la prévention que nous devons mettre notre énergie et nos ressources. Il n'est jamais trop tard pour commencer à prendre de meilleures décisions pour votre cerveau – et le fait que vous ayez lu ce livre jusqu'ici indique bien que vous avez encore une bonne vitalité cognitive et la capacité de prendre des décisions positives dans votre vie, ainsi que d'avoir du succès jusqu'à la fin de la partie !

**Prévention**

En ce moment de notre histoire, il est absolument indispensable que l'on se tourne vers la prévention, car les nations doivent supporter des coûts de santé de plus en plus importants, du fait d'un accroissement des populations vieillissantes. En 2005, le rapport annuel des Nations Unies sur la population mondiale nous informait que, globalement, on pouvait s'attendre à ce que le nombre de personnes âgées de 60 ans et plus triple quasiment, passant de 672 millions en 2005 à près de 1,9 milliards en 2050. Au vu du modeste soulagement symptomatique qu'apportent les traitements pharmacologiques actuels dans la maladie d'Alzheimer, des résultats systématiquement décourageants fournis par les essais cliniques récemment menés sur de nouvelles propositions de traitements, ainsi que des incertitudes concernant les possibles mérites de futurs traitement tels que les cellules souches et les vaccins bêta-amyloïdes, les gouvernements devraient se sentir suffisamment motivés pour commencer à mener une politique nuancée, qui viserait à améliorer la santé de la population tout entière, sur l'ensemble de la vie des personnes, plutôt que de répondre après coup au déclin cognitif.

La prévention n'est pas une tâche aisée et je voudrais insister sur le fait que, selon moi, le terme *prévention* signifie repousser le début du déclin cognitif, ou ralentir sa progression, plutôt que de l'éliminer complètement. Le vieillissement cérébral est un état qui se développe de manière plus ou moins importante chez chacun d'entre nous, alors que des prédispositions génétiques, des dysfonctionnements moléculaires, des habitudes alimentaires, de subtiles lésions et d'autres événements fortuits interagissent pour entraîner des conséquences négatives. Pour reprendre la métaphore évoquée plus haut, le vieillissement n'est pas un jeu que l'on finit par « gagner » ; c'est un jeu dans lequel nous essayons de rester compétitifs. En effet, il existe certains facteurs de risque de développement d'une démence sur lesquels nous n'avons tout simplement aucune prise. L'âge, par exemple, est à lui seul le facteur de risque le plus important de vieillissement cérébral, de sorte que le risque de développer une soi-disant maladie d'Alzheimer double tous les cinq ans à partir de soixante-cinq ans. D'autres études estiment que plus de la moitié des personnes âgées de plus de quatre-vingt-cinq ans ont une maladie d'Alzheimer et que les personnes qui ont quatre-vingt-dix ans ou plus ont un risque vingt-cinq fois plus important de développer une maladie d'Alzheimer que les personnes de soixante-cinq à soixante-neuf ans. Au final, plus vous devenez vieux, plus il est probable que vous fassiez l'expérience de symptômes de vieillissement cérébral.

Nos gènes constituent un autre facteur de risque sur lequel nous n'avons aucun contrôle. Comme je l'ai mentionné précédemment, des chercheurs ont montré que l'allèle 4 du gène de l'ApoE – que l'on trouve chez près de 40 % des personnes ayant reçu un diagnostic de maladie d'Alzheimer – ainsi que d'autres gènes candidats, semblent augmenter ce risque. Bien que nous ne puissions pas faire grand-chose quant à notre disposition à vieillir ou à notre profil génétique, les scientifiques ont identifié quantité de facteurs comportementaux et relationnels, en lien avec notre style de vie et notre environnement, qui peuvent nous fortifier contre les ravages normaux de l'âge et influer sur la trajectoire de notre vieillissement cérébral.

## L'ÉCOLOGIE HUMAINE : UNE NOUVELLE APPROCHE DE LA PRÉVENTION

La plupart des recherches effectuées à ce jour sur la prévention de la maladie d'Alzheimer se sont uniquement concentrées sur des facteurs de risque de « fin de partie », comme éviter l'hypertension artérielle et le taux de mauvais cholestérol LDL quand vous vieillissez. Actuellement, nous commençons à élargir notre champ de vision et à examiner le vieillissement cognitif de manière plus écologique, en explorant une variété de facteurs environnementaux et bio-psychosociaux qui interviennent tout au long de la vie – de l'utérus maternel à la prime enfance, à l'adolescence, à l'âge adulte et à la vieillesse – et qui peuvent être modifiés dans l'espoir de prévenir un dysfonctionnement mental plus tard dans l'existence. Cette approche écologique tient compte de la complexité et de la diversité des processus bio-psychosociaux et des relations être humain-environnement qui provoquent diverses formes de déclin cognitif (Cf. encart page suivante).

Une compréhension plus riche des processus psychosociaux et des facteurs environnementaux qui produisent différents profils de déclin cognitif peut vous aider à agir sur les facteurs de risque de dysfonctionnement cognitif, chez vous comme chez les personnes qui vous sont proches. A plus large échelle, une approche écologique peut contribuer à ce que le monde médical accorde une importance moindre aux traitements symptomatiques des troubles cognitifs chez la personne âgée – ce à quoi nous assistons actuellement avec le développement de médicaments, sous l'influence du mythe de la maladie d'Alzheimer – et promeuve plutôt une

**DES MESURES DE PRÉVENTION À PRENDRE AVEC UN GRAIN DE SEL**

Il n'existe pas de preuves parfaites, irréfutables, de l'efficacité des mesures de prévention contre le vieillissement cérébral ; nous disposons rarement du luxe de la preuve lorsqu'il s'agit de médecine préventive. Comme nous en avons tous fait l'expérience, ce qui nous apparaît bon aujourd'hui est souvent remis en question par une étude paraissant la semaine suivante dans le journal. Bien que les études que je présente dans ce chapitre soient toutes des études valables et bien menées, vous devriez garder à l'esprit le conseil que je vous ai donné précédemment et qui consiste à toujours lire chaque étude (et en particulier les études épidémiologiques ou celles réalisées chez l'animal) avec prudence et à rester vigilant face aux faux espoirs. En dépit de cette mise en garde, j'espère que vous considérerez ce chapitre comme une mine peu commune de recommandations pleines de bon sens, susceptibles de faire du bien à votre santé cognitive et à celle de votre famille.

politique et des stratégies de prévention plus précoces et plus efficaces, visant à maximiser le développement cognitif des citoyens de tous âges. Notre culture a désespérément besoin d'une telle infusion de pensée créative.

Dans *Le mythe de la maladie d'Alzheimer*, nous avons déjà commencé à re-penser notre compréhension de la maladie d'Alzheimer, de façon à la considérer comme un processus de vieillissement cérébral qui se déroule tout au long de la vie plutôt que comme une « maladie » du grand âge. Ce chapitre va faire progresser un peu plus la nouvelle histoire de la maladie d'Alzheimer en esquissant un plan de prévention pour le XXIe siècle, qui vous présentera les facteurs de risque du vieillissement cérébral auxquels vous pouvez vous attaquer pour ralentir le vieillissement de votre cerveau.

Mais ce n'est que la moitié de l'histoire.

Nous devons non seulement endosser la responsabilité de notre propre santé cognitive, mais nous avons aussi le devoir, envers la société, de prendre des mesures permettant de promouvoir un bien-être cognitif généralisé. En plus de vous donner un plan pour votre propre vieillissement cérébral, ce chapitre fait également des recommandations pour une politique d'intervention destinée à promouvoir la santé cognitive à un niveau social plus large. La prévention doit devenir la tâche de chacun et une priorité pour nos législateurs. Les personnes nées du baby-boom ne vont pas tranquillement vieillir et partir à la retraite. En fait, nous pouvons réinventer à la fois le vieillissement et la retraite. Après tout, il s'agit de la génération dont l'activisme et l'énergie ont nourri l'idéalisme des années 1960. Si nous prenons, tous, les mesures nécessaires pour changer nos propres vies et si nous plaidons pour une plus grande évolution de la société, nous pouvons commencer à construire un nouveau cadre de référence pour le vieillissement.

## « QUE TA NOURRITURE SOIT TON MÉDICAMENT » : UNE MEILLEURE ALIMENTATION PEUT-ELLE MAINTENIR NOTRE VITALITÉ ?

Cette ancienne recommandation du père grec de la médecine, Hippocrate, semble encore pleine de bon sens aujourd'hui. Comme nous, êtres humains, passons une part considérable de notre existence à manger, ce que nous ingérons dans le cadre de notre alimentation quotidienne constitue peut-être l'un des facteurs de risque modifiables les plus importants. Il est difficile d'établir un lien direct entre des aliments ou des éléments nutritifs particuliers et la prévention du vieillissement cérébral. Après tout, nous ne mangeons pas les aliments isolément, mais plutôt sous la forme de diverses combinaisons qui influent sur leur absorption et, de surcroît, l'alimentation ne constitue qu'un aspect de la matrice causale complexe qui est responsable de la santé ou de la maladie humaine. Néanmoins, la combinaison d'un peu de bon sens, d'une prise de conscience des découvertes faites par la diététique et des apports de la médecine écologique peut vous offrir quelques mesures de protection contre le déclin cognitif.

> « *Un homme peut s'estimer heureux quand ce qu'il mange est aussi son remède.* »
>
> ~ HENRY DAVID THOREAU

### Minimiser la consommation de viande rouge et réduire les graisses saturées

Les recherches menées au niveau de la population générale montrent de manière répétée que l'une des mesures les plus importantes pour protéger votre santé cognitive consiste à éviter une alimentation riche en graisses saturées, lesquelles ont tendance à faire augmenter le taux de cholestérol dans le sang. Les régimes alimentaires dans lesquels on consomme beaucoup de viandes rouges et peu de fruits et de légumes – un mode de consommation commun à la plupart d'entre nous dans les pays occidentaux – ont été associés à une augmentation des maladies vasculaires, à des réactions inflammatoires, à la production de radicaux libres qui pourraient contribuer à la dégénérescence neuronale et à une diminution des apports sanguins au cerveau[1].

Ces tendances ne s'observent pas qu'en Occident. En fait, d'autres études réalisées dans différents pays pour évaluer les implications des multiples habitudes alimentaires humaines ont confirmé que l'absorption de graisses dans les viandes rouges constituait le facteur de risque diététique le plus important pour le développement d'une maladie d'Alzheimer, alors que la consommation de poissons tels que le saumon, le thon, le hareng et les sardines semblait réduire ce risque[2]. Dans une étude réalisée au Japon, des chercheurs ont analysé les habitudes alimentaires de soixante-quatre Japonais souffrant de maladie d'Alzheimer et de quatre-vingts personnes du même âge, en bonne santé. Ils ont montré que les patients avec maladie d'Alzheimer avaient tendance à moins manger de poisson et de légumes verts/jaunes (contenant de la vitamine C et du carotène), alors qu'ils consommaient davantage de viande rouge que les contrôles. La leçon à en tirer : la plupart des études importantes réalisées sur les aspects alimentaires de la maladie d'Alzheimer suggèrent fortement qu'en mangeant moins de graisses saturées en provenance des viandes rouges et plus de poisson, vous pouvez réduire votre risque de déclin cognitif. Comme Thomas Jefferson le suggérait, voici plusieurs générations, la viande devrait être considérée comme un aliment complémentaire plutôt que comme un plat principal dans notre alimentation, et les viandes que nous consommons devraient être maigres, avec une haute teneur en protéines et peu de graisses saturées.

### Penser à la manière d'un chasseur-cueilleur

Pour comprendre pourquoi des aliments tels que le poisson, les fruits et les légumes sont bons pour nos cerveaux, nous devons nous représenter sur le continuum de l'évolution humaine. Avec la naissance de l'agriculture, voici près de 10 000 ans, et l'augmentation du commerce agro-alimentaire global au cours des deux derniers siècles, les modes alimentaires contemporains se sont progressivement distanciés de ceux de nos ancêtres chasseurs-cueilleurs qui fouillaient partout librement pour trouver de la nourriture. Ce décalage entre le génome ancestral dont nous avons tous hérité (qui a été la marque des humains anatomiquement modernes des dernières 40000 à 50000 années) et les nourritures que nous absorbons aujourd'hui en tant que citoyens du XXIe siècle est susceptible de jouer un rôle considérable dans les épidémies actuelles d'obésité, de diabète, d'hypertension, de maladies cardio-vasculaires athéroscléro-siques et de maladie d'Alzheimer – les soi-disant « Maladies de Civilisation[3] ». En d'autres termes, nos corps et nos cerveaux ont été façonnés au cours de l'évolution pour avoir des besoins nutritionnels qui ne correspondent plus aux régimes alimentaires de plus en plus malsains et de moins en moins différenciés de notre époque moderne. Le fossé qui existe entre notre biologie de base et notre mode de vie actuel nous prédispose peut-être tous davantage aux principaux troubles dégénératifs, y compris à la maladie d'Alzheimer[4].

### Quelques données à propos des chasseurs-cueilleurs

- On estime que les acides gras saturés fournissaient environ 6 % de l'apport énergétique quotidien des êtres humains pré-agricoles.
- Il existe des données historiques et anthropologiques solides qui appuient l'idée que la taille moyenne d'un adulte était sensiblement plus grande (d'environ quinze centimètres) dans les populations de chasseurs-cueilleurs (dont l'alimentation de base consistait en des viandes maigres, des fruits et des légumes) que dans les sociétés agricoles (dans lesquelles les céréales et les féculents sont devenus les aliments de base).
- Parmi les populations contemporaines de chasseurs-cueilleurs, on ne trouve presque aucune des maladies qui affectent tant de citoyens des pays développés occidentaux. Les maladies cardiaques, le cancer, l'obésité, le diabète, l'ostéoporose et l'arthrite rhumatoïde sont très rares parmi les chasseurs-cueilleurs modernes et n'ont en général pas été observées jusqu'à ce que ces populations se mettent à manger de la nourriture occidentale et à adopter des styles de vie occidentaux.

Ces données appuient fortement l'hypothèse selon laquelle le régime alimentaire des chasseurs-cueilleurs assurait une meilleure alimentation à nos ancêtres pré-agricoles et nous incite à creuser plus profondément les implications que pourrait avoir un régime alimentaire semblable à celui des chasseurs-cueilleurs comparativement au nôtre.

Imaginez, si vous le pouvez, ce que les stratégies de recherche de nourriture pouvaient être chez nos ancêtres, comparées à nos habitudes alimentaires modernes. Bien que l'alimentation spécifique des peuplades chasseuses-cueilleuses ait sans doute été fort variable selon les latitudes et les saisons, les comportements de recherche quotidienne de nourriture devaient permettre à nos ancêtres paléolithiques de disposer d'une très grande variété de fruits et de légumes, ayant des concentrations élevées de micronutriments et d'antioxydants. Leurs comportements de chasse et de cueillette leur permettaient également de consommer une viande dont la composition était très différente de la viande d'élevage que nous consommons. Contrairement à nos animaux nourris au grain et très gras, les viandes de nos ancêtres provenaient du gibier, dont la viande était maigre, riche en protéines et pauvre en graisses saturées. Les groupes humains n'étaient jamais très éloignés des points d'eau ou des côtes et bon nombre de migrations se sont faites le long des cours d'eau ou des lignes côtières ; il est donc probable que nos ancêtres consommaient également des quantités relativement élevées de poissons et d'autres nourritures aquatiques. Les découvertes archéologiques d'arêtes de poissons et de monceaux de coquillages sur tous les continents semblent confirmer cette hypothèse et à partir de là, nous pouvons inférer que la biologie humaine est habituée à, voire même dépendante de, l'absorption des acides gras poly-insaturés de la série des Oméga-3 (aussi connus en tant que n-3), provenant de produits de la mer et de végétaux verts à feuilles (les végétaux produisent des acides n-3 par le biais de la photosynthèse)[5].

En fait, les acides gras n-3 sont aujourd'hui qualifiés d'essentiels car les êtres humains ne peuvent pas les produire eux-mêmes et doivent les obtenir par le biais de la nourriture. Notre cerveau est un organe gras : plus de 50 % de sa structure sont composés de graisse et les acides gras essentiels tels que les acides gras n-3 constituent près de 30 % des membranes de nos cellules nerveuses, ce qui les rend élastiques et perméables, permettant ainsi aux signaux électriques de les traverser efficacement. En fait, les fentes synaptiques au niveau desquelles les cellules nerveuses se connectent les unes aux autres sont composées pour près de 60 % d'acides gras n-3. Nos cerveaux sont essentiellement remplis d'acides gras n-3, que nous acquérons principalement par l'absorption de poissons, de légumes, de noix et d'autres aliments.

Les poissons sont considérés comme la source principale d'acides gras n-3 car ils ingèrent des quantités élevées d'algues pour leur alimentation et gardent des concentrations élevées d'acides gras dans leur peau, que les êtres humains s'approprient ensuite lorsqu'ils mangent du poisson. C'est la raison pour laquelle beaucoup croient qu'un régime alimentaire riche en poisson (et en divers légumes verts à feuilles), ressemblant au régime alimentaire d'une partie importante de nos ancêtres, pourrait avoir des effets neuroprotecteurs. Cela pourrait également expliquer pourquoi des études de cohortes, telles que celles mentionnées précédemment, qui ont comparé des groupes de personnes ayant partagé une caractéristique ou une expérience commune durant un laps de temps réduit, ont trouvé une association systématique entre la consommation de poisson et un ralentissement du déclin cognitif[6].

### Des études sur le poisson

Dans une étude récente publiée dans les *Archives of Neurology*[7], des chercheurs ont suivi 899 personnes (âgées en moyenne de 76 ans) pendant neuf ans et ont découvert que ceux qui avaient les plus hauts taux d'un acide gras n-3 nommé DHA dans leur plasma sanguin avaient environ deux fois moins de risque de développer une démence que ceux qui avaient des taux plus faibles, même après avoir contrôlé l'influence de la consommation de tabac, d'un diabète, de l'indice de masse corporelle, d'une hypertension ou d'une maladie cardio-vasculaire. Cette étude est encourageante, mais on ne peut pas la considérer comme une preuve que la consommation de poisson prévient la démence.

Ceci étant dit, les données épidémiologiques répétées montrant une association entre une augmentation des acides gras poly-insaturés n-3 et une réduction de la mortalité, des maladies cardio-vasculaires, de la dépression, de l'agressivité et de la démence nous invitent tout de même à envisager sérieusement la consommation d'acides gras n-3. Les acides gras poly-insaturés n-3 sont vendus librement dans la plupart des pharmacies et drogueries, mais les lecteurs doivent savoir que l'absorption excessive d'huiles de poisson peut provoquer des hémorragies chez certaines personnes. Il est recommandé d'obtenir vos acides gras n-3 en mangeant des aliments qui contiennent les vitamines et les minéraux nécessaires à la métabolisation des acides gras dans votre corps.

Outre cet effet neuroprotecteur supposé, les acides gras n-3 pourraient apporter des bénéfices sur le plan vasculaire en dilatant les veines et les artères, en réduisant la viscosité de notre sang et en diminuant les taux de graisses dans le flux sanguin. Certaines données montrent que ces acides gras n-3 stimulent le métabolisme du glucose et contribuent à l'amélioration de l'humeur ainsi qu'au soulagement des douleurs articulaires. Malheureusement, depuis la révolution industrielle, la plupart des pays occidentaux ont connu une transition dans le type d'acides gras qu'ils consomment. Actuellement, la consommation d'acides gras n-3 est éclipsée par celle d'acides gras n-6 que l'on trouve dans les viandes rouges et dans les huiles industrielles (soja, maïs et tournesol) utilisées pour préparer les fritures, les repas à réchauffer au four micro-ondes et les collations telles que les chips, les frites, les biscuits et les glaces, qui représentent une part tellement importante de notre alimentation moderne.

### MÉFIEZ-VOUS DES GRAISSES TRANS

Des corrélations statistiques ont été trouvées entre l'absorption alimentaire d'acides gras trans et le risque de démence, alors que les acides gras poly-insaturés et les acides gras mono-insaturés d'origine végétale semblent associés à un risque réduit[8]. Les gouvernements commencent à mettre sur pied des actions pour lutter contre les acides gras trans, qui sont principalement produits au moyen d'un processus d'hydrogénation (un processus industriel au cours duquel l'huile est chauffée à haute température et traitée avec de l'hydrogène pour augmenter la durée de conservation de la nourriture) et qui sont présents dans la margarine, dans les matières grasses végétales, dans la crème glacée, dans les puddings, les biscuits, les pizzas, les gâteaux, les chips de pommes de terre, les beignets (donuts) et d'autres plats cuisinés. A l'automne 2006, la ville de New York a interdit aux 20 000 restaurants de la ville de servir de la nourriture contenant plus qu'une infime quantité d'acides gras trans et l'entreprise McDonald's s'est récemment engagée à n'utiliser à l'échelle nationale, aux Etats-Unis, que de l'huile de cuisson sans acides gras trans. Ces décisions sont assurément de bonnes mesures pour nos cœurs[9] et nos cerveaux.

Les acides gras n-6 peuvent avoir des effets pro-inflammatoires et augmenter les taux de cholestérol, ce qui peut interférer avec les signaux neuronaux. Certains pensent que l'incorporation de ces acides gras dans notre cerveau rigidifie nos membranes neuronales, ce qui réduit l'efficacité de la transmission des signaux et aboutit à l'absorption inefficace de neurotransmetteurs tels que l'acétylcholine[10].

### SOURCES D'ACIDES GRAS OMÉGA-3

Les aliments les plus riches en acides gras oméga-3 sont les graines de lin, la laitue romaine, le chou frisé, les graines de moutarde, les coquilles St-Jacques, les clous de girofle, les noix, l'origan, le saumon, le flétan, le vivaneau, les crevettes, le thon, la morue, le soja, le chou-fleur, le tofu, les courges, le brocoli, les épinards, les divers choux et les fraises.

En conséquence, nombreux sont ceux qui ont proposé qu'une alimentation protégeant de la maladie d'Alzheimer devrait avoir, tout au long de la vie, une proportion plus élevée d'acides gras n-3 que d'acides gras n-6[11]. Cela implique de réduire votre consommation d'aliments provenant des fast-foods, d'aliments frits et d'aliments hautement transformés, et d'opter pour une alimentation plus riche en fruits et en légumes, en produits non transformés et en poisson. Cela revient à dire qu'il pourrait y avoir une certain sagesse à « penser comme un chasseur-cueilleur » quand on choisit ce que l'on va manger, car cela permettrait d'éliminer immédiatement quantité d'aliments hautement transformés et inorganiques, ayant peu d'intérêt nutritif et à haute teneur en graisses. Si, à première vue, l'idée d'essayer de simuler le régime alimentaire de nos ancêtres chasseurs-cueilleurs peut évidemment paraître un peu idiote, elle constitue une stratégie utile lorsque nous devons sélectionner les aliments que nous allons manger. Bien que de telles idées soient spéculatives et que nous ne comprenions pas tout ce que nous devrions savoir au sujet de la nutrition et du métabolisme, il est nécessaire d'investir de l'argent dans des recherches visant à comprendre les systèmes naturels complexes dans lesquels nous vivons plutôt que dans de simples approches réductionnistes utilisées pour développer des médicaments.

### Les compléments alimentaires N-3

J'aime beaucoup le poisson. Pourtant, ma femme m'a encouragé à prendre des compléments alimentaires d'acides gras n-3. J'ai commencé à le faire, mais je dois reconnaître que j'ai de la peine à me souvenir de les prendre quotidiennement. Je pourrais ajouter que, à la différence de bon nombre de mes collègues, je n'ai jamais pris de vitamine E, laquelle avait un immense succès dans les années 1990, avant de récemment tomber du fait des résultats peu probants d'essais contrôlés en double aveugle. Les acides gras n-3 font actuellement l'objet d'un battage médiatique qui rappelle celui qui a entouré la vitamine E et, avant elle, le bêta-carotène et le son d'avoine. Je dois souligner qu'il y a bien des choses que nous ne connaissons pas encore concernant les acides gras n-3, notamment si les acides gras n-3 d'origine végétale sont aussi bons que ceux provenant du poisson et si les compléments alimentaires constituent une aide ou une entrave. Prenez vos acides gras n-3 si vous le voulez, mais prenez aussi soin de ne pas surestimer leur contribution à votre santé cognitive jusqu'à ce que l'on en sache davantage.

## La face cachée du poisson

Il vaut la peine de mentionner que le fait de consommer du poisson pour obtenir vos acides gras n-3 est une arme à double tranchant, car les traces de toxines qui sont absorbées dans la peau du poisson – le mercure, les polychlorobiphényles (PCB)[12] et l'arsenic – peuvent causer des dégâts aux membranes cérébrales et endommager les nerfs. Si des études ont montré que les bénéfices de la consommation de poisson ont tendance à dépasser les coûts, il est prudent de prendre en considération le type de poisson que vous mangez[13]. La sagesse populaire suggère que les espèces de poissons les plus grosses, comme le thon, le maquereau royal (aussi appelé thazard blanc), le requin ou l'espadon posent plus de problèmes que les espèces plus petites, car les toxines s'accumulent davantage à mesure que vous vous élevez dans la chaîne alimentaire. A l'heure actuelle, la Food and Drug Administration (FDA) des Etats-Unis conseille aux femmes enceintes et aux enfants d'éviter la consommation d'espadon, de requin, de maquereau royal et de blanquillo[14] et de limiter à 150 grammes par semaine la consommation de crabe royal, de crabe des neiges[15], de thon albacore et de darnes de thon.

### Du poisson à basse teneur en mercure

L'Agence de Protection de l'Environnement des Etats-Unis (U.S. Environmental Protection Agency) recommande de consommer des crevettes, du thon en boîte, du saumon, du colin (ou goberge) et du poisson-chat, qui ont une basse teneur en mercure[16]. Les harengs, les sardines et la truite d'eau douce sont considérés comme ayant de faibles niveaux de contamination et une haute teneur en n-3. Lorsque vous préparez du poisson, soyez bien conscients que la friture peut faire diminuer les taux d'acides gras n-3.

## Les leçons de la Méditerranée

Ces dernières années, les nutritionnistes ont vanté les mérites de ce qui s'est fait connaître sous le terme de régime méditerranéen, lequel consiste, dans les grandes lignes, en une consommation élevée de poissons, de fruits et légumes, de légumineuses, de céréales et d'huile d'olive, ainsi qu'en une consommation basse à modérée de produits laitiers, de viande rouge, de volaille et d'alcool. Il s'agit d'un régime qui rappelle vaguement celui de nos ancêtres chasseurs-cueilleurs (à l'exception des produits laitiers, de l'huile et de l'alcool) et il serait donc plus approprié à notre patrimoine génétique.

### LES BÉNÉFICES DU VIN ROUGE

La peau du raisin rouge contient une substance du nom de resvératrol qui est, récemment, devenue à la mode. Plusieurs études ont montré que ce polyphénol[17] augmente les taux d'un enzyme – l'hème oxygénase – qui a des propriétés anti-oxydantes et anti-inflammatoires et qu'il serait susceptible d'apporter une protection contre le dysfonctionnement des cellules nerveuses. Comme la fermentation des vins rouges se fait avec la peau des raisins, cela permet au vin rouge d'absorber de plus grandes quantités de resvératrol que le vin blanc, lequel subit sa fermentation sans que la peau des raisins ne soit ajoutée. Ainsi, certains nutritionnistes recommandent « un petit coup de rouge pour la tête ». La quantité précise de vin nécessaire pour récolter des bénéfices du resvératrol n'est pas connue et variera selon votre taille et votre poids. En règle générale, vous devriez essayer de vous limiter à deux verres de vin par soirée. Des études récentes ont associé une consommation modérée d'alcool avec une réduction de 45 % du risque de développer une affection démentielle[18]. On croit que la consommation modérée d'alcool pourrait protéger le cerveau en inhibant l'inflammation et la formation de caillots sanguins.

En 2006 à Manhattan, 2 258 bénéficiaires du système national d'assurance de santé pour les aînés (Medicare), chez lesquels on n'avait diagnostiqué aucune forme de démence, ont été évalués durant une période de 14 ans. Après avoir contrôlé l'influence de potentiels facteurs confondants (âge, sexe, appartenance ethnique, éducation, facteur de risque génétique), il est apparu que le tiers des personnes qui avaient le mieux respecté le régime méditerranéen présentaient 39 à 40 % moins de risque de développer une maladie d'Alzheimer que le tiers qui s'y étaient le moins conformé ; le tiers des personnes dont la compliance était modérée avaient 15 à 21 % de risque en moins[19]. Il semble que les divers ingrédients du régime méditerranéen induisent des niveaux moindres d'inflammation, de stress oxydatif et de protéines plasmatiques, lesquels, à leur tour diminuent le risque de problèmes vasculaires pouvant contribuer au vieillissement cérébral – hypertension, maladies cardiovasculaires, attaques cérébrales, dyslipidémie et diabète. Un régime comprenant beaucoup de fruits et de légumes apporte également à l'organisme les micronutriments et antioxydants qui peuvent protéger le cerveau en éliminant les radicaux libres potentiellement dangereux pour le cerveau.

### Maman avait-elle raison au sujet des fruits et des légumes ?

Bien que la plupart des lecteurs l'aient probablement entendu à satiété tout au long de leur vie, la plupart des études épidémiologiques démontrent l'importance de la consommation de fruits et de légumes pour le maintien de la santé cérébrale. Récemment, une étude menée pendant 6 ans auprès de 2 000 hommes et femmes de la région de Chicago a montré que les personnes âgées mangeant plus de deux portions de légumes par jour montraient, à des mesures d'acuité mentale, des performances au terme de l'étude qui les faisaient paraître environ cinq ans plus jeunes que ceux qui mangeaient peu ou pas de légumes. Au cours de l'étude, tous les participants remplissaient des questionnaires concernant leurs habitudes alimentaires et étaient soumis à des tests évaluant leur mémoire à court terme et leur mémoire à long terme. Bien que, comme on pouvait s'y attendre, les performances aux tests de chacun des participants diminuaient après six ans, les personnes qui mangeaient deux portions de légumes au moins par jour présentaient un déclin mental de près de 40 % inférieur à celles qui en mangeaient peu ou pas. En examinant les habitudes alimentaires spécifiques des personnes qui restaient le plus en forme, les chercheurs ont découvert que ce sont les régimes alimentaires riches en légumes à feuillage vert, notamment les épinards et diverses sortes de choux (choux frisés, choux branchus...), qui semblent offrir la meilleure neuroprotection, ce qui, comme par hasard, fait beaucoup penser à l'alimentation des chasseurs-cueilleurs. On suppose que cette protection est conférée du fait que les légumes à feuillage vert contiennent des concentrations élevées d'acides gras n-3 et d'antioxydants, tels que la vitamine E[20]. A première vue, cela semble logique puisque l'on pense que les molécules antioxydantes (que les plantes produisent naturellement pour se protéger des atomes d'oxygène hautement réactif générés par la photosynthèse) neutralisent les radicaux libres pouvant endommager l'ADN, conduire à la mort cellulaire et à des lésions tissulaires. Malheureusement, les antioxydants semblent n'avoir de tels effets que s'ils sont extraits des aliments naturels dans le cadre de notre alimentation normale. Il a été montré que les compléments alimentaires sont inertes, voire même potentiellement nuisibles. Tout comme pour les acides gras n-3, il vous est conseillé d'obtenir des antioxydants à partir de fruits et légumes réels plutôt que via des suppléments nutritionnels.

### Assaisonnez votre mémoire

Une étude menée récemment auprès de 1 010 personnes âgées asiatiques ne présentant aucune forme de démence a révélé une association possible entre la consommation de curry et une meilleure performance cognitive au « Mini Mental State Examination (MMSE) ». Cette étude, entreprise par le Dr Tze-Pin Ng et ses collaborateurs de l'Université Nationale de Singapour, a montré que les personnes consommant « occasionnellement » et « souvent à très souvent » du curry avaient des scores au MMSE significativement supérieurs à ceux des personnes n'en mangeant « jamais ou rarement ».

Ces effets neuroprotecteurs ont été attribués à la curcumine, l'ingrédient actif du curcuma, l'une des épices qui entrent dans la composition du curry. Tout comme le resvératrol du vin, la curcumine est un polyphénol qui aurait des propriétés antioxydantes, anti-inflammatoires et même anti-amyloïdes. Des études antérieures réalisées chez la souris avaient montré qu'une alimentation riche en curcumine semblait à la fois diminuer les agents inflammatoires (les cytokines) dans le cerveau et réduire de façon significative la formation de dépôts de protéine bêta-amyloïde. Ng et ses collègues ont suggéré que ces effets protecteurs supposés pourraient être observés au niveau d'une société, car une recherche épidémiologique[21] a montré que la prévalence de la maladie d'Alzheimer est près de quatre fois moindre en Inde qu'aux Etats-Unis. Bien que cette différence puisse être attribuée à des méthodes de dépistage diagnostique différentes en Inde ou à d'autres facteurs environnementaux, sociaux ou génétiques, ces données suscitent néanmoins l'intérêt. Les lecteurs ne devraient pas pour autant considérer la curcumine comme une panacée. Ses mécanismes d'action dans le corps humain ne sont pas bien compris et certains ont proposé qu'elle pourrait avoir des propriétés cancérigènes[22].

### La restriction calorique : quand le moins peut être un plus

Enfin, il est important de vous sensibiliser aux vertus d'une consommation alimentaire modérée. Partout sur la planète, les populations des pays développés ou en développement font face à une épidémie d'obésité. Cette épidémie est alimentée par de multiples facteurs environnementaux :

- l'urbanisation ;
- l'expansion des marchés mondiaux ;
- la transformation des structures familiales ;
- la transformation de l'environnement de travail ;
- les facteurs de stress, économiques et sociaux ;
- la propagation des médias occidentaux, qui encouragent la consommation ;
- l'augmentation de la taille des portions alimentaires ;

- l'omniprésence de la voiture et des moyens de transports ;
- une possible prédisposition génétique à la surconsommation.

Ces taux croissants d'obésité ont conduit à une augmentation de l'incidence de l'hypertension, du diabète, des accidents vasculaires cérébraux, des problèmes cardiaques, de l'insuffisance rénale, des complications durant la grossesse et ils annoncent également des effets néfastes au niveau cérébral. Le corps et le cerveau humains, exposés à des fluctuations saisonnières dans l'accès à la nourriture depuis des millions d'années et dont le génome a été façonné par ces pressions évolutionnistes, ne sont tout simplement pas adaptés pour supporter le poids d'une surcharge calorique constante. De façon intéressante, des études menées sur la restriction calorique chez les souris, les singes et une variété d'autres espèces suggèrent qu'une augmentation quotidienne de l'apport énergétique pourrait réduire la durée de vie des neurones dans le cerveau[23].

Les études réalisées chez l'humain conduisent à des résultats similaires. Une étude récente réalisée par Giulio Pasinetti et ses collaborateurs[24] a montré qu'un apport calorique élevé via des graisses saturées favorise l'accumulation de protéine bêta-amyloïde de type Alzheimer, tandis qu'une restriction alimentaire basée sur une réduction des hydrates de carbone a tendance à prévenir cette accumulation. Cela ne veut pas dire que vous devez vous priver de nourriture, jeûner durant les week-ends ou supprimer des repas entiers de votre alimentation, mais cela justifie que vous ne mangiez pas au-delà du point de satiété et que vous réduisiez votre apport en graisses saturées. En mangeant de plus petites portions et en prenant de petits en-cas entre les repas, vous pourrez maintenir dans votre corps les taux de glucose qui vous aideront à garder l'esprit vif et à éviter une consommation boulimique d'aliments malsains durant les repas.

## « VOIR PLUS LOIN QUE SOI » : GARDER UN ŒIL SUR CEUX QUE NOUS AIMONS

Outre les changements que nous pouvons apporter à nos propres habitudes alimentaires, il existe aussi des choses que nous pouvons faire en tant que parents ou grands-parents pour assurer un départ nutritionnel sain à nos enfants et petits-enfants. Un engagement à établir les bases de la santé cognitive est un cadeau que l'on peut offrir aux générations futures. La prévention peut débuter durant la grossesse, une des périodes les plus sensibles du développement neurologique humain. Des états tels qu'un syndrome d'alcoolisme fœtal ou une déficience en acide folique peuvent occasionner des modifications cellulaires chez des êtres humains en développement. Le manque de certains éléments nutritifs ou l'exposition à des facteurs de stress environnementaux peuvent provoquer des changements persistants du métabolisme du glucose ou des lipides, de la pression sanguine, des enzymes, de la structure vasculaire, des taux hormonaux et des récepteurs cellulaires, qui peuvent avoir à long terme un effet défavorable sur le fonctionnement du cerveau et accélérer son vieillissement[25].

**« C'est le sein qui est le plus sain »**

De nombreuses études ont établi des associations systématiques et convaincantes entre l'allaitement maternel et un meilleur développement cognitif ainsi que de meilleures performances cognitives plus tard dans la vie. Dans une étude longitudinale effectuée chez près de 1 000 Néo-Zélandais, des chercheurs ont trouvé des augmentations systématiques et significatives dans les scores de quotient intellectuel (QI), de compréhension en lecture, de compétences en mathématiques, ainsi que des notes plus élevées aux examens chez les enfants de 8 à 18 ans qui avaient été nourris au sein[26]. Une autre étude a suivi des bébés britanniques nés durant la période d'une semaine particulière de 1946 et a montré que, à chaque intervalle ultérieur de 8 ans, les enfants qui avaient été allaités montraient de meilleurs résultats en mathématiques, ainsi que de meilleures capacités non verbales et de lecture (complètement de phrases). Même en procédant à un ajustement pour les variables contaminantes (telles que le statut socio-économique ou le niveau d'éducation de la mère, qui influencent inévitablement l'environnement familial dans lequel le bébé est élevé), l'allaitement reste associé à des scores de développement cognitif significativement plus élevés qu'avec une alimentation au biberon[27].

L'allaitement a été considéré comme le point de départ nutritionnel le plus sain pour la croissance et le développement de l'être humain. L'Organisation Mondiale de la Santé recommande un allaitement exclusif jusqu'à l'âge de 6 mois. Outre le transfert d'anticorps, de choline (qui favorise le développement cérébral), de facteurs de croissance et d'hormones, l'allaitement fournit également des taux plus souhaitables de DHA, un acide gras n-3 essentiel pour le développement neuronal des nouveau-nés, que les laits de substitution[28]. La présence de DHA influence directement la biochimie cérébrale et le développement fonctionnel, améliorant notamment les fonctions rétiniennes et corticales. Certains chercheurs ont suggéré que l'acte même d'allaiter était de nature à favoriser le développement cognitif : l'interaction entre la mère et l'enfant pourrait déclencher des réponses hormonales qui améliorent la formation des liens affectifs et augmentent la croissance neurale[29].

Comme de nombreuses mères et grands-mères le savent, le débat entre le lait maternel et le lait de substitution existe depuis l'émergence de l'industrie du lait en poudre au début du XX^e^ siècle. Les campagnes publicitaires agressives réalisées par la société Nestlé ont été dénoncées pour le rôle qu'elles ont joué dans le détournement des mères de l'allaitement et dans la privation des bébés des bénéfices avérés de ce dernier. Puisque l'allaitement constitue une étape importante pour le développement neurologique d'un enfant, les professionnels de santé qui s'occupent de la naissance, en particulier les sages-femmes, doivent jouer un rôle proactif dans l'éducation à la santé. Chacun d'entre nous devrait encourager ses proches à donner à leurs enfants les meilleures bases de développement neurologique en s'engageant à les allaiter si c'est physiologiquement possible et sans danger. Nous pouvons aussi défendre le droit des femmes à allaiter leurs enfants en public au nom de la promotion de la santé cérébrale de nos jeunes générations[30].

## UNE COURSE POUR LA PRÉVENTION : LES VERTUS DE L'EXERCICE

La plupart de mes patients semblent savoir qu'il leur est profitable de rester actifs et qu'il est important de prendre l'habitude de faire de l'exercice tout au long de sa vie. Notre réflexion évolutionniste nous rappellera que, avant le développement de l'agriculture, les chasseurs-cueilleurs étaient mobiles et actifs, pouvant marcher plus de dix à quinze kilomètres par jour en quête de ressources[31]. Notre corps est conçu pour bouger et non pas pour mener la vie sédentaire que tant de personnes parmi nous adoptent.

Les scientifiques ont démontré que l'activité physique fait autant de bien à notre cerveau qu'à notre corps. Elle peut augmenter le débit sanguin cérébral et protéger les circuits cellulaires neuronaux qui risqueraient sinon d'être endommagés par des accidents vasculaires cérébraux, par le diabète et par des maladies cardio-vasculaires. Elle peut aussi permettre à notre cerveau de réagir plus rapidement à des stimulations externes. D'autres chercheurs croient que l'exercice active au niveau cellulaire des mécanismes qui apportent une amélioration au fonctionnement cérébral. D'autres encore ont découvert que l'activité physique stimule l'absorption cérébrale du facteur (neurotrophique) de croissance 1 analogue à l'insuline (Insulin-like Growth Factor-I ; IGF-I) à partir de la circulation sanguine dans des régions cérébrales spécifiques, dont l'hippocampe. Cela signifie que l'exercice physique peut augmenter la viabilité des neurones dans le centre cérébral de la mémoire et promouvoir la formation de nouveaux vaisseaux capillaires dans le cerveau[32].

### QUELLE EST LA QUANTITÉ D'EXERCICE SUFFISANTE ?

Vous n'avez pas besoin de vous éreinter au nom de votre forme physique. Des chercheurs ont montré qu'une marche à bonne allure (quinze à trente minutes par jour, trois fois par semaine) peut améliorer la condition cardio-vasculaire, ce qui permet d'accroître le fonctionnement de certaines régions du cerveau. Restez dans un registre relatif de confort et trouvez des activités que vous aimez, pas uniquement celles que vous tolérez.

En tout cas, de nombreuses recherches ont montré que le maintien d'une bonne condition physique chez les aînés est associé à une réduction de l'incidence de la mortalité, de l'hypertension, des maladies cardio-vasculaires, du diabète, de la dépression, des chutes et des handicaps[33]. Une étude a suggéré que la pratique d'une activité physique régulière peut réduire le risque de maladie d'Alzheimer jusqu'à 50 % chez certaines personnes, voire 60 % chez les femmes qui ont un niveau élevé d'activité physique[34]. Les personnes âgées qui ont participé à des programmes de marche améliorent significativement leurs résultats à des tests évaluant les fonctions exécutives de haut niveau, telles que l'organisation, la planification et la coordination de tâches ; des recherches qui ont combiné un programme léger de musculation à une activité aérobique ont abouti à des résultats encore plus spectaculaires d'amélioration du fonctionnement cognitif. Une étude publiée en 2006 a suivi pendant six ans 1 700 personnes âgées de Seattle et a évalué dans quelle mesure leurs habitudes en matière d'exercice physique corrélaient avec le risque de démence. Les personnes qui marchaient trois fois par semaine avaient 30 % moins de risque de développer une démence durant cette période de 6 ans que les personnes moins actives[35].

Le meilleur entraînement est peut-être celui qui combine de l'exercice physique avec une stimulation sociale et cognitive. Par exemple, des activités telles que la danse, le tai-chi et le yoga représentent des défis complexes pour tous les participants. Au final, toutes ces études peuvent être résumées en un conseil : restez actifs !

**CROIRE EN LA PRÉVENTION POUR LA TÊTE ET LE CŒUR**

Les médecins qui travaillent avec des personnes âgées ont une expression courante : ce qui est bon pour le cœur est bon pour la tête. Ce qui signifie que si vous contrôlez les facteurs de risque pour les maladies cardiaques – ne pas fumer, manger correctement, faire de l'exercice, etc. – vous pouvez aussi contribuer au bien-être de votre cerveau. Vous faites d'une pierre deux coups !

En choisissant les activités les plus appropriées, ayez pour principe de faire ce que vous aimez. La marche et la natation sont de formidables activités physiques, qui ménagent l'organisme. La musculation légère, la course à pied, l'aérobic et les sports organisés tels que le golf ou le softball[36] sont excellents, à condition que votre corps vous le permette. Toute forme d'exercice peut améliorer votre équilibre et votre niveau d'énergie, tout en vous apportant des bénéfices psychologiques et sociaux qui contribuent à votre bien-être.

**Utilisez votre tête pour sauver votre cerveau**

Lorsque vous faites de l'exercice, vous devez vous assurer de vous protéger contre les traumatismes crâniens, qui augmentent le risque de vieillissement cérébral accéléré, particulièrement s'ils sont accompagnés d'une perte de conscience ou que la personne blessée est âgée de plus de 70 ans. Les traumatismes crâniens peuvent être nuisibles pour les neurones à tout âge. Il est conseillé à ceux qui font de l'exercice de porter des casques lorsqu'ils pratiquent un sport ou roulent à bicyclette. Et il va de soi que tous les lecteurs devraient consciencieusement attacher leur ceinture de sécurité.

Les casques cyclistes constituent un moyen simple et bon marché de se protéger contre la démence. Les statistiques montrent que le cycliste normalement prudent court néanmoins un risque d'accident grave à peu près tous les 7 000 km, alors que la recherche médicale montre que le port du casque permet d'éviter près de 85 % des traumatismes crâniens. Les casques se vendent dans les magasins de vélos ou par correspondance pour des prix oscillant autour de vingt dollars et on en trouve pour moins cher dans la grande distribution. Lorsque vous vous achetez un casque, assurez-vous qu'il s'adapte bien, afin de garantir la meilleure protection possible. Il doit bien reposer sur votre tête, la touchant tout autour, et être confortablement ajusté, sans être serré. Le casque ne devrait pas bouger de plus de deux centimètres dans n'importe quelle direction et vous ne devriez pas être capables de le retirer, même en tirant fort. Pour une protection accrue, choisissez-le de couleur blanche ou d'une couleur vive, de sorte que les automobilistes et les autres cyclistes puissent vous voir.

## ÉVITER L'EXPOSITION AUX TOXIQUES ENVIRONNEMENTAUX

Le 16 décembre 2006, deux chercheurs éminents, les docteurs Philippe Grandjean et Philip Landrigan, ont déclaré dans le journal médical anglais *The Lancet* que le rôle des industries chimiques dans la survenue de troubles neurodéveloppementaux chez les êtres humains s'apparentait à une « pandémie silencieuse » de la société moderne. Leur message pourrait être visionnaire. Un nombre croissant de données montrent que l'exposition aux métaux, solvants et pesticides présents dans notre environnement peut causer de graves dommages neurodéveloppementaux et contribuer à l'augmentation de la prévalence des troubles de l'apprentissage, des troubles sensoriels, des retards de développement, de l'infirmité motrice cérébrale, de l'autisme, du trouble déficitaire de l'attention/hyperactivité et du vieillissement cérébral prématuré.

Si tous les cerveaux sont vulnérables aux effets toxiques de produits chimiques industriels tels que le plomb, le mercure, les PCB (polychlorobiphényles ou biphényles polychlorés, voir plus bas), l'arsenic et les pesticides, les plus sensibles à l'exposition à ces produits chimiques nocifs sont ceux des enfants, et ce dès le stade prénatal. Le développement du cerveau humain in utero est un processus extrêmement fragile, car le placenta ne constitue pas un bouclier efficace contre la pollution environnementale et la barrière hémato-encéphalique (qui protège le cerveau adulte des agressions environnementales) n'est pas complètement formée avant le début du troisième trimestre de grossesse. Comme le cerveau continue de se développer après la naissance et connaît des périodes de vulnérabilité élevée, des interférences toxiques, à n'importe quel moment de la croissance prénatale ou de la prime enfance, peuvent conduire à des modifications permanentes et dévastatrices du fonctionnement cérébral. Cette interférence précoce est souvent appelée programmation développementale par les experts du domaine[37].

Les découvertes scientifiques concernant la prévalence de produits chimiques neurotoxiques dans notre environnement sont inquiétantes. Il est peut-être plus préoccupant encore de savoir que, sur les 1 000 produits chimiques que les études de laboratoire ont identifiés comme étant neurotoxiques, les effets de ces substances sur les êtres humains ne sont connus que pour environ 200 d'entre elles. Cela signifie qu'il y a dans notre environnement des centaines de produits chimiques susceptibles de provoquer des troubles neurodéveloppementaux chez nos enfants et d'accélérer notre propre déclin cognitif durant la vieillesse. Comme les auteurs de l'article du *Lancet* l'ont écrit, « les quelques substances dont on a démontré la toxicité sur le neurodéveloppement humain devraient... être considérées comme la pointe d'un très gros iceberg[38] ».

### Le plomb

L'empoisonnement au plomb a contribué à des dysfonctionnements cognitifs dans les populations humaines depuis au moins 2 500 ans[39]. Certains érudits suggèrent que le déclin de l'Empire romain a pu être précipité par un empoisonnement endémique au plomb, une théorie corroborée par les découvertes archéologiques montrant des taux élevés de plomb dans les restes d'aristocrates romains, qui ingéraient vraisemblablement des quantités excessives de vin contenant du plomb[40] ou qui absorbaient des particules de plomb par l'intermédiaire des conduites d'eau[41].

Aujourd'hui, l'exposition au plomb, que ce soit dans l'eau potable, dans la peinture, dans la poussière contaminée ou dans le sol, constitue un risque sanitaire important par rapport au développement neurologique des jeunes enfants et des adultes, bien que les adultes soient plus résistants aux effets de l'empoisonnement. Le plomb, un métal lourd, est plus toxique chez les enfants de moins de six ans parce qu'il est aisément absorbé par les organismes en développement, dans lesquels il interfère avec la croissance du cerveau, tout comme avec d'autres organes et systèmes. Les recherches démontrent qu'un empoisonnement au plomb, tôt dans la vie, peut limiter la naissance et la survie de nouveaux neurones (particulièrement dans l'hippocampe), raccourcir la longueur des dendrites (ce qui compromet la communication entre les neurones) et peut-être même altérer l'expression des gènes en lien avec la production d'amyloïde[42]. Ainsi, un empoisonnement aigu au plomb peut causer des problèmes de développement, d'apprentissage et d'attention persistants, ainsi qu'une hyperactivité, un ralentissement de la coordination motrice, une perte auditive, des maux de tête, une augmentation de l'agressivité, des troubles de la mémoire et du langage, ainsi qu'une baisse du quotient intellectuel. Les conséquences pratiques de ces déficits sont évidentes : augmentation de l'échec scolaire, taux élevé d'élèves quittant l'école sans diplôme, diminution de l'activité économique, accroissement du risque de comportement antisocial ou criminel[43]. Les recherches actuelles suggèrent que les effets de l'exposition au plomb sur le développement du cerveau humain pourraient être encore plus nuisibles que ce que nous en connaissons pour l'instant[44].

A l'évidence, les politiques de santé publique de toutes les nations doivent protéger les enfants et il faut que des ressources soient investies pour mieux comprendre les effets du plomb, contribuer à l'éducation des familles afin qu'elles puissent éliminer le plomb de leur maison de façon sûre et réguler adéquatement les émissions de plomb dans notre environnement. Si je peux élargir mon propos, les politiques de santé publique de la plupart des pays, y compris les Etats-Unis, devraient être développées dans le souci de la justice sociale, car les enfants des familles les plus pauvres ont beaucoup plus de risque d'être empoisonnés que les enfants de familles à plus hauts revenus. Aux Etats-Unis, les enfants afro-américains qui vivent dans les quartiers pauvres courent également un risque plus élevé que les enfants d'origine hispanique ou blanche[45]. Dans notre école intergénérationnelle à Cleveland, nous avons mis sur pied un programme de sensibilisation à la réduction du plomb dans le cadre de nos activités éducatives de service à la communauté, par le biais d'un projet d'apprentissage impliquant des étudiants en soins infirmiers et en médecine. Nos élèves, âgés de six à quatorze ans, ont appris comment vérifier s'il y avait du plomb à leur domicile et les dispositions qu'il était nécessaire de prendre si des traces d'empoisonnement étaient identifiées. Vous pouvez inciter votre ville ou votre municipalité à agir concernant l'empoisonnement au plomb. Alors, prenez des initiatives : écrivez au maire, participez à des conseils municipaux, consultez Internet pour en savoir plus sur l'empoisonnement au plomb et sur ce qu'il fait à notre cerveau.

### Éliminer le plomb de votre maison

Si la présence de plomb dans votre maison est liée à l'écaillage ou à l'effritement des peintures, vous devez prendre des mesures pour pallier ce problème dangereux. Le processus d'élimination peut lui-même s'avérer dangereux, en contribuant à introduire des niveaux élevés de plomb dans la poussière. Demandez l'aide de professionnels du plomb ou d'un service gouvernemental.

## Le mercure

La neurotoxicité du mercure est devenue évidente vers le milieu du XX^e^ siècle, lorsque des chercheurs ont observé une vague de paralysie spasmodique, de cécité et de retard mental chez les enfants dont les mères avaient consommé du poisson provenant d'eaux contaminées au mercure[46]. L'Académie Nationale des Sciences des Etats-Unis a récemment conclu qu'il existait des preuves solides de la neurotoxicité fœtale du mercure, même pour des expositions minimes[47], et des efforts sont maintenant menés dans le monde entier pour limiter au maximum le flux de mercure dans l'environnement. Comme mentionné plus haut dans ce chapitre, vous devriez veiller à consommer du poisson modérément et à vous informer, ainsi que vos proches, sur les espèces de poissons qui contiennent le plus de mercure.

### L'arsenic

L'arsenic est présent dans l'eau potable partout dans le monde et des cas de pollution industrielle ont été décrits dans plusieurs pays. Chez les enfants, un empoisonnement à l'arsenic peut conduire à un retard mental, à des perturbations émotionnelles et, dans certains cas, à la mort, alors que chez les adultes, il a été montré depuis longtemps que la consommation d'eau contaminée à l'arsenic pouvait provoquer des neuropathies périphériques – une atteinte des nerfs du système nerveux périphérique[48]. Bien que l'on ne connaisse par les liens spécifiques entre l'arsenic et la démence, il va de soi que les chercheurs devraient s'intéresser de plus près au rôle de l'arsenic dans la dégénérescence neuronale et que des actions de régulation devraient permettre de protéger les cerveaux en développement des ravages de ce produit chimique industriel.

### Les polychlorobiphényles (PCB)

Les PCB sont des substances produites industriellement, qui ont longtemps été utilisées pour les huiles, les fluides hydrauliques, les peintures, les pesticides, les équipements électriques et d'autres objets usuels de notre monde. Bien que la fabrication des PCB ait été interdite dans la plupart des pays, y compris les Etats-Unis où le Congrès a régulé la production de PCB en 1978, ces substances continuent d'être une source persistante de pollution environnementale, tout particulièrement dans les régions urbaines. Tout comme pour les autres composés pour lesquels on ne connaît que « la pointe de l'iceberg » de leurs effets nuisibles, les PCB sont plus nocifs pour le développement cognitif cérébral dans l'enfance. L'exposition pré- et post-natale, cette dernière se produisant essentiellement par le biais de l'allaitement, a été associée à un quotient intellectuel (QI) plus bas, à des retards développementaux, à un manque d'endurance, ainsi qu'à une altération des habiletés motrices et de la mémoire à court terme[49]. On pense que les PCB peuvent aussi être cancérigènes et certains ont suggéré que leurs effets sur le développement cognitif pourraient être masqués jusqu'à l'âge adulte.

**Les pesticides**

En 1962, l'écrivaine naturaliste Rachel Carson a publié un livre, *Silent Spring*[50], souvent considéré comme ayant lancé le mouvement écologiste dans les pays occidentaux. Carson y énumérait les effets nuisibles des pesticides sur l'environnement et galvanisait ses lecteurs afin qu'ils s'élèvent contre l'industrie chimique. Cependant, plus de 600 pesticides sont actuellement enregistrés et, aux Etats-Unis, on en utilise près de 500 millions de kilogrammes chaque année[51]. Des études ont démontré les effets préjudiciables des pesticides sur les cerveaux en développement. Il a ainsi été montré que des enfants en âge préscolaire issus de communautés rurales aux Etats-Unis présentaient de moins bonnes performances à une tâche de vitesse motrice et des temps de latence plus longs à une tâche de mémoire visuelle que des enfants vivant en milieu urbain, où l'exposition aux pesticides était moindre[52]. Une étude réalisée au Mexique a également montré que les enfants les plus exposés aux pesticides obtenaient des résultats inférieurs à ceux des enfants des communautés urbaines à des tâches évaluant les habiletés motrices, la mémoire à court terme, la coordination visuo-manuelle et les capacités de dessin[53]. Il existe un lien entre une exposition précoce aux pesticides et la perte ultérieure de cellules productrices de dopamine dans la substance noire, une pathologie associée à la maladie de Parkinson[54].

Ironiquement, la neurotoxicité de certains pesticides est due à leurs effets inhibiteurs de la cholinestérase. Souvenez-vous que des médicaments que l'on prescrit actuellement pour le traitement de la maladie d'Alzheimer inhibent la cholinestérase afin d'augmenter le taux d'acétylcholine dans le cerveau. Ceci tend à montrer combien le corps humain est un système étonnamment délicat et, de surcroît, à quel point il est difficile de développer des cibles thérapeutiques qui ne perturbent pas ce système complexe.

En théorie, les lésions neurologiques sont évitables et ceci devrait constituer un des objectifs prioritaires des mesures de protection en santé publique. Quand on oppose à cet objectif de prévention la course au traitement pharmacologique menée à coups de millions de dollars par l'empire Alzheimer, nous devons exiger de nos dirigeants qu'ils utilisent nos ressources pour identifier plus clairement la neurotoxicité des produits chimiques industriels que l'on trouve dans notre nourriture, dans l'eau de boisson et dans notre environnement, et qu'ils règlementent strictement l'usage des produits dont la neurotoxicité est avérée. La « lutte » contre la maladie d'Alzheimer consiste à éviter les expositions aux toxines et à protéger les jeunes générations des ravages que les produits chimiques industriels causent à leurs cerveaux en développement.

**Pourquoi l'aluminium a-t-il mauvaise presse ?**

D'autres métaux, tels que l'aluminium, ont été incriminés en tant que facteurs de risque pour le vieillissement du cerveau, bien qu'on ne pense pas que l'aluminium ait un rôle causal[55]. Des études menées voici plusieurs décennies avaient montré que nourrir des rats avec des aliments contenant d'importantes quantités d'aluminium pouvait mener à la formation d'un type de dégénérescences neurofibrillaires. Ces résultats ont été amplement répercutés par la presse et ont soulevé beaucoup d'inquiétudes quant aux risques liés à ce métal. Beaucoup de patients me font part de ces inquiétudes dans mon cabinet. Ce que je leur dis, c'est que l'hypothèse de l'aluminium a été sérieusement remise en question (on peut même dire totalement discréditée) et a été marginalisée ces dernières années. Lorsqu'on les examine sous un microscope électronique, les dégénérescences neurofibrillaires associées à l'aluminium semblent être différentes de celles qui sont associées à la maladie d'Alzheimer. Les scientifiques n'ont pas été capables de répliquer les données ayant mis en évidence un taux accru d'aluminium dans le cerveau des victimes de la soi-disant maladie d'Alzheimer. En dépit des inquiétudes suscitées par les découvertes initiales, toute la théorie de l'aluminium semble avoir été une fausse alerte. En ce qui concerne les études en population générale évoquant un risque accru du fait d'une exposition à l'aluminium, beaucoup d'autres explications permettent de rendre compte des associations statistiques mises en évidence.

L'aluminium est un métal très commun dans notre environnement. Il est présent dans les casseroles, les couverts, les antiacides et même dans les déodorants. Il serait pratiquement impossible d'éviter d'y être exposé. En dépit des observations initiales à l'origine d'une consternation et d'une inquiétude considérables qui persistent de nos jours, le manque de preuve suggère qu'il n'est pas nécessaire de prendre des mesures afin d'éviter l'exposition à l'aluminium.

## IL FAUT VIVRE SANS STRESS

Nous craignons tous que le stress, constamment présent dans notre vie, nous épuise. Malheureusement, ces inquiétudes sont très justifiées. Des recherches ont constaté que le stress chronique augmente la production du cortisol, une hormone qui, comme quelques études menées chez l'animal l'ont montré, accélère la mort cellulaire dans les lobes frontaux, le cervelet, les ganglions de la base, et particulièrement l'hippocampe, dont les neurones sont porteurs de nombreux récepteurs au cortisol[56]. Ces lésions peuvent conduire à une diminution de la mémoire et des capacités d'apprentissage.

Le cortisol est une hormone naturellement présente dans notre corps, et les réponses biologiques au stress peuvent nous aider à faire face à des urgences et situations de la vie quotidienne qui exigent notre attention, mais des réponses chroniques au stress, sur des jours, des semaines ou des années, peuvent nous empêcher d'acquérir de nouvelles informations (bien que les effets biologiques du stress et leur impact sur la mémoire ne soient pas entièrement compris). Dans un essai clinique de petite ampleur publié en 2006, des chercheurs de l'Université Harvard ont incité huit personnes âgées de 65 à 80 ans à méditer et à faire d'autres exercices de relaxation pendant vingt minutes par jour. Après cinq semaines, leurs performances dans des tâches d'attention et de réactivité s'étaient significativement améliorées, contrairement aux performances d'un groupe de contrôle de même taille.

Pour éviter le stress, vous pouvez réduire votre pression sanguine, peut-être par le biais d'une activité physique ou d'activités de loisir que vous appréciez. Certains de mes patients recourent à des techniques de méditation, d'autres font du yoga, d'autres encore écoutent de la musique ou ont une activité artistique. Je recommande à presque tout le monde des promenades à l'extérieur. Outre les bénéfices cardio-vasculaires, le fait de se connecter à la nature peut adoucir les incessants facteurs de stress de notre existence. Enfin, essayez de vous entourer de personnes qui ont un effet apaisant sur vous et réduisez le temps que vous passez avec celles qui vous font bouillir le sang. Il n'y a aucune raison pour que le stress accélère votre vieillissement cérébral.

Nous devrions garder à l'esprit que vivre dans un environnement social défavorisé peut réduire le sentiment individuel d'autonomie, d'autodétermination et de sécurité, ce qui prédispose les individus à des niveaux plus élevés de stress. Alors que nous cherchons à réduire nos propres facteurs de stress, nous devrions nous souvenir qu'il est aussi de notre responsabilité de s'atteler à réduire les inégalités de notre monde, qui placent d'autres personnes dans des situations de stress chronique.

**S'EN SORTIR AVEC UN PEU D'AIDE DE LA PART DE SES AMIS[57]**

Des scientifiques ont annoncé la découverte de « neurones miroirs », une nouvelle classe de cellules cérébrales qui peuvent suivre le flux émotionnel, les mouvements et les intentions de la personne avec laquelle nous nous trouvons et induire cet état perçu dans notre propre cerveau, en activant les mêmes régions cérébrales que celles qui sont actives chez l'autre personne[58]. Cela signifie que nous sommes physiologiquement influencés par celles et ceux avec lesquels nous passons notre temps (encore que nous n'ayons pas eu besoin des données sur les neurones miroirs pour savoir cela !). Choisissez donc judicieusement vos amis et essayez de passer du temps avec les gens qui vous apportent un sentiment de sérénité plutôt qu'avec ceux qui amplifient votre niveau de stress.

## NE PAS SE LIMITER AUX MOTS CROISÉS : SE CONSTITUER UNE RÉSERVE COGNITIVE

Les recommandations médicales insistent systématiquement sur l'importance qu'il y a à maintenir une activité cognitive stimulante dans les dernières années de sa vie – ce qui est plus communément exprimé sous la forme de « tu t'en sers ou tu le perds » (« use it or lose it »). On dit souvent que le fait de remplir des grilles de mots croisés, de jouer aux cartes ou aux échecs apporte une certaine protection contre le vieillissement cérébral en maintenant et en établissant des connections neuronales dans le cerveau, mais la stimulation cognitive durant la vie entière peut s'avérer un facteur-clé de prévention contre la maladie d'Alzheimer. Dans un sens large, la *réserve cognitive* fait référence à la capacité qu'a le cerveau de développer une résilience face aux atteintes neurologiques – la capacité que possèdent les connexions neuronales de tolérer une quantité plus grande de pathologie cérébrale (les plaques séniles de protéine bêta-amyloïde et les dégénérescences neurofibrillaires) avant que vous ne présentiez des signes de démence. Disposer d'une réserve cognitive plus importante, que le cerveau est à même de mobiliser en réponse à une lésion peut modifier vos capacités d'adaptation neurologique. Les mécanismes suivants pourraient être impliqués :

- constituer un plus grand volume synaptique de connexions entre vos neurones ;
- accroître le débit sanguin cérébral ;
- développer une résistance aux effets neurotoxiques de taux excessifs d'hormones telles que le cortisol et d'autres glucocorticoïdes ;
- promouvoir la résistance à la réduction des taux de neurotransmetteurs, tels que l'acétylcholine et la dopamine, qui se produit avec l'âge ;
- recruter d'autres régions cérébrales pour la réalisation des tâches ;
- résister aux effets neurotoxiques des toxines environnementales par une augmentation du flux sanguin cérébral et du métabolisme du cerveau.

### UNE MÉTHODE STIMULANTE POUR CONSTITUER VOTRE RÉSERVE COGNITIVE

Une étude publiée par la revue scientifique *Psychological Medicine* a combiné les résultats issus de vingt-deux autres recherches, qui avaient porté au total sur 29'000 personnes. Elle a montré que les personnes qui rapportaient un haut niveau de stimulation mentale durant leur vie avaient un risque de développer une démence réduit de 46 %. La conclusion peut sembler simpliste, mais il y a souvent beaucoup de sagesse dans la simplicité. Comme Léonard de Vinci l'a dit un jour, « la simplicité est la sophistication suprême ».

La théorie de la réserve cognitive a initialement été développée dans les années 1980. En 1988, une étude entreprise par un chercheur pionnier, le Dr Robert Katzman, et ses collègues, a examiné les résultats des autopsies de 137 personnes âgées et a mis en évidence certains éléments contradictoires, confirmant ce que des chercheurs tels que David Rothschild et d'autres avaient dit quelques années plus tôt, mais qui était tombé dans l'oubli. Outre le fait que le cerveau de certains individus présentait un haut degré de pathologie (excédant souvent le critère requis pour poser un diagnostic de maladie d'Alzheimer) alors que ces personnes n'avaient que très peu de manifestations de la maladie, l'étude de Katzman montrait également que les cerveaux de ces personnes pesaient plus lourd et possédaient une plus grande concentration de neurones que ceux de personnes de contrôle du même âge. La théorie la plus plausible pour rendre compte de ce phénomène était que certaines personnes avaient développé plus de connections neuronales au cours de leur existence et que leur résilience à la pathologie de la maladie d'Alzheimer pouvait être considérée comme représentant une plus grande « réserve cognitive[59] ». Comme vous le savez, les études ultérieures réalisées chez les sœurs de Notre-Dame et dans d'autres ordres religieux, ainsi que dans d'autres populations, ont continué de montrer que les plaques séniles et les dégénérescences neurofibrillaires ne peuvent pas être assimilées à la démence observée cliniquement.

Les études menées chez l'animal ont observé que lorsque des rats adultes sont placés dans un environnement complexe et stimulant, ils ont une plus grande densité synaptique (le nombre de synapses par unité de volume de tissu cérébral) que des rats maintenus seuls dans une cage ou que des rats placés en compagnie d'autres rats. La leçon que l'on peut tirer de ces études est que le niveau de stimulation dans notre environnement peut contribuer à l'établissement d'une réserve cognitive chez les êtres humains tout comme chez les rats. De plus, la possibilité de faire de l'exercice physique et cognitif ralentit la détérioration des animaux dans divers modèles animaux de maladies neurodégénératives humaines telles que la maladie d'Alzheimer, la chorée de Huntington et la sclérose latérale amyotrophique[60]. En dépit des résultats obtenus par ces recherches, souvenez-vous de mes avertissements antérieurs : la science n'a pas solidement prouvé que l'axiome « tu t'en sers ou tu le perds » constitue une réalité empirique et les modèles animaux ont des limites intrinsèques. Néanmoins, il semble intuitivement vrai que nous tirerons profit, de nombreuses façons, d'une vie active et engagée.

### Le pouvoir thérapeutique des récits

Les bénéfices neurologiques de la thérapie narrative (basée sur la production de récits) pour les personnes souffrant d'affections démentielles sont de mieux en mieux connus. Comme la capacité à raconter une histoire émerge de la mémoire et de l'imagination, et comme le récit jaillit d'un désir instinctif de communiquer avec les autres, des exercices guidés de récupération de souvenirs sont susceptibles d'activer les régions corticales préfrontales du cerveau qui figurent parmi les plus affectées par le processus démentiel et ils engagent très directement l'identité propre de la personne. Dans mon service, nous évaluons actuellement dans quelle mesure ces interventions basées sur la narration, qui facilitent les interactions sociales, n'apportent pas davantage à la qualité de vie de nos patients que les médicaments que nous leur donnons. La plupart des établissements médico-sociaux commencent à intégrer les thérapies narratives à l'éventail des prestations offertes aux résidents.

L'une de ces thérapies, nommée TimeSlips, a été initiée par Anne Davis Basting, professeure d'art dramatique et chercheuse à l'Université de Milwaukee, dans le Wisconsin. Anne est partie du constat que même si la mémoire d'une personne se détériore, l'aspiration humaine à l'expression créative ne disparaît jamais totalement. Son projet TimeSlips, dans lequel des bénévoles tant jeunes qu'âgés dirigent des séances de production d'histoires, fournit aux patients âgés l'opportunité de laisser libre cours à leur instinct narratif et créatif et de s'insérer dans une communauté multigénérationnelle. Tout en regardant des photographies ambiguës tenues devant eux[61], les patients sont encouragés à répondre verbalement et émotionnellement à des questions ouvertes posées par les bénévoles. Tandis qu'ils évaluent et interprètent la photographie, un bénévole transcrit toutes les verbalisations sous la forme d'un récit collectif (un poème en prose), lequel est souvent très coloré et enthousiaste. L'expression imaginative qui est encouragée par la thérapie narrative TimeSlips permet aux personnes d'accéder au plaisir de maîtriser le déroulement d'un événement, d'exprimer une fois encore leur individualité et leur créativité, ainsi que de récupérer et d'exprimer des souvenirs qui leur échappaient depuis longtemps. En outre, à la fin de chaque session, le groupe de personnes avec difficultés mnésiques a créé collectivement un poème en prose qui pourra être apprécié par d'autres. Anne David Basting répertorie ces poèmes en ligne et a monté un spectacle à partir des récits récoltés durant les sessions TimeSlips, qu'elle a intitulé « Sommes-nous plus que notre mémoire ? ». Elle restitue par là à l'ensemble de la communauté les histoires que des personnes souffrant de démence lui ont racontées. Anne a maintenant implanté des centres dans différentes régions des Etats-Unis, qui dispensent une formation à sa technique d'une durée d'un jour. Vous pouvez en savoir plus en consultant le site : www.timeslips.org.

Il existe d'autres sites internet aux Etats-Unis qui captent le pouvoir des récits pour ceux d'entre nous qui vieillissons :

- www.storycorps.net : Une initiative passionnante qui enregistre les histoires de vie de nos aînés et les conserve à la bibliothèque du Congrès.
- www.duplexplanet.com :Un site internet conçu pour présenter les histoires de personnes âgées qui déclinent.
- www.memorybridge.org : Une organisation qui a pour mission d'encourager la communication intergénérationnelle et de faciliter les relations entre les personnes plus jeunes et les personnes qui souffrent de démence.

- www.storycenter.org : Une organisation sans but lucratif qui aide les jeunes gens et les adultes plus âgés à utiliser les outils des médias informatiques pour réaliser, enregistrer, partager et mettre en valeur les histoires des individus et des communautés de manière à améliorer l'existence de tous.
- www.eldersharethearts.org : Un site internet qui soutient le rôle séculaire des aînés en tant que porteurs d'histoire et de culture, en utilisant le pouvoir que les arts ont de transmettre des récits et des expériences de vie à travers les communautés.

Pour quelques sites francophones, vous pouvez consulter la note[62]. (N.D.T.)

**Education et réserve cognitive**

Il n'est pas si étonnant d'apprendre que la qualité et la quantité des connaissances que nous avons reçues étant enfants sont considérées comme des facteurs qui influencent l'apparition de la maladie d'Alzheimer. Une étude réalisée à Shanghai[63] a trouvé que le risque de développer une démence était doublé chez les personnes non scolarisées par rapport à celles qui avaient terminé les études élémentaires ou le premier cycle de l'école secondaire (« middle-school »). Des résultats similaires ont été obtenus par une recherche menée en Ecosse et qui a montré que des adultes souffrant d'une affection démentielle de survenue tardive avaient obtenu des scores plus bas que des personnes de contrôle à des tests d'aptitudes mentales réalisés dans l'enfance[64]. Une analyse réalisée sur 396 personnes ayant obtenu leur diplôme au lycée de Cleveland Heights au milieu des années 1940 a établi un lien entre un quotient intellectuel (QI) plus haut et des niveaux plus élevés d'activité durant la jeunesse, et un risque réduit de développer des troubles cognitifs à l'âge avancé[65].

Bien que ces études rétrospectives soient, comme d'habitude, à prendre avec un grain de sel (rappelez-vous de penser de manière écologique : il faut prendre en compte d'autres facteurs que l'éducation reçue durant l'enfance dans la « matrice causale » des affections démentielles, notamment le type d'alimentation et l'exercice physique, qui sont aussi susceptibles de conduire à des différences dans le vieillissement cérébral), leurs résultats suggèrent néanmoins que le nombre d'années d'études pourrait constituer un facteur de risque important du vieillissement cérébral, sur lequel vous pouvez avoir un contrôle partiel puisque la formation continue – qu'elle se fasse à l'intérieur ou à l'extérieur d'une salle de classe – peut renforcer votre réserve cognitive. L'éducation peut accroître la complexité neuronale et semer les graines d'un intérêt permanent pour l'apprentissage qui pourra vous inciter à vous engager, durant la vieillesse, dans des activités susceptibles de construire des réserves cognitives. L'étude longitudinale (dite étude des nonnes ou « Nun Study ») menée auprès de 678 religieuses de Notre-Dame, vivant à Mankato dans le Minnesota, a démontré que les femmes qui avaient une licence universitaire avaient deux à quatre fois plus de chances de rester autonomes à l'âge avancé que les religieuses qui avaient un niveau éducatif plus bas[66].

En les considérant d'un point de vue écologique, ces études montrent de façon incontestable que la trajectoire du déclin cognitif dans l'âge avancé peut être influencée par la quantité de connaissances accessibles aux enfants durant leurs années de formation. Bien que cela aille sans dire, nous devons tous encourager nos enfants et petits-enfants à aller le plus loin possible dans leur formation. Un cerveau éduqué est potentiellement un cerveau en meilleure santé. En outre, plus grande est la complexité de notre esprit, plus nous pouvons être utiles à la société.

### Une vie à apprendre

Elizabeth Eichelaum, une habitante des Etats-Unis, est devenue à 90 ans la personne la plus âgée à recevoir un doctorat. Son diplôme en éducation lui a été décerné par l'Université du Tennessee le 12 mai 2000.

Je veux cependant souligner que même si vous n'avez pas fait d'études secondaires ou universitaires, cela ne signifie pas que vous soyez condamné à développer une affection démentielle plus tôt que les autres. Le cerveau est un organe résilient et malléable qui peut être réorganisé et « recâblé » à diverses étapes de la vie. Même si vous n'avez pas de nombreux diplômes suspendus à vos murs, vous pouvez toujours mobiliser votre esprit en apprenant une nouvelle langue, une nouvelle habileté, de nouveaux visages et de nouveaux noms ou en participant à des activités qui établiront de solides connexions neuronales dans votre cerveau.

**PROTÉGER LE CERVEAU DE NOS PLUS JEUNES GÉNÉRATIONS**

Compte tenu des effets de l'éducation sur le vieillissement cérébral, nous devons tous plaider en faveur d'un partage plus équitable des ressources éducatives, dans les pays développés et en développement.

Il faut aussi veiller à ce que les nourrissons et les enfants puissent grandir dans des lieux sûrs, car ils apprendront mieux s'ils se sentent en sécurité, protégés, entourés et dans un état de « tranquillité attentive[67] ». Les enfants grandissant dans des environnements où règnent la maltraitance, le manque de soins ou la guerre auront des cerveaux adaptés à la survie quotidienne au lieu de développer des circuits neuronaux au sein des structures supérieures du cerveau, lesquelles sont susceptibles de promouvoir l'apprentissage tout au long de la vie. Les enfants exposés à des abus ou à un manque extrême de stimulation peuvent développer un câblage cognitif qui les place dans une situation de préjudice intellectuel permanent, affaiblissant leur réserve cognitive et les exposant à long terme à un risque accru de développer une démence[68]. Une fois encore, il incombe à notre génération – les « baby-boomers » puissants, innovateurs, créatifs et soucieux des valeurs – de préconiser ces changements, de penser de façon écologique et avec compassion, et de laisser le monde dans un meilleur état que celui dans lequel nous l'avons trouvé.

## FAIRE PROFESSION DE LA PRÉVENTION

La stimulation intellectuelle, dans vos activités professionnelles ou dans vos loisirs, peut contribuer à votre réserve cognitive. Plusieurs études ont tenté d'identifier les activités ayant le plus grand potentiel protecteur. Certains de mes collègues de Cleveland ont trouvé que l'échange fréquent d'idées et la participation à de nouvelles activités pouvaient conduire à un accroissement de l'activation neuronale et des traitements cognitifs, augmentant ainsi la réserve cognitive[69]. De telles activités incluent, sans être exhaustif :

- Apprendre une nouvelle langue.
- Apprendre à jouer d'un instrument de musique.
- Jouer à des jeux de cartes et à des jeux de société.
- Participer à des conversations stimulantes sur le plan intellectuel.
- Faire du jardinage.
- Lire des livres intellectuellement exigeants.
- Participer à des cours pour adultes.
- Apprendre une nouvelle habileté.

- Tenir un journal ou un blog sur Internet.
- Faire du bénévolat au sein de sa communauté.
- Conserver une attitude positive face aux événements de la vie.

L'ART EN TANT QU'INTERVENTION THÉRAPEUTIQUE

Dans le bâtiment où se situe mon service – Fairhill Center, un hôpital de la marine marchande converti – nous avons un programme d'activités artistiques pour les seniors. Des programmes similaires existent dans tout le pays. « Memories in the Making[70] » est un projet artistique national parrainé par l'Association Alzheimer et proposé à travers les Etats-Unis dans des établissements médico-sociaux, des structures de soin ou des foyers de jour pour adultes. Avec l'aide du personnel soignant, des artistes bénévoles formés guident des personnes âgées pendant une heure hebdomadaire d'activité artistique. Les participants sont libres de s'exprimer par le biais de la peinture, ce qui est important s'ils ont perdu leur capacité de communiquer verbalement.

## NE JOUEZ PLUS SEUL(E) AU BOWLING

Les activités mentionnées précédemment étaient autrefois aisément praticables par les personnes vivant en communauté. Mais, comme Robert Putman l'a écrit dans son livre *Bowling alone*[71], les sociétés modernes se sont écartées des activités communautaires pour privilégier des activités solitaires.

Des études ont montré les effets nuisibles des activités passives et solitaires sur la santé cognitive. Des activités de loisir telles que regarder la télévision ou écouter la radio ont été associées à un risque accru de mortalité, tant chez les hommes que chez les femmes[72]. D'autres chercheurs ont démontré que le temps passé à regarder la télévision et à écouter la radio était associé au développement d'une démence[73]. Il faut souligner que certains types de programmes télévisés ou radiophoniques sont meilleurs que d'autres. Ecouter des débats radiophoniques tels que ceux diffusés par la Radio Nationale Publique (« National Public Radio ; NPR »)[74] ou des livres audio, et regarder les informations ou des programmes éducatifs à la télévision constituent des moyens plus bénéfiques de passer votre temps – du moins je l'espère !

Un facteur-clé par rapport aux bénéfices que vous pouvez recevoir de la télévision ou de la radio est le type de programme que vous choisissez, ce qui dépend très largement de vous. Des études ont exploré la relation entre le temps passé devant la télévision autour de la cinquantaine et le développement d'une maladie d'Alzheimer et elles ont découvert que, après avoir contrôlé l'influence de l'âge, du milieu socio-économique, du genre, du revenu et du niveau d'éducation, les personnes qui ont développé une maladie d'Alzheimer regardaient la télévision en moyenne une demi-heure de plus par jour que les personnes de contrôle, lesquelles consacraient environ trente minutes de plus par jour à des activités intellectuelles ou sociales[75]. Le point crucial est que vous choisissiez des programmes qui engagent activement votre réflexion et votre imagination plutôt que de promouvoir un divertissement passif ou des habitudes végétatives.

Certaines activités et attitudes sont susceptibles de diminuer votre vitalité cognitive :

- regarder des émissions de télévision non stimulantes (quelle que soit la manière dont vous interprétez cela !) ;
- être isolé(e) ;
- écouter la radio seul(e) (à l'exception de NPR !) ;
- refuser de titiller votre esprit avec de nouvelles informations et idées ;
- porter sur la vie un regard pessimiste et sans curiosité ;
- se sentir sans moyen d'agir, sans dignité, non inséré et dépossédé de sa communauté.

### Le besoin de lire

Je plaisante souvent en disant à mes patients qu'ils devraient se chercher un « dispositif d'amélioration lexicale par neurotransmission multiple » : un terme alambiqué pour désigner un livre. Les livres stimulent simultanément de nombreux neurones et améliorent notre accès aux mots et à leur signification. Certains livres peuvent laisser des traces profondes et permanentes dans notre cerveau et modifier notre existence de manière fondamentale.

Une collègue britannique, Susan Greenfield, a joliment décrit les effets bénéfiques de la lecture par rapport aux autres activités modernes : « Lorsque vous lisez un livre, vous le lisez et l'assimilez. Vous pouvez vous retrouver face à un mur blanc, en train de penser à l'histoire et à ses implications. Les histoires sur écran atténuent cet effet. Les enfants ont tendance à préférer les choses stimulantes les plus facilement accessibles, telles que la vitesse, le bruit et ainsi de suite, plutôt que d'assimiler un texte. Je suis inquiète des effets que tout cela a sur la capacité de concentration et sur notre capacité à réfléchir, à absorber l'information et à l'utiliser pour élaborer des idées abstraites de façon autonome[76]. »

### L'union fait la force : le pouvoir de la communauté

Depuis des décennies, les chercheurs en sciences sociales ont exploré les bénéfices de l'intégration sociale. Dans ses écrits sur le suicide, Emile Durkheim avait observé que la participation aux activités communautaires apportait des bénéfices sur le plan mental, physique et spirituel.

> *« Etre pleinement humain, c'est accepter votre interdépendance en tant que membre d'une communauté. »*
>
> ~ MORRIE SCHWARTZ, dans le livre de Mitch Albom[77], *Tuesday's with Morrie*

Depuis l'époque de Durkheim, un nombre croissant de données issues d'études réalisées partout dans le monde ont démontré que la participation sociale et l'engagement dans des activités intellectuellement stimulantes avaient des effets positifs corrélatifs sur la santé mentale et physique, y compris une réduction du taux de mortalité, une morbidité moindre et un risque inférieur de déclin cognitif[78]. Une étude réalisée en 2006 auprès de 89 octogénaires a démontré que les participants qui avaient le réseau social le plus étendu présentaient des effets négligeables de dommages cérébraux liés à l'âge tels qu'observés à des tests cognitifs, tandis que ceux qui avaient des réseaux sociaux restreints déclinaient nettement. Ces différences entre les deux groupes restaient significatives même après voir pris en compte la possibilité que le déclin cognitif ait provoqué la perte de relations sociales et non l'inverse. Les relations sociales offrent quantité de bénéfices psychosociaux, dont :

- la disponibilité d'un soutien émotionnel ;
- une source d'information et de conseils ;
- une diversion par rapport au stress de la vie et aux difficultés quotidienne du vieillissement ;
- l'estime de soi ;
- un sentiment de cohérence, de but, d'utilité et de signification ;
- une propension accrue à prendre soin de soi et à rechercher une aide professionnelle ;
- un sentiment d'intimité et d'appartenance ;
- la possibilité de croire en quelque chose au-delà de soi.

Les bénéfices des interactions sociales ne sont pas limités au niveau psychosocial, ils peuvent également être d'ordre physiologique. Plusieurs études soutiennent l'idée selon laquelle l'activation neuronale née des interactions sociales de base, d'humain à humain, peut aider à préserver le fonctionnement cognitif tout au long du vieillissement cérébral, en fortifiant la réserve cognitive[79]. Le chercheur britannique Michael Marmot a réalisé une étude sur les Japonais ayant émigré en Californie et a constaté que si le régime alimentaire – en particulier la nourriture américanisée qui augmente le cholestérol plasmatique – influençait le risque de maladie cardiaque coronarienne, il existait un aspect particulier de la culture japonaise qui avait un effet protecteur, à savoir le degré auquel les personnes restaient proches de leur groupe ethnique[80]. Une communauté bienveillante peut avoir un effet protecteur et promouvoir la santé ; l'environnement social compte.

### Le localisateur Eldercare[81]

Aux Etats-Unis, des organisations associatives proposent des programmes qui stimulent la réflexion, les discussions et les relations personnelles. Consulter le site internet http://www.eldercare.gov

De nombreuses recherches ont tenté d'établir quels étaient les types spécifiques d'interactions ou de relations sociales pouvant s'avérer les plus bénéfiques. Une étude a suivi entre 1967 et 1979 un groupe de femmes à Tecumseh, dans le Michigan, et a montré que le taux de fréquentation de l'église était inversement lié à la mortalité et à la démence, même après que des facteurs potentiellement confondants tels que la santé, le statut financier ou le genre ont été contrôlés[82].

De manière similaire, une étude entreprise à Alameda County, en Californie, a montré une association entre un risque réduit de mortalité et un mariage solide, des contacts étroits avec les amis et la parenté, la fréquentation de l'église et l'appartenance à des organisations non religieuses[83]. Les personnes les plus isolées étaient sujettes à une détérioration cognitive, même après avoir pris en compte les mesures relatives à la santé physique. A l'instar de ceux de l'étude de Marmot décrite précédemment, ces résultats semblent suggérer que la participation régulière à des activités sociales structurées, ainsi que l'appartenance à des réseaux sociaux, ont des effets bénéfiques sur le plan physiologique et que diverses formes d'implication dans la communauté peuvent avoir un effet protecteur contre le vieillissement cérébral.

De façon intéressante, des recherches ont également mis en relation le bénévolat avec un meilleur fonctionnement cognitif et une baisse de la mortalité globale. Comment cela peut-il s'expliquer ? A l'évidence, la santé dépend en partie des relations que l'on établit avec les autres. Les relations créées par des activités telles que le bénévolat offrent une multitude de bénéfices sur le plan psychosocial, notamment : fournir un moyen de faire face à des modifications de l'état de santé, améliorer la qualité de vie, réduire les symptômes dépressifs, l'anxiété et le stress, favoriser les sentiments d'utilité, de progression, d'accomplissement, de respect de soi, et protéger contre la perte de rôle et l'isolement social. On fait également l'hypothèse que l'effet protecteur de la participation à des activités sociales provient du soutien conféré par les communautés humaines.

Les personnes qui font du bénévolat et qui interagissent avec les autres dans le cadre d'une communauté doivent mobiliser leurs habiletés et leurs compétences et ce défi a un effet stimulant au niveau cellulaire. Par exemple, la dépression et le stress sont fréquemment associés à des affections médicales chroniques plus tard dans la vie, notamment des maladies cardio-vasculaires, ainsi qu'à une augmentation de l'activation des plaquettes, à une dénutrition, à une faible réponse immunitaire, à des taux accrus de cytokine[84] interleukine-6 et d'hormones de stress (des glucocorticoïdes, tels que le cortisol et la noradrénaline), tous ces effets étant reliés à de moins bons résultats cognitifs et fonctionnels. En outre, des études en imagerie par résonance magnétique réalisées chez des patients déprimés ont révélé des anomalies structurelles dans les régions liées aux voies cortico-striato-pallido-thalamo-corticales, incluant les lobes frontaux, le noyau caudé et le putamen[85] ; des recherches récentes ont également fait état d'une réduction du volume hippocampique chez les personnes âgées dépressives qui, avec le temps, développent une démence[86].

Considérées dans leur ensemble, ces études suggèrent qu'il faut vous impliquer dans votre communauté et essayer de vous engager dans une activité ou une habileté sociale que vous n'avez jamais essayée auparavant. Encouragez vos parents vieillissants, ainsi que vos enfants habitués à écouter leur iPod ou à jouer à leur Xbox, à faire de même. Voyez ce que votre ville ou votre commune propose en ce sens. Ne jouez plus seul(e) au bowling !

## Redécouvrons l'unité dans la communauté

Au XXI^e^ siècle – une époque dans laquelle nous sommes de plus en plus connectés par le biais de téléphones portables, de courriels, de messagerie instantanée, mais paradoxalement de plus en plus éloignés les uns des autres du fait d'échanges rapides et impersonnels – il devient nécessaire de nous réengager dans nos communautés pour surmonter l'effet d'isolement que ces technologies ont généré sur nous tous. *En investissant du temps dans votre communauté*, vous ne faites pas qu'établir votre réserve cognitive, vous contribuez également à bâtir un capital social qui nous profite à tous.

Les soins de santé trouveront également un avenir plus fécond s'ils profitent à nouveau des multiples avantages qu'apporte la communauté. Partout dans le monde, le traitement médical est une activité qui s'insère dans un contexte social. Ce n'est que dans la médecine occidentale que le traitement médical est conçu comme prenant uniquement place dans le cadre d'une interaction individuelle entre un médecin et un patient. Notre système de soins de santé est fondé sur cette notion qui, de manière assez ironique, a conduit à une dépersonnalisation des soins. En tant que société, nous devons prendre conscience du potentiel thérapeutique qui existe dans les interactions entre les êtres humains et commencer à établir, parmi les prestations dominantes de soins de santé, des possibilités de traitement médical à un niveau communautaire. Le bâtiment dans lequel mon cabinet se trouve à Cleveland fournit un bon exemple de la manière dont les institutions de soins du futur pourraient mieux s'intégrer à la société. Dans le même espace, on trouve une clinique de la mémoire et du vieillissement, une école intergénérationnelle où les personnes âgées peuvent faire du bénévolat, des cours d'art-thérapie, des cours d'éducation pour adultes, des cours d'informatique et les bureaux de plusieurs associations dont l'Association Alzheimer et un centre local de soins palliatifs[87]. Ce type d'arrangement rassemble beaucoup d'organisations communautaires importantes qui rencontrent les multiples besoins des personnes âgées et de leurs familles. Nous entendons souvent dire qu'il faut un village pour élever un enfant ; eh bien, il faut aussi un village pour aider les personnes à vieillir dans la dignité.

### Les limites de la communauté

Je me sens obligé de préciser que l'engagement social n'est pas un critère universel de bien-être cognitif. En effet, de nombreuses études sur le vieillissement réussi ont montré que certains adultes âgés pouvaient présenter un vieillissement adapté et sain parce qu'ils réduisaient leurs interactions sociales et ainsi évitaient le stress et la tension qu'elles peuvent causer[88]. Le vieillissement réussi ne répond pas à des normes ; il se produit au cas par cas. En fin de compte, c'est à vous qu'il incombe d'évaluer les domaines de votre vie et de prendre les décisions dont vous pensez qu'elles contribueront au mieux à votre bien-être.

## Le lieu de travail peut-il promouvoir la santé cognitive des « baby-boomers » ?

La plupart des emplois impliquent que nous ayons des interactions sociales, que nous utilisions notre esprit dans des situations difficiles ; ils peuvent nous obliger à être physiquement actifs, ponctuels et à être quotidiennement poussés par une motivation. Ces bénéfices sont positifs, considérant qu'il y a peu de chances que les « baby-boomers » puissent prendre leur retraite comme leurs parents l'ont fait. Pour notre génération, le travail durant la vieillesse résulte soit d'une nécessité financière, soit d'un choix personnel. Quelle que soit la situation, le travail peut avoir un effet protecteur sur les individus et être profitable à la société dans son ensemble. Le maintien des aînés dans le milieu de travail peut représenter une aubaine extraordinaire pour les entreprises et les organisations. Les aînés sont connus pour leur éthique et leur intégrité professionnelles ; ils possèdent la sagesse, ainsi qu'une capacité de voir les choses dans leur ensemble. Si un travail nécessite une réflexion rapide et pointue, ainsi que la récupération de nouveaux noms, mots et faits – ce que nous appelons « intelligence fluide[89] » – alors la jeunesse l'emporte. Mais si une tâche requiert énormément de connaissances, d'expérience, d'engagement et de vision globale – l'intelligence dite « cristallisée[90] » – alors les aînés sont bien placés pour apporter leur contribution.

### Une histoire de ma consultation

J'ai eu un jour un patient qui avait été associé dans un grand cabinet international d'avocats. Nous lui avons administré quelques tests préliminaires et avons établi qu'il avait une petite lésion vasculaire dans le lobe frontal et quelques difficultés au niveau des fonctions exécutives. Malgré cela, je l'ai encouragé à ne pas laisser la démence le dissuader de vivre sa vie et à apporter sa contribution à la communauté. Et bien sûr, depuis lors, il est resté très actif dans le domaine public, en aidant à mettre en place des innovations dans des écoles locales, en siégeant dans des comités d'organisations à vocation sociale et même en enseignant dans des écoles publiques. Voici l'exemple d'un homme qui aurait pu baisser les bras après son diagnostic, mais qui a fini par faire tout le contraire.

D'ici à 2015, près d'un tiers de la force de travail des Etats-Unis sera âgée de 50 ans ou plus, soit 27 % de plus qu'en 2005[91]. Comme la proportion de travailleurs jeunes continue de diminuer, il deviendra critique pour les employeurs qui tiennent à garder un avantage concurrentiel sur le marché de parvenir à conserver et à attirer des travailleurs plus âgés. Il existe des stratégies auxquelles les employeurs peuvent recourir pour y arriver. Comme les premiers « baby-boomers » commencent à atteindre la soixantaine, certaines compagnies se sont assuré le maintien de leurs services en leur offrant une flexibilité du temps de travail, des bénéfices supplémentaires, des congés payés à visée familiale pour que les employés puissent s'occuper de leurs affaires personnelles, y compris prendre eux-mêmes soin de leurs parents âgés.

D'autres compagnies ont fait preuve de créativité en autorisant un engagement saisonnier, ce qui permet ainsi aux travailleurs de passer les mois d'hiver dans une région plus chaude du pays et de travailler à distance.

Certes, le monde du travail peut aussi se montrer assez dur à l'égard des personnes âgées. Des entreprises se débarrassent de nombreux travailleurs vieillissants qui ont de gros salaires, de longues vacances et des points de retraite. Mais les travailleurs âgés ne sont pas simplement un frein à la rentabilité d'une entreprise : leur « intelligence cristallisée » peut constituer un atout précieux. Des employeurs créatifs peuvent développer des stratégies permettant de maximiser la productivité de leur force de travail vieillissante et exploiter les avantages cognitifs, la sagesse et les savoir-faire des travailleurs plus âgés.

## Ce que les personnes vieillissantes apportent au monde

### Inconvénients potentiels par rapport aux jeunes :

- lenteur accrue pour apprendre de nouveaux faits ;
- récupération plus lente des noms et des mots ;
- difficulté à se rappeler les événements avec clarté.

### Avantages potentiels sur les jeunes :

- capacité de placer des informations dans un contexte significatif ;
- capacité d'utiliser un plus grand nombre de mots de façon novatrice ;
- capacité d'utiliser les souvenirs des situations de vie pour tirer des conclusions générales (ce à quoi on pourrait se référer sous le terme de « sagesse ») ;
- capacités de supervision ;
- capacité de percevoir les intentions des autres et de lire leur motivation ;
- réflexion stratégique et prospective ;

- patience et tolérance accrues envers les autres ;
- meilleures capacités pour faciliter la discussion ;
- dépositaires d'informations culturelles, historiques et personnelles.

**DONNONS À NOS ENFANTS LES MEILLEURES CHANCES POSSIBLES**

Le développement durant la prime enfance illustre l'importance de l'environnement familial dans la facilitation d'un sentiment social qui implique une conscience de soi en relation avec les autres et une capacité de comprendre les émotions d'autrui. Un traumatisme prolongé au début de la vie peut interférer avec le développement de certains systèmes cérébraux et ainsi conduire à une anxiété extrême, une dépression et à une difficulté à créer des liens avec autrui[92].

Nous devons militer pour l'attribution de fonds de recherche à des programmes de prévention de la maltraitance cher l'enfant, d'intervention précoce pour les enfants maltraités et de développement d'une enfance en bonne santé, mais aussi à des programmes qui cultivent les capacités éducatives des parents, y compris des programmes de visites à domicile visant à aider les familles à risque, avant et après la naissance des enfants. Nous devons aussi allouer des ressources à des programmes communautaires et à des espaces publics qui offrent aux enfants, aux adultes et aux personnes âgées l'opportunité de lire, réfléchir, discuter, interagir et apprendre de nouvelles choses à chaque étape de leur existence.

## S'ENGAGER DANS LA LUTTE GLOBALE CONTRE LES INFECTIONS

Des recherches ont montré un lien entre des infections dans la prime enfance et diverses formes de dommages, y compris des inflammations chroniques, qui peuvent contribuer au vieillissement et à la mortalité. Bien que des liens de causalité entre des maladies aiguës survenant tôt dans la vie et le vieillissement n'aient pas été bien établis, il est clair que les bactéries, virus, parasites et autres agents infectieux peuvent perturber le développement cérébral des enfants. Des infections telles que la tuberculose, la diarrhée, les maladies parasitaires comme la malaria, les maladies périodontiques et les infections bactériennes – toutes se produisant le plus fréquemment dans des régions pauvres des pays en voie de développement – élèvent le taux de protéines inflammatoires, dont la protéine C réactive (C-reactive protein ou CRP), l'interleukine 6, le facteur nécrosant des tumeurs (Tumor necrosis factor ou TNF) et le fibrinogène[93].

Bien que ces protéines constituent, à court terme, des réponses adaptatives à des infections ou à des lésions internes et qu'elles aident notre corps à recouvrer la santé, leur présence continue dans le flux sanguin peut mener à une inflammation chronique susceptible de causer des lésions vasculaires profondes et précipiter le développement de symptômes similaires à ceux de la maladie d'Alzheimer[94].

En outre, des études ont montré que les organismes qui doivent continuellement lutter contre des infections sont soumis à un stress oxydatif important. Les radicaux libres produits par l'inflammation ou une infection aux aflatoxines[95] peuvent endommager les neurones et d'autres cellules, accélérant l'apparition de la mort neuronale que l'on observe dans les démences[96].

Il se dégage un besoin évident de mettre en place des mesures de protection contre les infections de la prime enfance, pour nos enfants et nos petits-enfants, dans les pays développés comme dans ceux en voie de développement. Il ne s'agit pas seulement d'accroître nos efforts pour lutter contre les maladies infectieuses, mais aussi de redoubler d'efforts pour combattre la famine : l'infection et la malnutrition font partie d'un cercle vicieux dans lequel l'infection précipite la malnutrition en affectant l'absorption des substances nutritives, cette diminution de nutriments pouvant être à l'origine d'une nouvelle infection. Bill et Melinda Gates, deux membres des « baby-boomers », ont fait de la lutte contre les maladies infectieuses l'objet principal de leur action philanthropique pour une raison essentielle : il s'agit là d'un des problèmes mondiaux les plus importants auxquels notre génération doit faire face.

## LUTTER CONTRE LE RÉCHAUFFEMENT CLIMATIQUE

Affronter le défi des maladies infectieuses implique aussi de prendre des mesures contre le réchauffement climatique. Les températures élevées peuvent accroître le nombre et la distribution géographique des insectes tels que les moustiques porteurs de maladies comme la malaria, favoriser la croissance bactérienne et donc augmenter les risques d'intoxication alimentaire et de maladies diarrhéiques, réchauffer les eaux et promouvoir les inondations, en amplifiant ainsi le risque de maladies liées à l'eau comme le choléra. De plus, les personnes âgées sont touchées de manière disproportionnée par les forts changements de température, comme l'ont bien montré les taux de mortalité élevés constatés dans de nombreux pays lors des canicules.

Comme Al Gore et d'autres nous l'ont dit, nous pouvons tous opérer de petits changements dans nos vies dans le but de combattre le réchauffement climatique :

- recycler ;
- rouler moins et marcher plus ;
- faire du covoiturage ou utiliser les transports publics ;
- moins prendre l'avion ;
- réduire notre dépendance à l'air conditionné et au chauffage ;
- utiliser des produits à bon rapport coût énergétique/efficacité ;
- choisir des énergies renouvelables pour nos habitations ;
- soutenir les efforts publics entrepris pour développer des sources d'énergie alternatives ;
- soutenir, au niveau local et national, les politiciens qui prendront des mesures contre le réchauffement climatique mondial.

## LA CLÉ, C'EST LA PRÉVENTION

John Knowles, l'ancien président de la Fondation Rockefeller, a prédit un jour que « la prochaine avancée majeure dans la santé du peuple américain sera déterminée par ce que l'individu est prêt à faire pour lui-même ». A ce moment précis de notre histoire, nous devons réellement commencer à faire basculer notre conception du vieillissement cérébral en passant du remède à la prévention, de l'attente d'un traitement symptomatique pour une « maladie » dite d'Alzheimer à l'adoption d'autres comportements, à la défense et au vote de politiques aptes à retarder les effets du déclin cognitif au cours de notre vie.

Il est encore temps, pour nous tous, d'effectuer des changements dans notre vie et dans celle des membres de notre famille et de nos communautés, afin de promouvoir un vieillissement cérébral sain. Je vous ai fait part de plusieurs modifications comportementales que vous pouvez opérer pour favoriser votre propre bien-être cognitif et de plusieurs stratégies que vous pouvez adopter pour concevoir le vieillissement cérébral de manière plus écologique. Bien qu'une bonne alimentation, l'exercice physique, la réduction du stress, une exposition limitée à des substances neurotoxiques, la constitution d'une réserve cognitive et la lutte contre les maladies infectieuses puissent nous permettre de mener une vie plus saine, je ne saurais trop souligner les bienfaits thérapeutiques liés au maintien d'un engagement actif au sein de votre communauté et au combat pour des questions de justice sociale auxquelles vous croyez. Ceci, plus que tout, constitue une action importante que nous pouvons mener contre le vieillissement cérébral et c'est une chose sur laquelle nous avons tous un haut niveau de contrôle.

Les Japonais ont un terme qui est au cœur de leur conception du vieillissement positif : « ikegai ». Ce mot implique un sentiment de joie lié au fait d'avoir un but dans la vie ; but et individualité prenant souvent leurs racines dans la famille et la communauté.

## Un plan de prévention

### Alimentation :

- mangez moins de graisses trans et saturées et d'aliments transformés ;
- mangez plus de poisson et de graisses saines (oméga-3) ;
- mangez plus de fruits et de légumes (vitamines et sels minéraux, antioxydants) ;
- mangez moins de sel ;
- réduisez votre consommation calorique quotidienne ;
- appréciez l'alcool avec modération.

### Protéger le cerveau des enfants :

- faites la promotion de l'allaitement dans votre famille ;
- soutenez le droit des femmes à allaiter en public ;
- veillez à ce que tous les enfants puissent manger une alimentation nourrissante durant leurs années de croissance.

### Faire de l'exercice :

- augmentez votre rythme cardiaque pendant 15-30 minutes par jour, trois fois par semaine ;
- choisissez des activités qui vous plaisent ;
- protégez votre crâne lorsque vous faites de l'exercice physique.

### Expositions environnementales :

- limitez votre consommation de poissons connus pour leur haute teneur en toxines ;
- éliminez le plomb et les autres substances toxiques de votre domicile ;

- engagez-vous localement pour les projets de réduction du plomb et d'autres toxines dans l'environnement.

**Stress :**

- faites de l'exercice et participez à des activités de loisir relaxantes ;
- entourez-vous de personnes qui vous apaisent.

**Se constituer une réserve cognitive :**

- engagez-vous dans des activités stimulantes ;
- faites toutes les études et formations que vous pouvez ;
- apprenez de nouvelles habiletés ;
- battez-vous pour que les moyens soient répartis de façon plus équitable dans les écoles.

**Rester en forme jusqu'à la fin de votre vie :**

- n'ayez pas peur de chercher l'aide des médecins ou d'autres professionnels de la santé ;
- choisissez un travail stimulant ;
- apprenez une nouvelle langue ;
- apprenez à jouer d'un instrument de musique ;
- jouez à des jeux de cartes ou de société au sein d'un groupe ;
- engagez des conversations stimulantes sur le plan intellectuel ;
- cultivez un jardin ;
- lisez des livres intellectuellement stimulants ;
- suivez des cours pour adultes ;
- faites du bénévolat dans votre communauté ;
- conservez un regard positif sur l'existence ;
- défendez vos convictions.

**Se protéger contre les infections :**

- évitez les infections dans la petite enfance et assurez de bons soins de santé à vous et à votre famille ;
- contribuez à la lutte mondiale contre les maladies infectieuses ;
- adoptez des comportements qui permettent de lutter contre le réchauffement climatique.

# Epilogue

# Epilogue

## PENSER COMME UNE MONTAGNE : L'AVENIR DU VIEILLISSEMENT

> *« Ce n'est pas autour des inventeurs de fracas nouveaux, c'est autour des inventeurs de valeurs nouvelles que gravite le monde. »*
>
> ~ FRIEDRICH NIETZSCHE

L'une des choses que je préfère, c'est de faire de la randonnée en montagne, ce qui est depuis longtemps une source d'inspiration pour l'humanité. Alors que je visitais Oslo en 2006, je suis allé à la recherche d'un philosophe de quatre-vingt-dix ans du nom d'Arne Naess, un personnage haut en couleur qui vivait une partie de l'année dans une cahute nichée dans les montagnes. A l'âge de vingt-sept ans, il est devenu le plus jeune professeur de l'Université d'Oslo où il inventa le terme d'« écologie profonde » pour exprimer l'idée que les êtres humains sont liés intimement et spirituellement à la terre. Bien qu'il présentât une démence, Arne était toujours une source de sagesse lorsque nous nous sommes rencontrés. Alors que nous étions assis dans un restaurant surplombant Oslo, il insista sur une conviction qui avait toujours accompagné son existence : « Pense comme une montagne ! »

Au début, cette notion m'a rendu perplexe, mais, à mesure que j'y réfléchissais, la métaphore a pris sens et j'ai commencé à comprendre ce que Arne voulait dire au sujet de la sagesse des montagnes. Leurs flancs érodés communiquent un sentiment de lente modification, qui reflète les processus naturels de notre propre vieillissement. Leurs pics et leurs sommets nous motivent à élever notre pensée, tandis que leur vaste base nous rappelle les vertus d'avoir des assises solides. Le plus important peut-être, c'est que nous voyons aussi dans les très anciens écosystèmes que constituent les montagnes la nécessité pour notre espèce de continuer à s'adapter à mesure que nous avançons vers le futur. Mais ce que les humains ont de plus que les montagnes, c'est la créativité, l'ingéniosité et la capacité d'agir – la capacité d'influencer notre environnement et d'avoir un certain contrôle sur notre propre processus de vieillissement.

Très lentement, le paysage du vieillissement évolue. Lorsque nous nous engageons sur le sentier de notre propre vieillissement cérébral – individuellement et collectivement – nous devons essayer d'imaginer les changements qui nous attendent de manière à nous y adapter au mieux. Les chapitres précédents ont jeté les bases d'une nouvelle histoire du vieillissement cérébral. Maintenant, je voudrais viser plus haut et partager avec vous quelques-unes des aspirations et visions les plus nobles que j'ai pour l'avenir du vieillissement.

## 1er SOMMET
## GRAVIR LA PENTE DE NOTRE ANXIÉTÉ DE LA MORT

Comme c'est le cas pour de nombreux êtres humains, le concept de mort évoque en moi aussi bien de l'anxiété que l'idée d'un dénouement. De l'anxiété parce que la mort est l'ultime inconnue ; un dénouement parce que la finitude peut être le plus grand bienfait de la vie que nous menons sur terre. Steve Jobs, le PDG d'Apple qui a survécu à un cancer, l'a évoqué de manière très éloquente lors d'une cérémonie de remise de diplômes à Stanford en 2005. Il a dit : « Personne ne veut mourir. Même les gens qui désirent aller au paradis ne veulent pas mourir pour y aller. Et pourtant, la mort est la destination que nous partageons tous. Personne n'y a jamais échappé. Et il doit en être ainsi, car la Mort est très probablement la meilleure invention de la Vie. »

Il y a beaucoup de sagesse dans ces mots.

> *« Disposons donc chacune de nos journées comme si elle fermait la marche, comme si elle achevait et complétait notre vie. »*
>
> ~ SÉNÈQUE

Les « baby-boomers » ont été conditionnés à regarder la mort avec crainte – à se détourner de leur mortalité. Nous plaçons au sommet des succès de librairie les livres qui promettent de nous aider à vivre plus longtemps et nous avons créé une industrie florissante de produits qui nous font paraître plus jeunes de quelques années. Nous nous imposons des régimes qui promettent d'ajouter des années à notre existence et nous nous soumettons à des procédures médicales qui nous aideront à vivre plus longtemps. Bien que l'instinct de survie soit un moteur puissant chez tous les êtres humains, notre culture ne fait pas grand chose pour nous encourager à une réflexion profonde sur le temps bref et précieux que nous passons sur terre et pour nous aider à puiser de l'inspiration dans notre mortalité.

La mort, ou à tout le moins le processus qui y mène, peut être terrifiante, mais les limites qu'elle impose à notre existence devraient doter chacun d'entre nous d'un très important sentiment de vitalité et d'urgence. Sans la finitude et les limites de notre existence corporelle, la vie pourrait bien être privée de but et de signification. Dans *Les voyages de Gulliver* de Jonathan Swift, le personnage principal, Gulliver, entend parler d'un peuple immortel, les Struldbruggs. Alors que la première réaction de Gulliver est une réaction d'envie, il apprend bientôt que la réalité de la vie d'un Struldbrugg n'est pas si enviable et que la perspective de ne jamais mourir constitue en fait un terrible destin. Nous apprenons que, du fait de leur condition, les Struldbruggs « sont non seulement entêtés, bourrus, avares, chagrins, babillards, mais qu'ils n'aiment qu'eux-mêmes, qu'ils renoncent aux douceurs de l'amitié, qu'ils n'ont plus même de tendresse pour leurs enfants, et qu'au-delà de la troisième génération ils ne reconnaissent plus leur postérité[1] ». Les Struldbruggs aspiraient à mourir et se désolaient de l'insignifiance et du dérèglement de leur vie, précisément parce qu'ils savaient *qu'en acceptant nos limites et en faisant face à notre mort inéluctable, nous imprégnons notre vie de sens, de force et de but.*

> *« La peur de la mort découle de la peur de la vie. Un homme qui vit pleinement est prêt à mourir à tout moment. »*
>
> ~ MARK TWAIN
>
> *« Ne regarde pas vers le passé avec regret. Il ne reviendra pas. Embellis le présent de façon judicieuse. Il t'appartient. Va de l'avant, sans peur, à la rencontre d'un futur incertain. »*
>
> ~ HENRY WADSWORTH LONGFELLOW[2]

Ce potentiel générateur peut motiver les « baby-boomers » à devenir les agents d'un grand changement dans le monde. Une fois que nous aurons abandonné les vieux mythes dont nous avons hérité, qui décrivent la vieillesse comme une descente vers les abîmes du désespoir, de la fragilité et de la léthargie mentale, nous pourrons commencer à concevoir le vieillissement comme un processus dynamique de transformation personnelle, vers une nouvelle phase de l'existence. Notre mortalité sera toujours associée à une certaine réaction névrotique. Nous pouvons choisir de laisser cette névrose nous terrifier ou la faire travailler pour nous et nous inciter à :

- mieux prendre soin de celles et ceux que nous aimons ;
- renforcer nos relations avec celles et ceux qui donnent du sens à notre vie ;
- prendre mieux soin de notre corps et de notre esprit ;
- protéger le corps et l'esprit des jeunes générations ;
- défendre sincèrement ce en quoi nous croyons ;
- prendre des risques créatifs ;
- développer de nouvelles habiletés ;
- quitter la terre en sachant que nous avons amélioré la vie de notre communauté et que nous laissons à nos enfants et petits-enfants le monde dans un meilleur état ;
- s'intéresser à la croissance et au développement d'autres (plus jeunes) personnes ;
- voyager ;
- faire de nouvelles expériences ;
- chercher la sagesse en nous et chez les autres ;
- suivre une formation tout au long de la vie (une formation continue) ;
- faire de chaque instant de notre vie un instant qui compte.

> *« Craindre la mort, Athéniens, ce n'est autre chose que se croire sage sans l'être, car c'est croire connaître ce que l'on ne connaît point. En effet, nul ne sait ce que c'est que la mort, et si elle n'est pas le plus grand de tous les biens pour l'homme. Cependant on la craint, comme si l'on savait certainement que c'est le plus grand de tous les maux. Or, n'est-ce pas l'ignorance la plus honteuse que de croire connaître ce que l'on ne connaît point ? »*
>
> ~ PLATON

**Retour à Socrate**

J'ai ouvert un chapitre antérieur de ce livre par l'histoire de Socrate aux portes de la ville d'Athènes. Le récit de la mort du philosophe est tout aussi édifiant. Alors que Socrate gisait, agonisant sur son lit après avoir été injustement condamné à mort par le tribunal d'Athènes, il donna un dernier enseignement à ses disciples en leur disant qu'ils devraient « s'exercer à mourir ». Pour Socrate, dans sa sagesse, ce n'est que lorsque nous acceptons notre mortalité que nous commençons réellement à vivre. Et vivre, cela veut dire rester dynamique sur le plan cognitif, avoir un but qui dépasse notre propre personne, reconnaître notre intrication avec les communautés locales et avec la communauté plus large de l'humanité, assumer la responsabilité de l'environnement que nous partageons collectivement, accepter que nous devons laisser en héritage un monde meilleur à nos enfants et petits-enfants. *« S'exercer à mourir », c'est réussir à vivre.*

En mettant fin au mythe de la maladie d'Alzheimer, on ne fait pas que mettre un terme à une maladie particulière. C'est une invitation à réfléchir plus profondément à ce que cela signifie que d'être un humain mortel qui finit par vieillir et quitter cette existence. Si nous, qui vieillissons, sommes capables de nous projeter dans une histoire différente et de développer de nouvelles visions et de nouveaux objectifs, pour nous comme pour la société, alors la « fin de l'Alzheimer » peut devenir une voie d'entrée vers un futur davantage porteur de sens.

## Un exercice pour concevoir la mortalité : l'approche du Livre de Vie (LifeBook)

Dans mon service, nous avons développé plusieurs interventions narratives pour aider mes patients à réfléchir aux questions liées à la fin de vie. L'un de ces projets s'appelle le Livre de Vie. Il s'agit d'un album que les patients composent afin de réaliser trois objectifs :

- raconter l'histoire de leur existence ;
- imaginer quelle prise en charge ils souhaitent pour la fin de leur vie ;
- réfléchir à ce qu'ils lègueront.

Les questions que je pose à mes patients quand nous composons un Livre de Vie permettent d'identifier leurs besoins spécifiques, leurs désirs, leurs habitudes, leurs valeurs, leurs croyances et leurs préférences. Ces informations pourront guider les futurs soignants dans l'organisation de la prise en charge quotidienne de ces patients. On intègre dans le livre des photographies, des histoires qui ont été écrites ou racontées par les patients, ainsi que des lettres, très caractéristiques de l'individualité de la personne. Ces éléments pourront éventuellement aider les soignants à prendre les décisions correspondant le mieux aux valeurs individuelles des patients lorsque le besoin s'en fera sentir sur le plan médical. A la fin du livre, on trouve les dispositions éthiques et les directives anticipées qui permettront d'orienter la prise de décision à l'approche de la mort. La création d'un document qui les caractérise de manière si unique peut assurer aux patients que leurs dernières années seront vécues dans le respect de ce qu'ils sont, dans la dignité et la qualité de vie.

Un tel album peut aisément être transporté et consulté au moment où vous ou l'un de vos proches commencez à décliner, à perdre la capacité de prendre des décisions, ou encore au cas où un déménagement est envisagé vers un autre lieu de résidence tel qu'un établissement médico-social. Non seulement pourra-t-il être un recueil important des valeurs et des buts de la personne concernant ce qu'elle souhaite pour ses soins de fin de vie, mais il peut aussi faire partie de l'héritage de la personne après son décès, en tant qu'objet qu'elle a fabriqué de ses propres mains. La principale leçon du Livre de Vie, c'est qu'il vous appartient de réfléchir plus profondément à l'existence que vous avez menée et à la manière dont vous souhaitez qu'elle s'achève. Ce qu'il y a de bien avec le Livre de Vie, c'est que tout le monde peut en faire un – tout ce dont vous avez besoin, c'est d'un album et d'un peu de matériel. Voici quelques activités qui peuvent vous aider à commencer à réfléchir aux questions importantes en relation avec vos soins de fin de vie :

- Rassemblez des photographies des personnes les plus importantes de votre vie et particulièrement de celles auxquelles vous pourriez demander de l'aide pour prendre des décisions importantes quant à vos futurs soins médicaux. Mettez-les dans votre Livre de Vie et écrivez en quoi chacune de ces personnes est importante pour vous. En qui auriez-vous le plus confiance pour prendre des décisions en votre nom à la fin de votre vie ?
- Imaginez que l'on vous demande d'aller vivre dans un autre état (région ou pays) et que vous n'ayez qu'une seule valise pour emmener vos effets personnels. Quels sont les dix à quinze objets que vous chérissez le plus et que vous choisiriez d'emmener avec vous ? Ecrivez quelques lignes sur les raisons pour lesquelles chacun de ces objets est important pour vous. Si c'est possible, prenez des photographies de ces objets et incluez-les dans votre album.
- Réfléchissez aux questions ci-dessous et enregistrez vos réponses, soit en les écrivant, soit au moyen d'un enregistreur :

- Comment votre prénom a-t-il été choisi ?
- Pouvez-vous rappeler votre tout premier souvenir ?
- Pouvez-vous décrire comment étaient vos parents et vos grands-parents ?
- Aviez-vous des animaux domestiques qui vous étaient chers ?
- Si vous êtes/étiez marié, comment avez-vous rencontré votre(vos) conjoint(s) et comment lui(leur) avez-vous fait la cour ?
- Si vous avez des enfants, pouvez-vous décrire leur naissance ou des souvenirs-clés que vous avez d'eux ?
- Que considérez-vous être la plus grande réalisation de votre vie ?
- Y a-t-il eu dans votre vie des moments particulièrement forts sur le plan spirituel ?
- Quels sont vos livres, films, vacances, traditions familiales, musiques et passe-temps favoris ?
- Si vous étiez incapable de prendre des décisions vous concernant, qu'est-ce que vos proches aidants devraient absolument savoir à votre sujet ?
- De quoi êtes-vous le plus reconnaissant dans votre vie ?
- Imaginez que vous vous trouvez attablé devant le repas parfait : qu'y a-t-il sur la table ?
- Quelles sont les leçons de vie les plus importantes que vous avez apprises ? Que souhaitez-vous que l'on retienne de vous ? Que voulez-vous transmettre aux autres pour qu'ils puissent tirer profit de la vie que vous avez vécue ?
- Quelles sont les valeurs essentielles selon lesquelles vous avez essayé de vivre ?

• Rédigez une courte lettre à l'intention de l'un de vos proches – peut-être un petit-enfant, né ou à naître – qui vous suivra dans le futur. Projetez-vous 50 à 100 ans en avant : quelle sagesse voudriez-vous communiquer à vos proches ? Quelle image souhaitez-vous qu'ils gardent de vous ? Que voudriez-vous qu'ils apprennent de votre vie ? Quelle est la chose essentielle que vous voulez leur dire au sujet de la vie que vous avez vécue ?
• Ecrivez une lettre brève à votre médecin/à la personne qui vous soigne ou s'occupe de vous. Imaginez que vous ne puissiez plus vous exprimer clairement à la fin de votre vie. Que voudriez-vous que les personnes qui seront responsables de vos soins médicaux sachent de vous ? Quelles sont les informations personnelles qu'ils devraient le plus prendre en considération en vous soignant ?

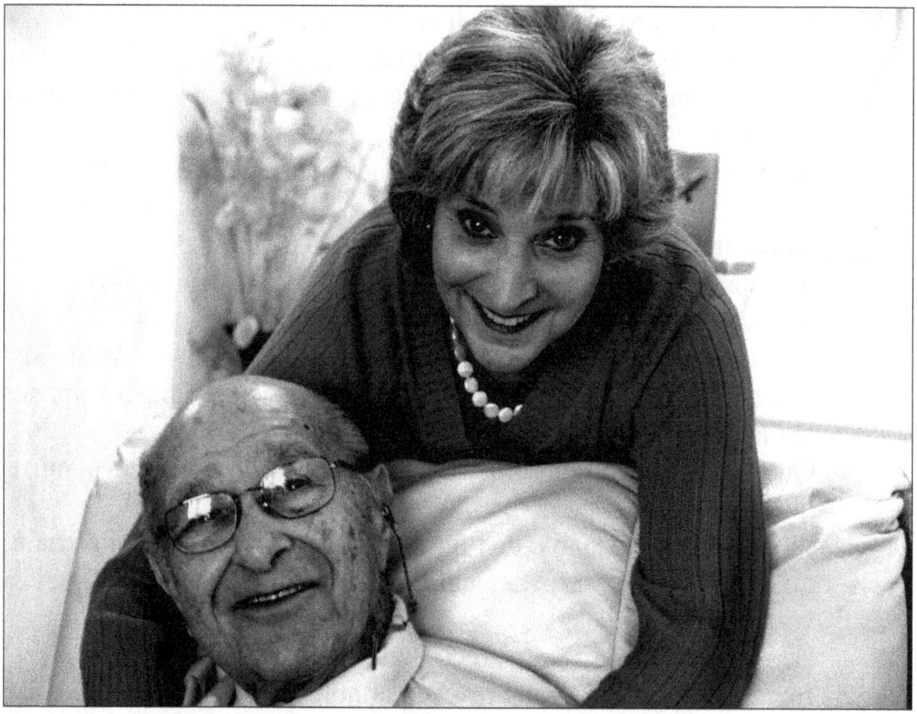

**Figures 11A et 11B. Partager un récit de vie en multimédia.**
Deux de mes patients, Helen et Milton Krantz, ont participé activement à nombre de nos programmes locaux d'éducation et de recherche. Les problèmes de mémoire d'Helen étaient dus à une combinaison de vieillissement et d'inquiétude pour les problèmes mnésiques plus importants de son mari Milton. Sur la photographie ci-dessus, on voit Milton avec sa fille, Ellen, dont l'amour et l'affection ont permis que ses parents s'en sortent si bien durant leurs dernières années.

- Comment voudriez-vous être traité si vous souffriez de plus en plus des symptômes de démence ?
- Dans quelle mesure la prise en compte de votre qualité de vie devrait-elle dicter au corps médical de ne pas vous maintenir en vie ?
- En qui avez-vous le plus confiance pour prendre des décisions en votre nom ?
- Souhaiteriez-vous que des dispositions particulières soient prises pour que vous puissiez passer la fin de votre vie à la maison, ou dans un établissement médico-social ?

• Chacun – jeune comme âgé – devrait avoir un document précisant les soins à lui prodiguer s'il devenait invalide et incapable de prendre des décisions le concernant. Ces documents sont nommés testament

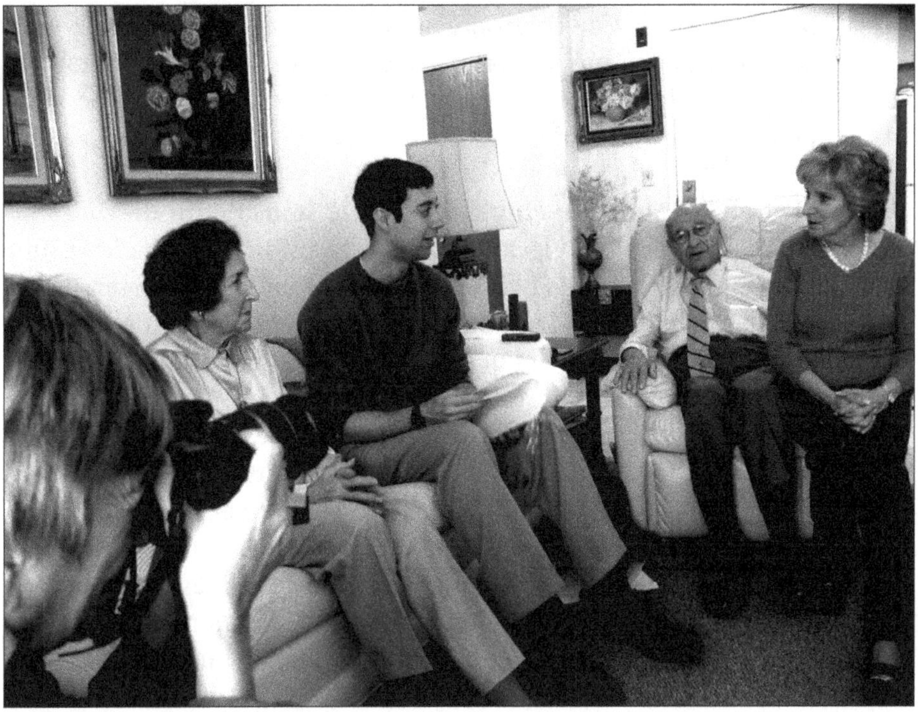

Sur cette photographie, Cathy Greenblat, une sociologue spécialisée dans les aspects visuels de la vie sociale et auteure de *Alive with Alzheimer's*, photographie Helen, Milton et Ellen alors qu'ils participent à un projet narratif multimédia intergénérationnel dans leur appartement. Ellen a aidé Helen à préparer son Livre de Vie pour le projet inaugural décrit dans le texte. Les Krantz ont plein d'histoires à raconter, ce qui leur permet d'exister en tant qu'êtres humains dans la communauté. (Photographies reproduites avec l'autorisation de Peter Whitehouse.)

biologique ou directives anticipées. Si vous avez des directives anticipées, qui informent les autres de la manière dont vous envisagez vos soins médicaux ultérieurs, vous pourriez souhaiter les inclure dans votre album. Si ce n'est pas le cas, vous devriez demander à votre médecin, à votre avocat et à votre famille de vous aider à établir un tel document.

- Rassemblez tous les autres documents pouvant être pertinents pour votre prise en charge future. Par exemple :
  - Avez-vous des souhaits quant à l'organisation de vos funérailles ?
  - Avez-vous des demandes spécifiques à adresser à votre famille ou à vos principaux proches aidants lorsque viendra le moment de la maladie et de la mort ?

– Si vous assistiez à vos propres funérailles, que souhaiteriez-vous que disent ceux qui s'exprimeront ? Ecrivez une lettre détaillant ce que vous seriez le plus heureux d'entendre de la part de votre famille et de vos amis.

**Concevoir l'entrée dans un établissement de soins de fin de vie**[3]

Chacun a peur que sa vie s'achève alors qu'il est branché à une machine dans un hôpital froid et aseptisé ou dans un établissement menaçant et inconnu, loin de son domicile. En dépit des histoires horribles que l'on entend dans notre culture et qui dépeignent les maisons pour personnes âgées sous une lumière crue et négative, il existe au sein de notre communauté des endroits qui proposent des activités, de la stimulation, de la compassion et des soins que les familles ne peuvent pas fournir : les établissements de soins de fin de vie pour personnes âgées. Dans l'idéal, on peut mourir dans ces établissements comme on le souhaite, en étant bien pris en charge, installé confortablement et entouré des gens que l'on aime. Avant que les choses n'aillent mal, toutes les familles devraient trouver de tels lieux et déterminer l'endroit où vous ou un être cher souhaitez vivre.

Voici quelques années, j'ai étudié l'accompagnement en fin de vie proposé aux personnes souffrant de démence dans le cadre d'un fonds de recherche de l'Institut National de la Santé (National Institute of Health ; NIH), destiné à étudier la prise de décision médicale dans la démence. Dans le cadre de cette étude, mon coauteur et moi-même avons mené des entretiens dans des établissements de soins de fin de vie situés dans la région de Cleveland ; nous avons demandé aux membres des familles dont l'un des proches résidait dans ce type de structure quelles suggestions elles feraient à d'autres personnes qui seraient un jour dans leur situation. A une écrasante majorité, les personnes ont insisté sur le fait qu'elles auraient aimé connaître l'établissement et y être impliquées bien plus tôt et qu'elles auraient apprécié que leur médecin leur ait expliqué les avantages que les établissements de soins de fin de vie pouvaient offrir. Je vous encourage à vous renseigner sur les établissements de ce type ou sur les programmes d'accompagnement de fin de vie à domicile existant dans votre région, ainsi qu'à avoir une idée de ce que votre communauté offre sur ce plan. En outre, de nombreuses structures de soins de fin de vie ont besoin de bénévoles attentionnés et accueilleraient chaleureusement votre main secourable. Aux Etats-Unis, les personnes intéressées par le bénévolat dans un établissement d'accompagnement en fin de vie, mais qui ignorent les structures existant dans leur région, peuvent consulter le site internet de la Hospice Foundation of America à l'adresse suivante : http://www.hospicefoundation.org/hospiceInfo/volunteer.asp

**Finalement…**

J'ai défendu l'idée selon laquelle la confrontation à notre mortalité peut nous permettre de donner davantage de sens à notre vie. Un autre point sur lequel je souhaite insister est que les « baby-boomers » doivent consacrer les années qui leur restent à résister à deux stéréotypes que l'on a communément à notre sujet : 1) que nous sommes individualistes et égoïstes ; 2) que la vieillesse et la retraite constituent un déclin inévitable, qui mène à l'arrêt du travail, à une incapacité croissante, à une détérioration des réseaux sociaux et à une descente vers l'oubli. Nous pouvons contrer ces deux stéréotypes en restant engagés dans la communauté et en nous consacrant aux autres – en particulier aux générations qui nous suivront. Même si vous n'êtes pas au mieux de votre forme, voici quelques pistes pour apporter votre contribution à la société :

- faites du bénévolat dans un établissement scolaire local ;
- prêtez main forte à la banque alimentaire locale (souvenez-vous que le mari d'Ann Davidson a fait du bénévolat dans une banque alimentaire locale, alors même qu'il souffrait de plus en plus des symptômes de la démence) ;
- donnez de votre temps à un dispensaire[4] de votre ville ;
- servez de guide ou de conseiller à une personne plus jeune ;
- aidez à entraîner une équipe sportive (dans les petites ligues) ;
- au moment de votre retraite, trouvez un travail à temps partiel qui vous permette d'interagir avec d'autres.

Cette liste n'est pas exhaustive. Je ne peux que vous exhorter à rester intégré à votre communauté. Ce que vous choisissez de faire est une question de goût personnel et de disponibilité. Quelle que soit la manière dont

### Un nombre de bénévoles en pleine expansion

Selon une étude récente menée par des chercheurs du Research Triangle Institute International[5], les 77 millions de « baby-boomers » comptent plus de bénévoles dans leurs rangs que n'importe quelle autre tranche d'âge. Cette étude, subventionnée par la Société pour le Service National et Communautaire (Corporation for National and Community Service), s'est basée sur les enquêtes démographiques réalisées entre 2002 et 2004 par le bureau des statistiques du travail et le bureau du recensement. Continuons de faire augmenter ce nombre !

vous choisissez d'investir votre temps et votre énergie, faites en sorte que vos actions ne revigorent pas que vous et votre esprit, mais aussi votre communauté.

## 2e SOMMET
## GARDER LA TÊTE DANS LES NUAGES : AVOIR DU PLAISIR À APPRENDRE TOUT AU LONG DE LA VIE

L'importance de l'apprentissage tout au long de la vie a été l'un des thèmes les plus récurrents de ce livre. L'apprentissage renforce notre réserve cognitive et nous protège de la stagnation intellectuelle. Les « baby-boomers » considèrent de plus en plus leur retraite comme une opportunité de réveil et de réinvention. Un nombre croissant d'étudiants dans la quarantaine, la cinquantaine et plus s'inscrivent à des cours – à la recherche d'un changement de carrière ou d'une promotion, mais aussi dans le but d'approfondir leurs connaissances pour s'enrichir personnellement. De manière assez compréhensible, de nombreux « baby-boomers » trouvent que l'idée de se retrouver sur un campus universitaire est un peu difficile à supporter. Il existe plusieurs programmes qui offrent des possibilités de formation continue en dehors des tours d'ivoire. OASIS (www.oasis.org) est une organisation à but non lucratif qui propose des cours peu onéreux dans tous les Etats-Unis aux personnes âgées de 50 ans et plus. De même, Elderhostel (www.elderhostel.org) est un programme qui propose à des personnes vieillissantes des programmes d'apprentissage et de voyages dans plus de cent pays.

Ces connaissances peuvent contribuer à votre édification personnelle, mais elles peuvent aussi être appliquées à votre communauté. Un MBA (« Master of Business Administration » ; diplôme d'études supérieures en gestion d'entreprise) ou un diplôme en gestion d'organisations à but non lucratif peut être utilisé pour rendre service à la communauté. Les capacités artistiques ou musicales que vous développez peuvent être utilisées pour aider de jeunes enfants à cultiver des habiletés ou des passe-temps qu'ils garderont toute leur vie. Un cours d'écriture créative peut déboucher sur l'écriture de poèmes, de récits ou de livres susceptibles d'inspirer d'autres personnes.

## 3e SOMMET CONSTRUIRE DES FONDATIONS SOLIDES GRÂCE À LA PRÉVENTION

La prévention est un autre thème fort de ce livre. Je vous ai encouragés à modérer vos espoirs quant à la découverte d'un « remède » qui guérirait du vieillissement cérébral et à œuvrer plutôt de manière à entretenir votre santé cognitive tout au long de votre vie. Mes conseils sont simples :

- Mangez bien.
- Faites de l'exercice.
- Assurez-vous que votre maison est exempte de plomb et d'autres toxines.
- Contribuez à améliorer la santé environnementale de votre communauté locale et de la communauté mondiale.
- Exposez votre esprit à des défis.
- Réduisez le stress.
- Restez fortement motivé.
- Protégez votre corps, et particulièrement votre tête, des blessures et des accidents.
- Maintenez vos réseaux sociaux.

Mais souvenez-vous aussi que la prévention c'est s'occuper des autres. S'intéresser aux problèmes de pauvreté et d'équité dans la communauté fait aussi partie de la prévention. Chaque montagne est une composante d'un massif plus vaste. Et tous les massifs montagneux sont enracinés dans la même terre.

### L'extension de la prévention

Un article paru dans le journal *Ageing Cell* a montré que plus votre statut social est bas, plus vous risquez de vieillir vite. Nous devons concentrer nos ressources pour non seulement prévenir notre propre vieillissement cérébral, mais aussi pour aider les membres les plus défavorisés de notre société à arrêter de fumer, à perdre du poids, à poursuivre leurs études, à améliorer la qualité de leur alimentation, tout particulièrement les femmes enceintes et les enfants dont les cerveaux sont si vulnérables.

## 4e SOMMET
## L'ACTIVISME AU XXIe SIÈCLE

Au fond d'eux-mêmes, les « baby-boomers » gardent une lueur d'activisme[6]. Bien que cette lueur ait décliné depuis les années soixante, quand nous avons fondé une famille et mené une carrière, les « baby-boomers » sont des géants endormis dont l'idéalisme pourrait ressurgir à l'heure de la retraite et faire la différence à tous les niveaux de la société. Les questions d'équité, d'égalité et d'environnement continueront d'être essentielles pour améliorer l'humanité. Il y aura toujours des guerres absurdes auxquelles s'opposer, des politiciens à tenir en échec, un environnement à protéger et des causes importantes à défendre. Allez dans le sens de vos convictions les plus fortes et souvenez-vous que les « baby-boomers » constituent dans de nombreux pays un bloc d'électeurs potentiellement puissant qui façonnera les contours de notre futur commun. Si vous avez besoin d'un encouragement supplémentaire, des études ont montré que l'engagement politique et le maintien d'un intérêt pour les événements du monde peuvent avoir un effet protecteur contre le déclin cognitif.

Dans le contexte de la maladie d'Alzheimer, je vous suggère d'encourager les politiciens de votre région à faire des questions liées au vieillissement (considéré comme un processus se déroulant tout au long de la vie) une priorité de leur agenda politique. Je vous ai déjà fait part de ma conviction selon laquelle l'argent destiné au vieillissement cérébral devrait être plus équitablement distribué entre la quête du Saint Graal, le « remède », et la recherche de notre humanité dans la « prise en charge globale et l'accompagnement ». J'espère que, après avoir lu ce livre, vous voyez maintenant en quoi il est nécessaire de repenser l'utilisation de nos ressources. Plus spécifiquement, des politiques du travail engagées aux niveaux fédéral et régional peuvent contribuer à accroître le nombre d'aidants se trouvant en première ligne. Les états doivent toucher les plus jeunes générations pour augmenter le nombre de travailleurs et de bénévoles dévoués. Nous pouvons créer des programmes d'apprentissage pour les jeunes dans les maisons de retraite et les établissements médico-sociaux, dans lesquels des élèves de l'enseignement secondaire (High School) souhaitant faire un apprentissage pratique dans un lieu de travail, conjointement à un enseignement en classe, auraient l'opportunité de se former, avec l'aide d'un conseiller, au sein d'une structure de prise en charge des aînés. De tels programmes pourraient conférer à des travailleurs prometteurs les habiletés et compétences nécessaires pour s'occuper du nombre croissant de personnes âgées dans notre société et leur fournir les connaissances, un aperçu du métier et l'expérience concrète dont ils auront besoin pour prendre soin de nous à l'avenir.

### Un récit de ma consultation

Une de mes patientes avait un fils avec lequel j'avais développé une relation professionnelle forte. Lorsque le temps est venu de placer sa mère dans un établissement médico-social, je lui ai donné ce conseil : assurez-vous de créer une bonne relation initiale avec le personnel soignant de l'établissement. Ce sont des êtres humains comme tout le monde et plus vous aurez une bonne relation avec eux, plus ils fourniront de bons soins à la personne qui vous est chère. Je lui ai aussi dit de rester en contact avec moi après l'admission de sa mère dans l'établissement médico-social, même si ce dernier avait son propre médecin. En maintenant un lien entre le médecin traitant et le médecin de l'institution, vous leur permettez d'échanger leurs informations sur la personne que vous aimez. Cette communication peut aussi permettre à votre proche de bénéficier d'une attention qu'elle n'aurait peut-être pas reçue sinon.

Je voudrais aussi vous conseiller vivement d'envoyer des courriels (« e-mails ») aux dirigeants de votre section locale de l'Association Alzheimer et de leur dire que l'argent collecté pour la maladie d'Alzheimer devrait être investi dans la prise en charge globale et la prévention et pas seulement dans la course à un remède qui pourrait ne jamais être disponible. Investir dans la prise en charge globale, cela veut dire créer dans notre communauté une infrastructure compatissante et susceptible de durer plusieurs générations. Investir dans la prévention, cela veut dire qu'un nombre plus important d'entre nous pourra vieillir avec un esprit plus clair. Cela signifie aussi protéger les enfants et garantir un bon départ à leur développement.

Outre la prise en charge globale et la prévention, nous devons, en tant que société, réfléchir profondément aux communautés du futur, qui émergeront pour prendre soin de nos aînés. De nouveaux modes de vie – tels que des coopératives d'habitations pour les personnes âgées, des espaces de vie intergénérationnels, des résidences avec assistance dans la vie quotidienne, respectueuses de l'environnement et qui favorisent la stimulation cognitive et l'intégration dans la communauté – doivent être à la pointe de notre imagination collective. Je ne suis pas sûr que nous souhaitions ou puissions offrir beaucoup plus de soins institutionnels aux personnes âgées fragiles. Si nous arrivons à briser les barrières entre les personnes souffrant d'affections démentielles et celles qui sont en bonne santé, entre les jeunes et les âgés, peut-être que nous pourrons créer des modes de vie dans lesquels les gens s'entraident, en faisant fi des clivages cognitifs ou liés à l'âge.

Des habitats groupés[7], appuyés par de meilleures conceptions architecturales et environnementales, pourraient permettre à des groupes de personnes serviables et s'aidant mutuellement de mieux vivre en dépit des difficultés et de prospérer, grâce à des accords de coopération. En tant qu'espèce humaine, nous entrons dans une période difficile. Mais les humains sont les êtres les plus adaptables de la planète et j'espère que nous pourrons nous élever à la hauteur des défis du XXIe siècle.

## 5e SOMMET
## DÉVELOPPER LES TECHNOLOGIES DE L'INFORMATION PARMI LES PERSONNES ÂGÉES

Le monde devient de plus en plus dépendant des technologies de l'information. Bien que ce soit un lieu commun, si nous ne faisons pas un modeste effort pour nous moderniser, nous ne serons rapidement plus dans l'air du temps. Mettez-vous dès lors au défi de vous tenir au courant de la technologie et d'acquérir au moins le minimum de connaissances nécessaires pour savoir utiliser un ordinateur. L'Internet est un phénomène social vraiment étonnant et il continuera d'enrichir nos vies si nous continuons de grandir avec lui. Ne restez pas à la traîne !

Si vous voulez prendre des leçons sur la manière d'utiliser Internet, les organismes communautaires pour les aînés vous aideront à trouver des cours dans votre région. Il s'agit d'une manière profitable d'investir votre temps. Outre les bénéfices cognitifs conférés par la recherche et la prise d'informations, l'Internet peut constituer un terrain d'entente à partir duquel nous, qui vieillissons, pouvons nous grouper pour redéfinir la vieillesse au XXIe siècle, sans parler de changer l'histoire de la maladie d'Alzheimer. Lorsqu'ils disposent d'une mobilité de base à haut débit sur Internet, les patients et les aidants peuvent non seulement avoir à portée de main un nombre illimité d'informations, mais ils peuvent aussi accéder à quantité de récits racontés par des personnes qui ont eu à faire face à des situations similaires à ce qu'ils vivent. Dans les communautés en ligne qui existent actuellement, les personnes partagent des techniques pour gérer les visites au cabinet médical, des conseils sur le choix d'un médecin et leurs expériences avec des médicaments ou des traitements alternatifs. Les communautés internet peuvent créer une camaraderie et contrecarrer les sentiments de solitude et de désespoir qui touchent souvent les personnes âgées dans notre société, particulièrement celles dont le conjoint est décédé ou qui vivent séparées de leur famille.

Nous n'avons jamais eu auparavant la capacité de former des réseaux avec les autres comme nous pouvons le faire maintenant, avec des milliards de confidents potentiels juste à portée d'un clic de souris. L'Internet peut être un formidable allié pour mener à un futur post-Alzheimer : un futur dans lequel les personnes âgées et leurs soignants ressentiront l'empathie et la présence constantes de celles et ceux qui connaissent les réalités du vieillissement et des pertes de mémoire ; un futur dans lequel l'information relative au vieillissement cérébral est aisément accessible ; un futur dans lequel une multitude d'histoires sur le vieillissement cérébral se propagent, à la place du vieux mythe stigmatisant et biologiquement réductionniste de la maladie d'Alzheimer. Nous devons nous mettre au défi d'apprendre à naviguer dans le cyberespace.

### RACONTEZ-NOUS VOTRE HISTOIRE

Nous avons lancé un site internet, http://www.themythofalzheimers.org et nous vous invitons à le visiter, à rejoindre notre communauté en ligne et à partager votre histoire avec nous. Comme mon ami Harry Cayton l'a écrit : « Si nous pouvons ne pas oublier de reconnaître la complexité et la multiplicité des récits de la démence, ainsi que des histoires des vies individuelles qui les ont fabriquées, nous pouvons amoindrir la tyrannie de la démence. »

La responsabilité de se moderniser pour rester en phase avec la technologie n'incombe pas qu'à vous. J'incite vivement les compagnies pharmaceutiques et l'industrie des soins de santé en général à enrichir leurs modèles commerciaux en se diversifiant dans le domaine des technologies de l'information. La commercialisation de produits apportant clairement des bénéfices au consommateur s'avérera à terme être un projet commercial plus efficace que de continuer de produire des pilules n'apportant que de très modestes bienfaits. Bien qu'un livre distinct puisse être écrit sur ces produits potentiels, je propose ci-dessous quelques domaines qu'il serait intéressant de développer :

## Des ordinateurs en tant que soignants

Bien que cela puisse initialement évoquer les robots domestiques des Jetsons[8], l'idée de programmer des ordinateurs pour offrir une assistance de soins n'est pas si farfelue qu'il y paraît. En effet, il nous incombe d'envisager un avenir dans lequel les agendas électroniques, les ordinateurs et les maisons intelligentes pourraient être perfectionnés et réaménagés de manière à être mieux adaptés aux personnes souffrant de démences, afin de répondre à leurs besoins personnels, de leur apporter une compagnie et de protéger leur fragilité physique et mentale.

Par exemple, les télévisions sont omniprésentes dans la plupart des résidences pour personnes âgées et établissements médico-sociaux. Si nous remplacions les télévisions par des écrans d'ordinateurs interactifs, un nouvel univers de programmation à visée thérapeutique s'ouvrirait. Au lieu de rester assis à ne rien faire, comme c'est si souvent le cas dans les établissements médico-sociaux, les personnes âgées pourraient au contraire être impliquées dans ce qu'elles sont en train de regarder – « utilisant » activement leur esprit au lieu de le « perdre » passivement. La programmation interactive pourrait marquer le début d'une ère nouvelle de soins, stimulants sur le plan cognitif et centrés sur la personne, et partiellement fournis par le biais de la technologie électronique.

De plus, comme on le fait à Oslo dans l'établissement médico-social où vit Arne Naess, les établissements du futur pourraient recourir à des caméras vidéo et à des GPS pour suivre les mouvements de leurs patients et les surveiller s'ils s'égarent ou s'ils chutent. Les agendas électroniques peuvent contenir des fichiers musicaux, photographiques ou vidéographiques individualisés qui peuvent être utilisés pour stimuler ou apaiser des personnes avec troubles mnésiques lorsque le besoin s'en fait sentir. L'intégration de la technologie à nos soins aux aînés représente une entreprise de plus en plus réalisable. Lorsque la génération du baby-boom rencontrera des problèmes de mémoire, elle sera déjà plus familiarisée avec les ordinateurs et appréciera le potentiel dont ils disposent pour améliorer les fonctions cognitives et les contacts avec d'autres personnes.

## Une chaîne de télévision pour les aînés

Voici quelques années, la chaîne télévisée Fox m'a envoyé l'épisode pilote d'une nouvelle série de télé-réalité qu'elle était en train de développer et qui s'intitulait *Senior Moments*. Comme la plupart des personnages principaux – résidents dans une maison de retraite californienne – étaient d'anciens acteurs, l'émission était assez spectaculaire, avec des individus cabotins, impliqués dans des intrigues secondaires élaborées, jouant d'interminables échanges de vannes et coups tordus, ainsi que d'occasionnelles tragédies. Au cours de l'épisode pilote, on diagnostiquait une maladie d'Alzheimer chez l'un des résidents, mais son groupe d'amis l'aidait à résister à l'étiquette.

Bien que, à ma connaissance, cette série n'ait jamais vu le jour, son existence démontre que nos chaînes de télédiffusion commencent à penser différemment le vieillissement et sa place dans la culture dominante. La télévision est un des moyens de communication de masse les plus importants de notre pays. Nous avons à l'heure actuelle des chaînes télévisées pour tout ce qu'il est possible d'imaginer : golf, grands événements sportifs, procès, musique pop, enfants, actualités, cuisine, histoire, réparations à la maison… Il est dès lors étrange qu'aucune chaîne n'ait pris pour thème le vieillissement réussi tout au long de la vie.

Il est évident que la télévision est un commerce, une entreprise privée à l'œuvre dans une société démocratique gouvernée par les demandes du grand public, et il est plus évident encore que les annonceurs publicitaires s'intéressent particulièrement à la tranche de population convoitée des dix-huit à quarante-neuf ans, parce qu'elle constitue le groupe de consommateurs le plus important. Mais depuis que la Commission Fédérale des Communications (Federal Communication Commission) attribue les concessions aux stations pour qu'elles émettent selon « l'intérêt, la convenance et les besoins[9] » de la communauté, il est assez étrange de constater qu'une chaîne consacrée au vieillissement réussi (sans parler d'une série telle que *Senior Moments*) n'ait pas encore émergé.

Si ce sont effectivement les pressions économiques qui dictent le contenu de nos chaînes de télévision, alors il n'est pas saugrenu de penser que la situation démographique de notre pays, au vieillissement rapide, donnera un élan à une programmation qui se concentre sur ce que cela signifie de vieillir et d'être vieux. Une telle chaîne pourrait jouer un rôle très utile dans la vie des gens, les aidant à faire face aux défis de la vieillesse et à développer des stratégies pour bien vieillir tout au long de l'existence. Des enquêtes d'opinion montrent que les personnes n'aiment pas se considérer comme vieilles, mais si nous continuons de développer le concept selon lequel le vieillissement est une activité de toute une vie, dynamique et offrant de multiples possibilités de se transformer, une telle chaîne aurait sûrement un plus grand attrait. Elle pourrait contribuer à inciter à une réflexion culturelle plus large sur le vieillissement, la mort et le processus qui y mène, et servir de source d'inspiration et de soutien pour nos aînés. Je mets nos réseaux de télédiffusion au défi d'adapter leurs programmes afin de refléter la population vieillissante des « baby-boomers » et de répondre aux besoins réels du public.

## LE DERNIER SOMMET

Dans ce livre, mon coauteur et moi-même avons souligné l'importance d'un changement de mentalité concernant ce que nous appelons actuellement la maladie d'Alzheimer. Le mythe actuel restreint nos pensées, nos actions, nos comportements et emplit nos vies d'une anxiété et d'une terreur inutiles. Mais le concept de vieillissement évolue et, avec lui, nos attitudes concernant le fait de vieillir. Le fait de redéfinir la maladie d'Alzheimer en tant que vieillissement cérébral, et ainsi de modifier fondamentalement l'histoire que nous racontons au sujet de la perte cognitive, peut avoir une influence profonde sur nous, sur ceux que nous aimons, sur nos communautés, sur la politique de notre gouvernement et sur nos relations sociales. En nous plaçant nous-mêmes sur le continuum du vieillissement cérébral et en considérant ce processus comme l'entreprise de toute une vie plutôt que comme une « maladie » de fin de vie, nous découvrirons une forme de solidarité avec tous les membres vulnérables de notre société – de nos enfants à nos aînés. Cette solidarité pourra apporter un élan éthique à la protection de nos frères humains contre les facteurs complexes, environnementaux et sociaux, qui contribuent au vieillissement cérébral, tout en étendant notre compassion aux personnes qui se trouvent aux dernières étapes de la sénescence. Ce faisant, nous développerons un sens accru de la responsabilité envers les générations futures et notre planète – une sagesse collective qui nourrira notre développement en tant qu'espèce.

Une partie de cette responsabilité nous obligera à agir et à penser localement (« Que puis-je faire pour ma communauté et pour moi ? ») et plus largement (« Comment l'ensemble de nos comportements doivent-ils changer à une plus grande échelle ? »). Nous devons accepter les limites de la science dans la guérison du vieillissement cérébral et nous demander s'il est bien prudent d'investir nos ressources dans la poursuite de cette chimère. Nous devons aussi nous interroger sur le pouvoir excessif qu'a sur nous l'industrie pharmaceutique et sur le gaspillage énorme qui existe dans nos systèmes de santé publique et dans notre gouvernement qui dépense des milliards de dollars pour des campagnes militaires et relativement peu pour la santé publique.

Parmi tous nos changements d'attitude et de comportement, nous devons nous souvenir que la souffrance et la mort sont inévitables. Notre défi n'est pas de nier ces aspects de la vie, mais de réfléchir en profondeur à la manière dont nous devrions établir des priorités, compte tenu de nos ressources limitées, face aux épreuves auxquelles nous devons faire face. Réfléchir à la maladie d'Alzheimer est un exercice qui peut mener à une plus grande sagesse. Lorsque nous intégrerons le caractère universel du vieillissement cognitif et du déclin inévitable de certaines capacités, nous entrerons en contact avec les aspects les plus profonds de ce que cela signifie d'être humain.

Les « baby-boomers » ont changé le monde dans les années 1960 ; maintenant, alors que nous vieillissons au XXI^e^ siècle, changeons la manière dont nous abordons le vieillissement cérébral et les soins aux personnes vieillissantes – à savoir tout le monde. Je nous souhaite vraiment de réussir notre périple.

# Annexes

# REMERCIEMENTS

Nous sommes d'abord et avant tout reconnaissants à ces êtres humains qui s'élèvent au-dessus de leurs propres besoins pour prendre soin des autres. En tant que praticiens de la santé et universitaires impliqués dans la santé humaine, nous exprimons notre respect à celles et ceux qui célèbrent le pouvoir de l'étude et appliquent les valeurs de l'empathie et du soin, en reconnaissant ainsi leur contribution à la qualité de vie.

Aux professeurs et collaborateurs de notre périple universitaire, nous exprimons nos remerciements en intégrant leurs idées et leur influence dans notre vie et dans ce livre. Tout en reconnaissant que notre message donne matière à controverse, nous apprécions leur réceptivité, qui nous a permis de développer ces oppositions de point de vue, en pensée et en action, tout en étant en relation avec eux. A celles et ceux qui résistent à nos idées, nous reconnaissons l'importance du débat et des échanges de vue ainsi que leur contribution à la discussion. A celles et ceux qui ont apporté un soutien financier à nos carrières et à ce projet, nous n'aurions littéralement pas pu les réaliser sans eux. A celles et ceux qui ont effectivement contribué à ce livre en effectuant des recherches, en éditant nos mots ou en nous fournissant des illustrations, nous disons également merci. Ce livre est une entreprise accomplie en collaboration, dans toute la profondeur du terme.

Peter voudrait remercier tous les mentors qui l'ont accompagné au fil des ans, depuis ses « jobs » à Johns Hopkins alors qu'il était encore au lycée, puis à Brown University, et ensuite lors de sa formation médicale, doctorale et post-doctorale à Hopkins et à Boston – avec une mention particulière à l'engagement de Charles Southwick en faveur de l'environnement et à celui de Jerry Frank en faveur de la santé mentale. A celles et ceux dont il a été le « patron », y compris les personnes du Centre Alzheimer (maintenant Centre Universitaire de la Mémoire et du Vieillissement, « University Memory and Aging Center ») et des Etudes

Intégratives (« Integrative Studies »), il exprime sa reconnaissance pour leur flexibilité et leur tolérance à l'égard de son niveau d'énergie et de ses voyages. A l'échelon national, il a eu le plaisir de se faire beaucoup d'amis parmi celles et ceux qui essaient de comprendre et d'aider les personnes souffrant de démences associées à l'âge. Il a aussi eu la chance d'avoir de nombreux amis et collaborateurs au sein de la communauté internationale. Au premier rang de ceux-ci, Martin Rossor et Akira Homma, qui au fil des ans l'ont aussi accueilli pour des séjours sabbatiques. Sid Katz, un gériatre, spécialiste de la qualité de vie et Van Rensselaer Potter, l'inventeur de la bioéthique, méritent une mention spéciale en tant qu'aînés empreints de sagesse. Oliver Sacks, Rachel Remen et Rita Charon sont des exemples stimulants de personnes appréciant le pouvoir des récits, dans toute son étendue. Cathy Greenblat, Ed Kashi et Julie Winocur ont stimulé l'œil photographique de Peter. Anne Basting l'a aidé à se déplacer plus efficacement sur scène. Rick Moody a fait en sorte qu'il modère ses critiques à l'encontre de la science, tout en le laissant garder la tête dans les étoiles. Il exprime sa gratitude à nombre d'intellectuels plus jeunes rencontrés au fil des ans et notamment, pour ne citer que les plus récents d'entre eux, Jesse Ballenger, Jason Karlawish, Susie Sami, Danny George, Iahn Gonsenhauser, Heather Lindstrom et d'autres qui lui ont fourni des occasions de les conseiller alors que leur carrière se développait. Il est profondément reconnaissant au personnel infirmier et aux assistants sociaux du Centre de Santé des Aînés au Centre Médical Universitaire de Case (University Hospital Case Medical Center ElderHealth Center) de l'avoir guidé pour tenter de fournir de meilleurs soins aux aînés. Marian Patterson lui a régulièrement donné des conseils sur le plan neuropsychologique et personnel. Certains membres du corps enseignant se distinguent par leur constante volonté de rendre le travail universitaire agréable, notamment Woody Gaines et Eric Junegst, qui faisaient partie du groupe de planification (à défaut d'écriture) de notre projet de livre du « Limbo Café », pendant un congé sabbatique. Peter souhaite aussi remercier Stephen Post pour lui avoir transmis de différentes façons les valeurs de l'humilité et de l'altruisme. Bon nombre de coordinateurs de programmes, dont, le plus récemment, Julia Rajcan, lui ont apporté une aide efficace et ont toléré son style de vie actif. Il souhaite également mentionner les dizaines d'étudiants en comportement organisationnel ainsi que les élèves plus jeunes de l'école intergénérationnelle. Ils sont à la fois l'énergie et l'inspiration qui poussent à vouloir changer le monde.

Il voudrait également remercier ses parents, Dennis et Joan Whitehouse, pour leur engagement envers leur famille et leur souci de bien vivre leur vie. L'intérêt de son père pour les difficultés cérébrales et comportementales des enfants a inspiré son propre développement intellectuel, tout comme l'a fait le travail de sa mère auprès des enfants, en tant qu'éducatrice et en tant que mère. Ses frères et sœur, Michael, Heather et Richard, ont toujours soutenu ses travaux. Ses propres enfants prennent le travail pour un avenir meilleur comme un plaisir et une nécessité. Erin, infirmière, Meghan, pédiatre, et Kirsten, institutrice, avancent bien dans la vie et contribuent à ce qu'il souhaite transmettre. Et, bien sûr, l'autre dans le « nous », c'est sa femme, Cathy. En tant que psychologue et éducatrice, elle a été une collègue et une collaboratrice. En tant que personne qui change le monde par son activité d'enseignante auprès des enfants des cités, elle est son guide. Son amour et son soutien ont rendu la vie possible, pour ne pas dire infiniment riche.

Danny George voudrait exprimer sa plus profonde gratitude envers ses parents, Debra Rex et George George, et sa sœur, Emily George, pour leur soutien constant et leurs encouragements (sans parler de leur attique) ; il souhaite aussi exprimer ses remerciements à Sylvia Krinsky, Robert Molnar et Sarah Cofta pour leur aide dans le travail d'édition, ainsi qu'à Karen Bensing pour l'aide apportée au recueil des documents bibliographiques. Sa gratitude va aussi à ses anciens professeurs de l'Université de Wooster, en particulier le Dr Thomas Tierney, ainsi qu'à ses professeurs actuels à l'Université d'Oxford, Elisabeth Hsu, Stanley Ulijaszek et Sarah Harper, qui l'ont constamment guidé durant ses études universitaires, ainsi qu'à Peter Whitehouse, qui est à la fois un mentor et un ami. Merci également à Andrew Porter, à Darryl Wilkinson, à Simon D'Alton et à Sarah Bennett pour leur amitié, leurs judicieux conseils et leurs encouragements autour d'un repas ou d'une tasse de thé chez Warnock, à ses collègues du « Cinq heures et quart » pour leur soutien et les moments de détente qu'ils ont permis par leur drôlerie, à Frauke Fechner et à Anna-Lena Scholz pour leur aide à la prononciation allemande et à tous nos amis et collègues des Etudes Intégratives qui l'ont tant soutenu.

Et finalement, nous voudrions remercier notre agente, Gail Ross, et son collègue Howard Yoon, pour nous avoir fait découvrir le monde de l'édition, ainsi qu'à Sheila Curry Oakes et Diane Reverand de St. Martin's Press pour leur attachement à nos idées et leurs sages conseils éditoriaux.

# ANNEXES PRATIQUES

Pour trouver des sections locales de l'Association Alzheimer ou d'associations similaires existant dans les pays francophones :

**En Belgique**

**La ligue Alzheimer**

- Page web : http://www.alzheimer.be/pages/activ/groupesEntraide/intro.php
- Téléphone : 0800.15.225 (numéro gratuit)

**Alzheimer Belgique**

- Page web : http://www.alzheimerbelgique.be/
- Téléphone : 02/428.28.19 (24h/24 et 7j/7)

**En France**

**France Alzheimer et maladies apparentées**

- Page web : http://www.francealzheimer.org/pages/association/union-associations.php
- Téléphone : 0 811 112 112 (coût d'un appel local)

**Au Liban**

**Alzheimer's Association Lebanon**

- Page web : http://alzlebanon.org/new2/index.php
- Téléphone : 00961 1 339606

**Au Luxembourg**

**Association Luxembourg Alzheimer**

- Page web : http://www.alzheimer.lu (groupes d'entraide en allemand)
- Téléphone : 26 432 432 (24h/24)

**Au Maroc**

**Maroc Alzheimer**

- Page web : http://www.marocalzheimer.org/index.html
- Téléphone : à Agadir : 028 82 69 60 ; à Casablanca : 075 39 90 35

**En Suisse**

**Association Alzheimer Suisse**

- Page web : http://www.alz.ch/f/html/alz+12.html
- Téléphone : 024 426 06 06

**En Tunisie**

**Alzheimer Tunisie**

- Page web : http://www.alzheimertunisie.com/
- Téléphone : 216 98 61 39 76

**Au Québec**

**Fédération québécoise des Associations Alzheimer**

- Page web : http://www.alzheimerquebec.ca/indexFr.asp?numero=99
- Téléphone : 1-888-MÉMOIRE (numéro gratuit)

Signalons encore le site de la Fondation belge Roi Baudouin http://www.kbs-frb.be, qui permet de télécharger des documents de synthèse très pertinents, notamment sur de nouvelles approches dans le traitement des affections démentielles et sur la stigmatisation liée aux termes qualifiant le vieillissement cérébral.

# NOTES

## Avant-propos des auteurs

1. Le terme d'imagination morale (« moral imagination » en anglais), de plus en plus utilisé dans la littérature consacrée aux questions éthiques, fait référence à la capacité d'imaginer diverses possibilités d'action dans une situation donnée et d'envisager les bénéfices et dommages potentiels pouvant découler de l'action choisie. (N.D.T.).

## Préface des auteurs

1. Turner, M. (1996). *The literary mind* (p. 5). Oxford : Oxford Press.
2. Ferri, C.P., *et al.* (2005). Global prevalence of dementia : a Delphi consensus study. *Lancet, 366,* 2112-2117.
3. Il existe une littérature, jouissant d'une certaine popularité dans le domaine de la maladie d'Alzheimer, qui défend l'idée qu'une personne avec maladie d'Alzheimer s'écarte de la norme selon des « stades » assez prévisibles. Voir Reisberg, B., *et al.* (1984). Functional Staging of Dementia of the Alzheimer Type. *Annals of the New York Academy of Sciences, 435*, 481-483. Reisberg, B., *et al.* (1989). The stage specific temporal course of Alzheimer's disease : functional and behavioral concomitants based upon cross-sectional and longitudinal observation. In K. Iqbal, H.M. Wisniewski, & B. Winblad (Eds.), *Alzheimer's disease and related disorders* (pp. 23-41). New York : Liss.
4. Caplan, A., McCartney, J, & Sisti, D. (2004). *Health, disease, and illness : concepts in medicine*. Washington DC : Georgetown University Press. (Voir le chapitre 4.)

5. Mathématicien, philosophe, homme politique et moraliste britannique (1872-1970). (N.D.T.)

## INTRODUCTION :
## RÉVÉLER LE MYTHE DE LA MALADIE D'ALZHEIMER

1. Lévi-Strauss, C. (1978). *Myth and meaning : cracking the code of culture*. New York : Schoken Books (en français : « Mythe et Signification », paru Seuil en 2009. (N.D.T.)
2. « Key opinion leader » en version originale. (N.D.T.)
3. Kitwood, T. (1997). *Dementia reconsidered : the person comes first*. Philadelphia : Open University Press. Tom Kitwood est un psychologue britannique qui a beaucoup contribué au développement d'une approche centrée sur la personne dans les soins aux patients souffrant d'affections démentielles. (N.D.T.)
4. Voir au chapitre 9. (N.D.T.)
5. Fulford, R. (1999). *The triumph of narrative : storytelling in the age of mass culture*. Toronto : Anansi.
6. Annas, G. (1995). Reframing the debate on health care reform by replacing our metaphors. *New England Journal of Medicine, 332*, 745-748.
7. Le terme original de « caring » sera traduit par « prise en charge globale » pour faire référence à « une démarche soignante globale qui favorise le développement de la personne, en prenant en compte les dimensions physique, psychologique, sociale, culturelle et spirituelle ». Le « caring » est un concept qui a été proposé en 1979, aux Etats-Unis, par une professeure en soins infirmiers, Jean Watson, pour représenter une démarche de soins humaniste favorisant un ensemble de facteurs dits « *carative* » par opposition à « *curative* », à savoir le développement ou le maintien de la santé, ou alors une mort paisible. (N.D.T.)
8. L'expression originale de l'auteur joue sur la consonance des mots « from womb to tomb », littéralement « de l'utérus (maternel) à la tombe ». (N.D.T.)
9. Bahro, M., Silber, E., & Sunderland, T. (1995). How do patients with Alzheimer's disease cope with their illness ? A clinical experience report. *Journal of the American Geriatrics Society*, *43*, 41-46.
10. Aux Etats-Unis, on parle respectivement d'« assisted-living care » et d'« hospice care » pour faire référence à ces services. (N.D.T.)

11. Martin, E. (1987). *The woman in the body* (p. 203). Boston : Beacon.

## Chapitre 1 :
## Une voie d'entrée vers l'avenir de la vieillesse

1. La lettre écarlate, par analogie avec un roman éponyme de Nathaniel Hawthorne, évoque le sceau de l'infamie frappant la femme adultère de l'Amérique puritaine à l'époque coloniale. (N.D.T.)
2. Sabat, S.R. (2002). Epistemological issues in the study of insight in people with Alzheimer's disease. *Dementia, 1*, 279-293.
3. Kitwood, T. (1997). *Dementia reconsidered : the person comes first.* Philadelphia : Open University Press.
4. Kolata, G. (2006, 5 octobre). Old but not frail : A matter of heart and head. *New York Times,* section A, p. 1.
5. Kitwood, T., *op. cit.* (p. 3).
6. Gollaher, D.L. (1994). From ritual to science : the medical transformation of circumcision in America. *Journal of Social History, 28,* 5-36.
7. *de-* privatif et *mens* « esprit, intelligence ». (N.D.T.)
8. Katzman, R., & Bick, K. (2000). *Alzheimer's disease : the changing view* (p. 195). San Diego : Academic Press. Fox, P.J. (1986). Alzheimer's disease : An historical overview. *American Journal of Alzheimer's care, Fall,* p. 18.
9. Franzen, E. (2001, 10 septembre). My father's brain. *The New Yorker,* p. 85.
10. National Football League, aux Etats-Unis, première ligue de football américain. (N.D.T.)
11. Fuchs, E. (2005). *Making an exit : A mother-daughter drama with Alzheimer's, Machine tools, and Laughter*. New York : Henry Holt and Company (en français, « Quitter la scène », ouvrage non traduit). (N.D.T.)
12. Levine, J. (2004). *Do you remember me ? A father, a daughter, and a search for the Self.* New York : Free Press (en français, « Te rappelles-tu de moi ? », ouvrage non traduit). (N.D.T.)
13. « Maladie d'Alzheimer : une histoire d'amour », ouvrage non traduit. (N.D.T.)

14. Davidson, A. (2006). *A curious kind of widow* (p. 19). McKinleyville, CA : Daniel & Daniel Publishers (en français, « Une drôle de veuve », ouvrage non traduit). (N.D.T.)
15. Griffin, G., Fuhrer, R., Stansfeld, S.A., & Marmot, M.G. (2002). The importance of low control at work and home on depression and anxiety : do these effects vary by gender and social class ? *Social Science and Medicine, 54*, 783-798.
16. Midgley, M. (2001). *Science and Poetry* (p. 120). London : Routledge.
17. Le mouvement des Humanités Médicales vise à appréhender la santé et les soins médicaux de manière interdisciplinaire : littéraire, philosophique, éthique, sociale, biologique, artistique, etc. (N.D.T.)
18. Lorsqu'il évoque les Américains, l'auteur fait référence à la population des Etats-Unis. (N.D.T.)
19. Alzheimer's Association. Accédé le 12 octobre 2006 à partir de http://www.alz.org/AboutAD/statistics.asp.
20. Valliant, G., & Mukamal, K. (2001). Successful Aging. *American Journal of Psychiatry, 158,* 839.
21. Ferri, C.P., *et al.* (2005). Global prevalence of dementia : a Delphi consensus study. *Lancet, 366,* 2112-2117.
22. Les « charter schools » sont des écoles non confessionnelles se développant depuis 1991 à large échelle aux Etats-Unis ; elles sont créées à l'initiative de parents, d'enseignants ou de membres d'une communauté dans le but de développer une pédagogie propre et qui, sous certaines réserves et limitations propres à chaque état (p. ex., accepter autant d'enfants qu'il y a de places disponibles, ne pas faire de prosélytisme religieux...), reçoivent des subsides publics en étant libérées d'un grand nombre de règles qui s'appliquent aux écoles publiques traditionnelles, y compris celle de suivre le programme officiel. (N.D.T.)
23. Rattan, S. (2005). Anti-ageing strategies : prevention of therapy ? *Science and Society, EMBO reports, 16,* S25.
24. Animatrice du plus grand talk-show télévisé des Etats-Unis. (N.D.T.)
25. Cayton, H. (2004). Telling stories : choices and challenges on the journey of dementia. *Dementia, 3*, 9-17.
26. MacIntyre, A. (1981). *After virtue : a study in moral theory.* South Bend, Indiana : University of Notre Dame Press.
27. Goffman, E. (1963). *Management of spoiled identity.* New York : Prentice-Hall.

28. Waxler, N.E. (1979). Is outcome for schizophrenia better in nonindustrial societies ? The case of Sri Lanka. *Journal of Nervous and Mental Disease, 167*, 144-158.
29. La méthode Coué, en quelque sorte. (N.D.T.)

## Chapitre 2 : Le B.A.BA de la maladie d'Alzheimer : apprivoiser l'histoire scientifique de la maladie d'Alzheimer

1. Cayton, H. (2004). Telling stories : choices and challenges on the journey of dementia. *Dementia, 3*, 9-17.
2. Winter, R. (1988). Fictional-critical writing. In J. Nias & S. Groundwater-Smooth (Eds.), *The enquiring teacher* (pp. 231-248). London : Falmer.
3. La Connaissance. (N.D.T.)
4. Maguire, E.A., *et al.* (2000). Navigation-related structural change in the hippocampi of taxi drivers. *Proceedings of the National Academy of Sciences of the United States of America, 97*, 4398-4403.
5. Davis Basting, A. (2009). *Forget memory : Creating better lives for people with dementia*. Baltimore : The Johns Hopkins University Press (en français, « Oublier la mémoire », ouvrage non traduit). (N.D.T.)
6. Assurance qui, aux Etats-Unis, prévoit de rembourser les différents coûts associés aux traitements nécessités par des maladies graves telles que le cancer, par exemple. (N.D.T.)
7. Boîtes cylindriques peu profondes, en verre ou en plastique, munies d'un couvercle et utilisées en laboratoire pour la culture de cellules ou de micro-organismes. (N.D.T.)
8. National Institute on Aging (2003). *Alzheimer's disease : unraveling the mystery*. (DHHS Publication No. ADM 02-3782). Washington DC : U.S. Government Printing Office.
9. Pour une réévaluation critique récente de l'hypothèse amyloïde, voir la revue de littérature de Hardy, J. (2009). The amyloid hypothesis for Alzheimer's disease : a critical reappraisal. *Journal of Neurohemistry, 110*, 1129-1134. (N.D.T.)
10. Lee, H.G., *et al.* (2006). Amyloid Beta : the alternate hypothesis. *Current Alzheimer's Research, 3*, 75-80. Rottkamp, C.A., Atwood, C.L., Joseph, J.A., Nunomora, A., Perry, G., & Smith, M.A. (2002).

The state versus amyloid-beta : the trial of the most wanted criminal in Alzheimer disease. *Peptides, 23*, 1333-1341. Koudinov, A.R. & Berezov, T.T. (2004). Alzheimer's amyloid-beta is an essential synaptic protein, not neurotoxic junk. *Acta Neurobiological Experimentalis, 64*, 71-79.

11. Lee, H.G., Casadesus, G., Zhu, X., Takeda, A., Perry, G., & Smith, M.A. (2004). Challenging the amyloid cascade hypothesis : senile plaques and amyloid-ß as protective adaptations to Alzheimer disease. *Annals of the New York Academy of Sciences, 1019*, 1-4.
12. Smith, M.A., Atwood, C.S., Joseph, J.A., & Perry, G. (2002). Predicting the failure of amyloid-beta vaccine. *Lancet, 359*, 1864-1865.
13. Knopman, D.S., *et al.* (2004). Neuropathology of cognitively normal elderly. *Journal of Neuropathology and Experimental Neurology, 62*, 1087-1095.
14. « Cette chambre est à toi » (N.D.T.)
15. Stein, M. (2004). *This Room is Yours* (pp. 75-76). New York : The Permanent Press.
16. Peterson, R., *et al.* (2005). Vitamin E and Donepezil for the Treatment of Mild Cognitive Impairment. *New England Journal of Medicine, 352*, 2379-2388.
17. Miller, E.R. III$^{rd}$, Pastor-Barriuso, R., Dalal, D., Riemersma, R.A., Appel, L.J., & Guallar, E. (2005). Meta-analysis : high-dosage vitamin E supplementation may increase all-cause mortality. *Annals of Internal Medicine, 142*, 37-46.
18. Singh, V.K, & Guthikinda, P. (1997). Circulating cytokines in AD. *Journal of Psychiatry, 31*, 657-660. Weaver, J.D., Huang, M.H., Albert, M., Harris, T., Rowe, J.W., & Seeman, T.E. (2002). Interleukin-6 and risk of cognitive decline : MacArthur Studies of Successful Aging. *Neurology, 59*, 371-378.
19. Mayeux, R., *et al.* (1995). Synergistic effects of traumatic head injury and apolipoprotein-E4 in patients with Alzheimer's disease. *Neurology, 45*, 555-557.
20. En français dans le texte. (N.D.T.)
21. Psychiatrie des personnes âgées. (N.D.T.)
22. Esiri, M., & Nagy, Z. (2002). Neuropathology. In R. Jacoby & C. Oppenheimer (Eds.), *Psychiatry in the Elderly*, 3$^{rd}$ edition (pp. 102-124). Oxford : Oxford University Press.
23. Essayiste et poète des Etats-Unis, 1803-1882. (N.D.T.)

## CHAPITRE 3 : L'INQUIÉTANT HÉRITAGE DU DOCTEUR ALOÏS ALZHEIMER ET D'AUGUSTE D.

1. Leroux, C. (1997, 22 juillet). The case of Auguste D. *Chicago Tribune*, p. E1.
2. Maurer, K., Volk, S., & Gerbaldo, H. (1997). Auguste D. and Alzheimer's disease. *Lancet, 349,* 1546-1549.
3. Maurer, K., & Maurer, U. (2003). *Alzheimer : the life of a physician & the career of a disease* (pp. 53-54). New York : Columbia University Press.
4. *Ibid.*, p. 19.
5. Le terme d'« imbécillité », en usage depuis la fin du XV^e siècle, était utilisé pour identifier des individus ayant une faiblesse intellectuelle, d'importance moindre que ceux étiquetés d'« idiots ». Ces termes ne sont actuellement plus utilisés – du moins en psychiatrie ou en psychologie. (N.D.T.)
6. Publication mensuelle de psychiatrie et de neurologie. Alzheimer, A. (1898). Neuere Arbeiten üder die Dementia senilis und die auf atheromatöser Gefässerkrankung basierenden Gehirnkrankheiten. *Monatsschrift für Psychiatrie und Neurologie, 3*, 101-115. (N.D.T.)
7. Perusini, G. (1909). Über klinisch und histologisch eigenartige psychische Erkrankungen des späteren Lebensalters. In F. Nissl & A. Alzheimer (Eds.), *Histologische und Histopathologische Arbeiten* (pp. 297-351). Jena : Verlag G. Fischer.
8. Région du Nord-Ouest de l'Allemagne, correspondant à peu près au Mecklembourg-Poméranie-Occidentale actuel. (N.D.T.)
9. Maurer et Maurer, *op. cit.* (pp. 115-116).
10. « *Über eine eigenartige Erkrankung der Hirnrinde* ». (N.D.T.)
11. Maurer et Maurer, *op. cit.* (p. 170).
12. Maurer et Maurer, *op. cit.* (p. 169).
13. « Revue générale de psychiatrie et de médecine psycho-légale », N.D.T.
14. Kraeplin, E. (1910). *Psychiatrie : ein Lehrbuch für Studierende und Ärtze*. Leipzig : Barth.
15. Maurer et Maurer, *op. cit.* (p. 281).

16. Whitehouse, P.J., Maurer, K., & Ballenger, J.F. (2000). *Concepts of Alzheimer's disease : biological, clinical and cultural perspectives* (p. 41). Baltimore : Johns Hopkins University Press.
17. Kuhn, T.S. (1962). *The Structure of Scientific Revolutions* (p. 75). Chicago : University of Chicago Press.
18. Berrios, G.E. (1990). Alzheimer's disease : a conceptual history. *International Journal of Geriatric Psychiatry, 5,* 355-365.
19. Schorer, C.E. (1985). Historical essay : Kraepelin's description of Alzheimer's disease. *International Journal of Aging and Human Development, 21*, 238.
20. Berrios, G.E. (1990). Alzheimer's disease : a conceptual history. *International Journal of Geriatric Psychiatry, 5,* 355-365.
21. Maurer et Maurer, *op. cit.* (p. 165 & p. 218).
22. Gay, P. (2006). *Freud : a life for our time* (p. 85). London : Little Books Ltd. Max Press.
23. Thomas, M., & Isaac, M. (1987). Alois Alzheimer : a memoir. *Trends in Neurosciences, 10,* 8.
24. Kuhn, T.S. (1962). *The structure of scientific revolutions* (p. 136). Chicago : University of Chicago Press.

## Chapitre 4 :

### La naissance de l'empire de la maladie d'Alzheimer

1. National Institute of Health, le plus grand organisme étatique subventionnant la recherche dans le milieu médical aux Etats-Unis. (N.D.T.)
2. Ballenger, J. (2006). *Self, senility, and Alzheimer's disease in modern America : a history*. Baltimore : The Johns Hopkins University Press.
3. *Ibid.*
4. *Ibid.* (p. 49).
5. U.S. Bureau of the Census (1970). *Statistical abstract of the United States* (91st ed.). Washington DC : U.S. Government Printing Office.
6. Ballenger, *op. cit.* (p. 446).
7. Fox, P. (1989). Rise of the Alzheimer's disease movement. *The Milbank Quarterly, 67*, 82.

8. Ballenger, J. (2006). The Stigmatization of Old Age in the U.S. In A. Leining & L. Cohen (Eds.), *Thinking About Dementia*. New Jersey : Rutgers University Press.

9. Fox, P., *op. cit.* (p. 89).

10. Sections de l'Association Alzheimer en lien avec les 50 états qui composent les Etats-Unis. (N.D.T.)

11. Le reiki est une méthode de soins, inspirée notamment du taoïsme chinois et du zen japonais, qui a pour but de soulager les souffrances, d'apporter un calme mental, une paix intérieure et un bien-être en général au moyen d'impositions des mains supposées canaliser et transmettre de l'énergie pour activer les processus naturels de guérison. (N.D.T.)

12. National Institute of Health (Institut National de la Santé). (N.D.T.)

13. Etat jouxtant la ville de Washington D.C. (N.D.T.)

14. Chronique d'aide et de conseils, répondant à des lettres de lecteurs exposant leurs problèmes personnels ; « Dear Abby », fondée en 1956, qui est l'une des plus célèbres d'entre elles, est publiée dans de nombreux journaux via de puissants réseaux de distribution. (N.D.T.)

15. Ballenger, J., *op. cit.*

16. *Ibid.* (p. 193).

17. Nichter, M. (1981). Idioms of distress : alternatives in the expression of psychosocial distress : a case study from Southern India. *Culture, Medicine, and Psychiatry, 5*, 379-408.

18. « *La journée de 36 heures* ». Ce livre a notamment été traduit en espagnol et en allemand, mais, à notre connaissance, pas en français. (N.D.T.)

19. Une banque de cerveaux est constituée de cerveaux collectés post-mortem chez des volontaires pour tenter de mieux comprendre les maladies du système nerveux, dans l'espoir de pouvoir les traiter, les guérir, voire même les prévenir. Le mandat d'une telle structure est de fournir à la communauté scientifique des échantillons de tissus cérébraux dont la qualité et la préservation sont optimales ; voir aussi la note 21 du chapitre 6. (N.D.T.)

20. Le poste est peut-être à risque, car la fille de Margaret Thatcher a récemment fait état de la maladie d'Alzheimer de sa mère. (N.D.T.)

21. S'il existe un certain consensus sur le fait que Maurice Ravel a développé une affection démentielle, d'autres étiologies sont plus communément évoquées, notamment l'aphasie progressive primaire ou la démence fronto-temporale. (N.D.T.)

22. L'équivalent du ministre des Affaires étrangères. (N.D.T.)
23. Environ 4,2 millions de francs suisses ou 2,8 millions d'euros. (N.D.T.)
24. Organisation privée qui propose à travers tous les Etats-Unis des lieux de vie aux personnes âgées, allant de structures orientées vers les loisirs et le confort pour des personnes autonomes à des structures avec un encadrement maximal et comprenant diverses formes d'adaptation du milieu ou de prise en charge pour des personnes avec maladie d'Alzheimer. (N.D.T.)
25. Yahoo ! (2004, 23 mars). « Sargent and Mark Shriver to present the first-ever Eunice and Sargent Shriver "profile in dignity award" ». Communiqué de presse.
26. www.alz.org.
27. www.alz.org/national/documents/safereturn-lawenforcement.pdf.
28. Newsweek special edition (2005, Summer). *Your health in the 21st Century*.
29. Khachaturian, Z. (1996). *Alzheimer's disease : Cause(s), diagnosis, treatment, an care*. New York : CRC-Taylor & Francis.
30. Khachaturian, Z. (1997). Plundered memories. *The Sciences, 37*, 21-25.
31. National Public Radio, la plus grande chaîne radiophonique non commerciale aux Etats-Unis. (N.D.T.)
32. En français dans le texte. (N.D.T.)
33. Traduit en français sous le titre « Alzheimer, le long crépuscule », Editions de l'Homme, 1990. (N.D.T.)
34. « Perdre l'esprit : une vision intime de la vie avec la maladie d'Alzheimer » ; ouvrage non traduit en français. (N.D.T.)
35. « La mort en marche lente : la descente de ma mère dans la maladie d'Alzheimer » ; ouvrage non traduit en français. (N.D.T.)
36. Kitwood, T. (1997). *Dementia reconsidered : the person comes first* (pp. 5-6). Philadelphia : Open University Press.
37. *Ibid*, p. 69.
38. Thomas Stearns Eliot (1888-1965). Poète, dramaturge et critique états-unien, naturalisé britannique, qui a obtenu le prix Nobel de littérature en 1948. (N.D.T.)
39. Prolifique auteur états-unien (1888-1968), qui a été l'un des promoteurs du socialisme aux Etats-Unis. (N.D.T.)

40. Histoire paraphrasée de Golub, E. (1994). *The Limits of Medicine : How Science Shapes Our Hope for the Cure*. Chicago : Chicago University Press.
41. Kitwood, T., *op. cit.*, p. 36.

## CHAPITRE 5 : EN ATTENDANT GODOT : LES TRAITEMENTS ANCIENS ET ACTUELS DE LA MALADIE D'ALZHEIMER

1. Jeu de mots : en anglais, maladie d'Alzheimer se dit Alzheimer's disease et s'abrège AD. (N.D.T.)
2. En français dans le texte. (N.D.T.)
3. Lock, M., Lloyd, S., & Prest, J. (2006). Genetics and Alzheimer's research. In A. Leibing & L. Cohen (Eds.), *Thinking About Dementia* (p. 129). New Jersey : Rutgers University Press.
4. Alzheimer's Association (2006). *Fact Sheet*, p.1.
5. Cette administration a notamment le mandat d'autoriser la commercialisation des médicaments sur le territoire des Etats-Unis d'Amérique. (N.D.T.)
6. A l'exception de la galantamine, commercialisée sous le nom de Reminyl, ces médicaments sont connus sous des noms identiques en France, en Belgique, en Suisse et au Québec. (N.D.T.)
7. Eisai (2006, 16 mars). *Eisai Reports Results from Latest Donepezil Study in Vascular Dementia*. Communiqué de presse No. 06-10 (sur les résultats de la dernière étude portant sur l'utilisation du donépézil dans la démence vasculaire), accédé le 19 décembre 2006 à partir de http://www.eisai.co.jp/enews/enews200609.html ; University of Utah Health Care Hospitals and Clinics Drug Information Service (2005, 5 April). *Galantamine (Reminyl)-possible increased mortality in patients with mild cognitive impairment*, rapport, accédé le 19 décembre 2006 à partir de http://uuhsc.utah.edu/pharmacy/alerts/81.html.
8. Notamment commercialisé dans les pays francophones sous le nom de Xanax. (N.D.T.)
9. Notamment commercialisé dans les pays francophones sous le nom de Rivotril. (N.D.T.)
10. Le Valium. (N.D.T.)

11. Notamment commercialisé sous le nom d'Halcion en Belgique, France et Suisse, sous des noms génériques au Canada : Apo-Triazo, Gen-Triazolam, etc. (N.D.T.)
12. Notamment commercialisé dans les pays francophones sous les noms de Ditropan, Kentera, Lyrinel Oros... (N.D.T.)
13. Notamment commercialisé dans les pays francophones sous le nom de Detrusitol SR. (N.D.T.)
14. Notamment commercialisé dans les pays francophones sous le nom de Spasmo-Urgénine. (N.D.T.)
15. Programme d'assurance sociale géré par le gouvernement des Etats-Unis, qui fournit une couverture d'assurance santé aux personnes âgées de 65 ans et plus, ou à d'autres personnes selon des exigences bien définies. (N.D.T.)
16. Veterans Administration, récemment renommé United States Department of Veterans Affairs, système mis en place au bénéfice des vétérans de l'armée et de leurs familles, qui comprend le paiement de rentes d'invalidité, de pensions de retraite, de bourses d'études, de prêts immobiliers, d'assurances vie, de soins médicaux, etc. (N.D.T.)
17. Health Management Organization, couverture d'assurance de santé qui repose sur une organisation de soins conçue pour réduire les coûts par diverses mesures (médecin de premier recours, encouragement au choix de thérapies moins onéreuses...) et améliorer la qualité de la prise en charge. (N.D.T.)
18. Commercialisée dans les pays francophones sous les noms d'Ebixa ou d'Axura. (N.D.T.)
19. On peut trouver un compte-rendu actualisé (août 2009) des analyses et de la position du NICE à l'adresse http://www.nice.org.uk/nicemedia/pdf/TA111GuidanceAmendedAug09.pdf (accédé le 18 septembre 2009), N.D.T.
20. Yesavage J.A., *et al.* (2002). Donepezil and flight simulator performance : effects on retention of complex skills. *Neurology, 59*, 123-125.
21. Hofman, A.J.C., *et al.* (1998). Smoking and risk of dementia and Alzheimer's disease in a population-based cohort study : the Rotterdam study. *Lancet, 9119,* 1840.
22. Logsdon, R.G., Gibbons, L.E., McCurry, S.M., & Teri, L. (2002). Assessing Quality of life in older adults with cognitive impairment. *Psychosomatic Medicine, 64,* 510-519. Teri L., *et al.* (2003). Exercise

plus behavior management in patients with Alzheimer's disease : A controlled clinical trial. *Journal of the American Medical Association, 290,* 2015-2022.

23. L'intitulé anglais était « The Global Impact on Quality of Lives », indiquant bien la prise en compte de dimensions non seulement matérielles, mais aussi psychologiques, familiales, sociales, etc. (N.D.T.)
24. Titre de l'un des romans les plus célèbres de l'écrivain américain John Steinbeck. (N.D.T.)
25. Courant médical très en vogue aux Etats-Unis, intégrant des approches conventionnelles et alternatives dans la perspective d'une prise en charge de la personne dans son ensemble. (N.D.T.)
26. National Institute of Health, National Institute on Aging (2005). *Genes, lifestyles and crossword Puzzles : can Alzheimer's disease be prevented ?* (DHHS Publication No. ADM 05-5503). Washington DC : U.S. Government Printing Office.
27. Jobst, K.A., Shostak, D., & Whitehouse, P.J. (1999). Diseases of meaning : manifestations of health, and metaphor. *Journal of Alternative and Complementary Medicine, 5*, 495-502.
28. Abréviation de « opposite the editorial page », ce qui signifie « imprimé sur une page opposée à celle de l'éditorial » ; c'est un article de journal qui exprime l'opinion d'un auteur, habituellement non affilié au comité de rédaction du journal. Les op-eds diffèrent des éditoriaux, habituellement non signés et écrits par des membres du comité de rédaction. (N.D.T.)
29. Tendance de l'organisme à maintenir ou à ramener les différentes constantes physiologiques (température, débit sanguin, tension artérielle, etc.) à des niveaux qui ne s'écartent pas de la normale. (N.D.T.)
30. Magazine états-unien d'une association de défense des consommateurs. (N.D.T.)
31. Cette étude, qui a porté sur plus de 3 100 personnes âgées, était achevée au moment de la traduction en français de cet ouvrage. Selon le neurologue responsable de l'étude, Steven DeKosky, « L'administration d'une dose normale de ginkgo biloba […] ne réduit pas le taux d'incidence de démence ou de la maladie d'Alzheimer. » Pour l'article intégral, voir l'édition du 19 novembre 2008 du *Journal of the American Medical Association*. (N.D.T.)
32. En français dans le texte. (N.D.T.)

33. Commercialisé en Europe sous le nom de Reminyl. (N.D.T.)
34. Durga, J. (2007). Effect of 3-year folic acid supplementation on cognitive function in older adults in the FACIT trial : a randomised, double blind, controlled trial. *Lancet, 369*, 208-216.
35. Aussi connue sous le nom de « pilule de Jouvence », popularisée par les travaux du Pr. Etienne-Emile Beaulieu. (N.D.T.)
36. En réalité Archibald. (N.D.T.)
37. La « bibliothèque Cochrane » : elle publie les résultats de la collaboration Cochrane qui, grâce à un réseau bénévole de chercheurs du monde entier, a pour but de permettre de meilleures prises de décisions en matière de soins médicaux en réalisant des revues systématiques des publications, essais cliniques, etc., portant sur les effets des interventions. (N.D.T.)
38. Il s'agit du Nootropyl. (N.D.T.)
39. Voir note 22 au chapitre 1. (N.D.T.)
40. Il est à souligner que si les aspects intergénérationnels, via la participation de nombreux mentors à des activités de lecture, de jardinage, de danse, de découverte de l'environnement, d'informatique, proposées, sont remarquables, l'école se distingue également en ce qu'elle intègre un pourcentage très élevé d'enfants issus de milieux défavorisés de la ville de Cleveland (une des plus pauvres des Etats-Unis) et leur assure un taux de réussite scolaire exceptionnel ; à ce titre, elle a été distinguée en tant qu'établissement d'excellence à l'échelle nationale. (N.D.T.)
41. Méthodes d'enseignement variées, notamment basées sur des expériences d'apprentissage actif, un équilibre entre les activités guidées par les enseignants et les activités guidées par les élèves, une intégration des matières enseignées et une responsabilisation des élèves dans l'apprentissage. (N.D.T.)
42. Entreprises Civiques. (N.D.T.)
43. « Le Corps d'Expérience », au sens militaire du mot corps. (N.D.T.)
44. « Le Chapitre Suivant » (N.D.T.)
45. « Montrer le chemin de manière expérimentée » (N.D.T.)
46. « Le But » (N.D.T.)
47. « Avancées capitales des Entreprises Civiques » (N.D.T.)
48. « Metropolitan Life Insurance Company », la plus grande compagnie proposant des assurances vie aux Etats-Unis. (N.D.T.)
49. « L'Amérique en overdose » (N.D.T.)

## Chapitre 6 : Le meilleur des mondes de la génétique et de la médecine moléculaire ?

1. Maison Blanche (2000, 26 juin). « President Clinton Announces the Completion of the First Survey of the Entire Human Genome : Hails Public and Private Efforts Leading to This Historic Achievement. » Communiqué de presse accédé le 1er septembre 2009 à partir de http://www.hhs.gov/news/press/2000pres/20000626.html.

2. La pharmacogénomique vise à étudier les variations de réponses aux médicaments selon les gènes présents chez un individu. (N.D.T.)

3. Cupples, L.A., Farrer, L.A., Sadovnik, A.D., Norman, R., Whitehouse, P.J., & Green, R.C. (2004). Estimating risk curves for first-degree relatives of patients with Alzheimer's disease : The REVEAL study. *Genetics in Medicine, 6,* 192-196.

4. Roberts, J.S., Cupples, L.A., Relkin, N.R., Whitehouse, P.J., & Green, R.C. (2005). Genetic risk assessment for adult children of people with Alzheimer's disease : The risk evaluation and education for Alzheimer's disease (REVEAL) study. *Journal of Geriatric Psychiatry and Neurology, 18,* 250-255.

5. Lock, M., Prest, J., & Lloyd, S. (2006). Genetic susceptibility and Alzheimer's disease : the penetrance and uptake of genetic knowledge. In A. Leibing & L. Cohen (Eds.), *Thinking about dementia : culture, loss, and the anthropology of senility* (p. 132). New Jersey : Rutgers University Press.

6. Baird, P.N., Guida, E., Chu, D.T., Vu, H.T., & Guymer, R.H. (2004). The epsilon 2 and epsilon 4 alleles of the apolipoprotein gene are associated with age-related macular degeneration. *Investigative Ophthalmology and Visual Science, 45,* 1311-1315.

7. Katz, D. (2006, 12 avril). Taking vitamins based on race : GenSpec introduces race-specific vitamins. ABC news online, accédé le 14 avril 2006 à partir de http://abcnews.go.com/GMA/Health/story?id=1834160.

8. Morris, J. (2005). Dementia update 2005. *Alzheimer's Disease and Associated Disorders, 19,* 100-117.

9. Référence à des termes apparus aux Etats-Unis dans le cadre des débats sur l'avortement, opposant les « pro-life » (en défaveur de l'avortement) et les « pro-choice » (en faveur du libre choix de la femme concernant sa fertilité). (N.D.T.)

10. Parties basales et antérieures du cerveau. (N.D.T.)

11. Essai clinique au cours duquel aucun des participants (sujet, investigateur, chercheur responsable des analyses, etc.) n'est tenu dans l'ignorance du traitement administré. (N.D.T.)

12. En fait, la phase III a été interrompue fin 2008, avant son terme, faute de résultats probants ; Neurochem n'a donc pas pu obtenir d'autorisation de mise sur le marché, mais l'entreprise envisage de commercialiser l'homotaurine, l'ingrédient actif de l'Alzhemed, comme un supplément alimentaire « susceptible d'améliorer la mémoire et la cognition ». (N.D.T.)

13. Nom donné aux Etats-Unis à la sclérose latérale amyotrophique (SLA), ou maladie de Charcot ; il fait référence à un célèbre joueur de base-ball des années 1920 et 1930 qui a souffert de cette affection. La SLA est une maladie neurodégénérative qui se caractérise par une paralysie progressive accompagnée d'une atrophie musculaire et parfois d'un syndrome démentiel d'allure fronto-temporale. (N.D.T.)

14. En septembre 2007, le groupe pharmaceutique Sanofi-Synthelabo a annoncé des résultats négatifs en phase III. (N.D.T.)

15. Pour un rappel, voir au chapitre 2 la présentation de l'hypothèse de la cascade amyloïde. (N.D.T.)

16. Le 1er juillet 2008, l'International Herald Tribune rapportait l'échec du Flurizan en phase III d'essai clinique et le renoncement de la firme à le développer. (N.D.T.)

17. Angell, M. (2004). *The truth about the drug companies* (p. 20). New York : Random House.

18. Cha, S. (2005). Doctors must say "no" : Accepting gifts from pharmaceutical firms muddies judgment, violates patients'trust. Editorial paru dans le *Cleveland Plain Dealer*, le lundi 1er août, section B.

19. Il est ici question des états constituant les Etats-Unis, qui disposent chacun d'un gouvernement. (N.D.T.)

20. Whitehouse, P.J. (2003). The rebirth of bioethics : extending the original formulations of Van Rensselaer Potter. *American Journal of Bioethics, 3*, W26-W31.

21. De manière générale, les bio-banques collectent, conservent, traitent et distribuent du matériel biologique d'origine essentiellement humaine (tissus, sang, matériel génétique…) et des informations liées à ce matériel, lesquelles concernent les informations cliniques et démographiques des

donneurs ; elles sont le plus souvent liées à une université ou à une structure gouvernementale, mais peuvent aussi être sous le contrôle d'organismes privés. (N.D.T.)

## CHAPITRE 7 : IDENTIFIER CEUX QUI ONT BESOIN DE CONSEILS MÉDICAUX POUR LEURS PROBLÈMES DE MÉMOIRE

1. Le terme de « senior moments » est utilisé dans les pays anglophones pour faire référence à un oubli passager caractéristique des personnes âgées. (N.D.T.)
2. Traphagan, J. (2006). Being a Good Rojin. In A. Leibing & L. Cohen (Eds.), *Thinking about dementia : Culture, loss and the anthropology of senility* (p. 274). New Jersey : Rutgers University Press.
3. Monstre inventé au Japon, qui a la forme d'un lézard géant préhistorique réveillé par les essais nucléaires qui ont détruit son environnement (et est de ce fait très fâché contre les hommes...). (N.D.T.)
4. Reproduits avec la permission de www.alz.org.
5. Les deux villes sont au bord du lac Erie, aux Etats-Unis, mais sont distantes de plus de 300 km. (N.D.T.)
6. Aussi dit REM (pour Rapid Eye Movement), cycle du sommeil durant lequel l'activité électrique du cerveau est proche de celle de l'éveil et durant lequel on peut observer des mouvements oculaires rapides. (N.D.T.)
7. Terme qu'il est recommandé d'utiliser préférentiellement à télémarketing. (N.D.T.)
8. Ou encore à un psychologue ou neuropsychologue. (N.D.T.)
9. Forstl, H., Burns, A., Luthert, P. Cairns, N. Lantos, P. & Levy, R. (1993). Clinical and neuropathological correlations of depression in Alzheimer's disease. *Psychological Medicine*, *22*, 877-884.
10. Rapp, M.A., *et al.* (2006). Increased hippocampal plaques and tangles in patients with Alzheimer's disease with a lifetime history of major depression. *Archives of General Psychiatry, 63*, 161-167.
11. Troller, J., & Valenzuela, M. (2001). Brain ageing in the new millennium. *Australian and New Zealand Journal of Psychiatry, 35*, 788-805.

12. Selon cette théorie, la réduction du processus mitochondrial peut engendrer des mutations mitochondriales. On fait l'hypothèse que ce phénomène a pour conséquence d'accélérer la production de dérivés réactifs oxygénés, notamment de radicaux libres, soit des petites molécules hautement réactives et dommageables pour les tissus. (N.D.T.)
13. Kleim, J.A., Vij, K., Ballard, D.H., & Greenough, H.T. (1997). Learning-dependent synaptic modifications in the cerebellar cortex of the adult rat persist for at least four weeks. *The Journal of Neuroscience, 17*, 717-721.
14. Li, S.C. (2003). Biocultural orchestration of developmental plasticity across levels : the interplay of biology and culture in shaping the mind and behavior across the life span. *Psychological Bulletin, 129*, 171-194.

## Chapitre 8 :
### Se préparer à la visite médicale

1. Basting, A.D. (2003). Looking back from loss : views of the self in Alzheimer's disease. *Journal of Aging Studies*, *17*, 87-99.
2. Mini examen de l'état mental. (N.D.T.)
3. Malgré ses nombreuses imperfections, le MMSE a l'intérêt, du fait de sa standardisation, de permettre des comparaisons entre deux évaluations chez un même patient ou entre des populations de patients, même si les évaluations ont été réalisées en des lieux différents. (N.D.T.)
4. Technique apparue dans les années 1980, basée sur les principes de la résonance magnétique nucléaire : on applique une combinaison d'ondes électromagnétiques à haute fréquence sur une partie du corps et on mesure le signal alors émis par certains atomes, comme l'hydrogène, ce qui permet de déterminer la composition chimique – et donc la nature – des tissus biologiques en chaque point du volume imagé. (N.D.T.)
5. Littéralement, tomographie computérisée ; aussi appelée tomodensitométrie, tomographie axiale calculée par ordinateur, CT-scan ou simplement scanner ; cette technique permet de reconstruire le volume du cerveau par le biais de l'informatique, à partir d'une série de mesures effectuées par tranches au moyen de rayons X. (N.D.T.)
6. Respectivement professeure de psychologie et professeur de philosophie, ayant écrit ensemble un chapitre sur les théories philosophiques

de la sagesse. Osbeck, L., & Robinson, D.N. (2005). Philosophical theories of wisdom. In R.J. Sternberg & J. Jordan (Eds.), *A Handbook of wisdom : Psychological perspectives* (pp. 61-83). Cambridge : Cambridge University Press. (N.D.T.)

7. Centre de soins médicaux de pointe, très réputé aux Etats-Unis. (N.D.T.)
8. Rappelons qu'une part non négligeable (16,4 % des adultes de moins de 65 ans en 2007, selon le National Center for Health Statistics) de la population des Etats-Unis ne bénéficie d'aucune couverture de santé. Les personnes de plus de 65 ans bénéficient d'un programme gouvernemental d'assurance sociale (Medicare, voir note 19 du chapitre 5), lequel est cependant loin de couvrir toutes les dépenses. Les assurances pour les soins à long terme (qui existent aux Etats-Unis et en Grande-Bretagne) permettent en général de couvrir les frais liés à un accompagnement ou aux soins à domicile, à la participation à des activités de foyers de jour, à des hospitalisations dans des structures de répit, ainsi qu'à une institutionnalisation. (N.D.T.)
9. Un placebo imite un médicament, mais ne comprend aucune substance active sur le plan physiologique. (N.D.T.)
10. Cité dans Clare, L. (2003). Managing Treats to self : Awareness in early stage Alzheimer's disease. *Social Science and Medicine, 57,* 1017-1029.
11. Société à but non lucratif fournissant à ses clients des informations (fondées sur les résultats publiés de recherches empiriques) sur des médicaments, des traitements, etc., dans le but de les aider à prendre les meilleures décisions relatives à leur santé. (N.D.T.)
12. Signalons ici le site remarquable d'un patient qui décrit tout aussi bien les stratégies mises en place pour pallier ses manques que son évolution personnelle avec la maladie et qui donne de nombreux liens utiles, notamment vers des associations de patients : www.survivre-alzheimer.com. (N.D.T.)
13. Dr Mort. (N.D.T.)

## CHAPITRE 9 :

### DES CONSEILS POUR BIEN VIEILLIR TOUT AU LONG DE VOTRE VIE

1. Berrino, F. (2002). Westerm diet and Alzheimer's disease. *Epidemiology Prevention*, *26,* 107-115.

2. Grant, W.B. (1999). Dietary links to Alzheimer's disease. *Alzheimer's Disease Review, 1,* 197-201.

3. O'Keefe, J.R., & Cordain, L. (2004). Cardiovascular disease resulting from a diet and lifestyle at odds with our paleolithic genome : How to become a 21st century hunter-gatherer. *Mayo Clinic Proceedings, 79,* 101-108.

4. Eaton, S.B., & Eaton, S.B. III. (1999). Hunter-gatherers and human health. In *The Cambridge Encyclopedia of Hunters and Gatherers* (p. 449). Cambridge : Cambridge University Press.

5. McMichael, A.J. (2001). Human frontiers, environments, and disease. Cambridge : Cambridge University Press.

6. Schaefer, E.J., *et al.* (2006). Plasma phosphatidylcholine docosahexaenoic acid content and risk of dementia and Alzheimer disease : The Framingham heart study. *Archives of Neurology, 63,* 1545-1550.

7. Morris, M.C., Evans, D.A., Tangney, C.C., Benias, J.L., & Wilson, R.S. (2005). Fish consumption and cognitive decline with age in a large community study. *Archives of Neurology,* 62. (doi :10.1001/archneu.62..12.noc50161).

8. Morris, M.C., *et al.* (2004). Dietary fat intake and 6-year cognitive change in an older biracial community population. *Neurology, 62,* 1573-1579.

9. Les acides gras trans augmentent également les risques de maladies cardio-vasculaires et de cancer du sein. (N.D.T.)

10. Simopoulos, A.P. (1999). Evolutionary aspects of Omega-3 fatty acids in the food supply. *Prostaglandins, Leukotrienes and Essential Fatty Acids, 60,* 421-429. Morris, J. (2005). Dementia update 2005. *Alzheimer's Disease and Associated Disorders, 19,* April-June.

11. De Caterina, R., & Basta, G. (2001). N-3 fatty acids and the inflammatory response - biological background. *European Heart Journal Supplement, 3 (Supp. D),* D42-D49. Hann, M., & Wallace, R. (2004). Can dementia be prevented ? Brain aging in a population-based context. *Annual Review of Public Health, 25,* 1-24.

12. Ou biphényles polychlorés, polluants massivement utilisés comme lubrifiants dans l'industrie, des années 1930 aux années 1970, se dégradant peu et s'accumulant dans les organismes vivants. La plupart des PCB sont cancérigènes et peuvent induire des perturbations endocriniennes ou métaboliques, pas toujours réversibles. (N.D.T.)

13. Mozaffarian, D. (2006). Fish intake, contaminants, and human health. *JAMA, 296,* 1885-1899. *EPA dietary advice on fish.* http://www.epa.gov/waterscience/fishadvice/advice.html.

14. Gros poisson se trouvant dans les fonds marins tropicaux au large de la Floride ou des Antilles. (N.D.T.)

15. Ou crabe Snow ; en fait, il s'agit d'une araignée de mer. (N.D.T.)

16. EPA dietary advice on fish. http://www.epa.gov/waterscience/fishadvice/advice.html.

17. Appartenant à une famille de molécules organiques très présentes dans le règne végétal et reconnues pour leurs vertus antioxydantes. (N.D.T.)

18. Ruitenberg, A., *et al.* (2002). Alcohol consumption and risk of dementia : the Rotterdam Study. *The Lancet, 359,* 281-286.

19. Scarmeas, N., Stern, Y., Tang, M.X., Mayeuz, R., & Luchsinger, J.A. (2006). Mediterranean diet and risk for Alzheimer's Disease. *Annals of Neurology, 59,* 912-921.

20. Morris, M.C., Evans, D.A., Tagney, C.C., Bienias, J.L., & Wilson, R.S. (2006). Associations of vegetable and fruit consumption with age-related cognitive change. *Neurology, 67,* 1370-1376.

21. Ganguli, M., *et al.* (2000). Apolipoprotein E polymorphism and Alzheimer's disease : the Indo-US Cross-National Dementia Study. *Archives of Neurology, 57,* 824-830.

22. Ng, T.-P., Chiam, P.-C., Lee, T., Chua, H.-C., Lim, L., & Kua, E.-H. (2006). Curry consumption and cognitive function in the elderly. *American Journal of Epidemiology, 164,* 898-906.

23. Zhu, H., Guo, Q., & Mattson, M.P. (1999). Dietary restriction protects hippocampal neurons against the death-promoting action of presenilin-1 mutation. *Brain Research, 842,* 224-229.

24. Pasinetti, G.M., *et al.* (2007). Experimental approaches and therapeutic implications. *Interdisciplinary Topics in Gerontology, 35,* 159-175.

25. Waterland, R., & Garza, C. (1999). Potential mechanisms of metabolic imprinting that lead to chronic disease. *American Journal of Clinical Nutrition, 69,* 179-197.

26. Horwood, J.L., & Fergusson, D.M. (1998). Breastfeeding and later cognitive and academic outcomes. *Pediatrics, 101,* e9.

27. Rodgers, B. (1978). Feeding in infancy and later ability and attainment : a longitudinal study. *Journal of Developmental Medicine and Child Neurology, 20,* 421-426.

28. Uauy, R., & De Andraca, I. (1995). Human milk and breast feeding for optimal mental development. *British Journal of Nutrition, 125*, 2278S-2280S.

29. Uauy, R., & Peirano, P. (1999). Breast is best : human milk is the optimal food for brain development. *American Journal of Clinical Nutrition, 70*, 433-434.

30. Rappelons que dans certains états des Etats-Unis, surtout dans le Sud, l'allaitement en public est très mal vu, voire prohibé par la loi, et qu'une mère peut y être condamnée pour « outrage public à la pudeur ». (N.D.T.)

31. O'Keefe, J.R., & Cordain, L. (2004). Cardiovascular disease resulting from a diet and lifestyle at odds with our paleolithic genome : How to become a 21st century hunter-gatherer. *Mayo Clinic Proceedings, 79*, 101-108.

32. Trejo, J.L., Carro, E., & Torres-Alemán, I. (2001). Circulating insulin-like growth factor I mediates exercise-induced increases in the number of new neurons in the adult hippocampus. *The Journal of Neuroscience, 21*, 1628-1634.

33. Tinetti, M.E., *et al.* (1994). A multifactorial intervention to reduce the risk of falling among elderly people living in the community. *New England Journal of Medicine, 331*, 821-827. Stuck, A.E., Walthert, J.M., Nikolaus, T., Bula C.J., Hohmann, C., & Beck, J.C. (1999). Risk factors for functional status decline in community-living elderly people : a systematic literature review. *Social Science & Medicine, 48*, 445-469. Appel L.J., *et al.* (2003). Writing group for the PREMIER collaborative research group. Effects of comprehensive lifestyle modification on blood pressure control : main results of the PREMIER clinical trial. *Journal of the American Medical Association, 289*, 2083-2093. Kramer, A.F., Colcombe, S.J., McAuley, E., Scalf, P.E., & Erikson, K.I. (2005). Fitness, aging and neurocognitive function. *Neurobiology of Aging, 26*, S124-S127.

34. Peeke, P. (2005). *Body for life for women*. New York : Rodale.

35. Larson, E.B, *et al.* (2006). Exercise in people age 65 years and older is associated with lower risk for dementia. *Annals of Internal Medicine, 144*, 73-81.

36. Ou « balle molle » pour nos amis québécois, sport collectif s'apparentant au base-ball. (N.D.T.)

37. Barker, D. (1996). The origins of coronary heart disease in early life. In C.J.K. Henry & S. Ulijaszek (Eds.), *Long term consequences of early environment : growth, development, and the lifespan developmental perspective* (pp. 155-162). Cambridge : Cambridge University Press.
38. Grandjean, P., & Landrigan, P.J. (2006). Developmental neurotoxicity of industrial chemicals. *The Lancet, 368,* 2167.
39. Barthes, D., Berlin, A., Engel, R., Recht, P., & Smeets, J. (1973). *Environmental health aspects of lead. Proceedings of the International Symposium* (pp. 1-168). Luxembourg : Commission of the European Community.
40. Les vins romains était sujets à la contamination par le plomb, car les raisins étaient bouillis dans des récipients en bronze – alliage très riche en plomb. L'intoxication de la classe dirigeante provient du fait que les Romains buvaient, selon les estimations, de un à cinq litres de vin par jour et par personne. (N.D.T.)
41. Nriagu, J.O. (Ed.). (1978). *The biogeochemistry of lead in the environment. Part A. Ecological cycles.* Amsterdam : Elsevier/North Holland Biomedical Press (p. 422). De Michele, S.J. (1984). Nutrition of lead. *Comparative Biochemistry and Physiology, 78A,* 401-408.
42. Basha, M.R., *et al.* (2005). The fetal basis of amyloidogenesis : exposure to lead and latent overexpression of amyloid precursor protein and beta-amyloid in the aging brain. *The Journal of Neuroscience, 254,* 823-829.
43. Needleman, H.L., McFarland, C., Ness, R.B., Fienberg, S.E., & Tobin, M.J. (2002). Bone lead levels in adjudicated delinquents. A case control study. *Neurotoxicology and Teratology, 24,* 711-717.
44. Lamphear, B.P., *et al.* (2005). Low-Level Environmental Lead Exposure and Children's Intellectual Function : An International Pooled Analysis. *Environmental Health Perspectives, 13,* 894-899.
45. Greater Cleveland Lead Advisory Board. 2006. http://www.cleavelandhealth.org/activeserverpages/environment/leadelimination.asp (accédé le 15 décembre 2006). Il faut noter que la ville de Cleveland connaît l'un des plus hauts taux d'empoisonnement au plomb des Etats-Unis. (N.D.T.)
46. Grandjean, P., & Landrigan, P.J., *op. cit.*
47. National Research Council (2000). *Toxicological effects of methylmercury.* Washington : National Academy Press.

48. Landrigan, P.J. (1981). Arsenic-state of the art. *American Journal of Industrial Medicine, 2,* 5-14.

49. Grandjean, P., & Landrigan, P.J., *op. cit.*, p. 2172.

50. Paru en français en 1963 chez Plon sous le titre « Le printemps silencieux ». Zoologiste et biologiste réputée, cette auteure a également écrit d'autres ouvrages d'inspiration écologiste, notamment *La mer qui nous entoure* (1952) et *La vie de l'océan* (1952). (N.D.T.)

51. Grandjean, P., & Landrigan, P.J., *op.cit.*

52. Rohlman, D.S., *et al.* (2005). Neurobehavioral performance in preschool children from agricultural and non-agricultural communities in Oregon and North Carolina. *Neurotoxicology, 26,* 589-598.

53. Guillette, E.A., Meza, M.M., Aquilar, M.G., Soto, A.D., & Garcia, I.E. (1998). An anthropological approach to the evaluation of preschool children exposed to pesticides in Mexico. *Environmental Health Perspectives, 106,* 347-353.

54. Barlow, B.K., Cory-Slechta, D.A., Richfield, E.K., & Thiruchelvam, M. (2007). The gestational environment and Parkinson's disease : evidence for neurodevelopmental origins of a neurodegenerative disorder. *Reproductive Toxicology, 23,* 457-470.

55. Savory, J., *et al.* (1996). Can the controversy of the role of aluminum in Alzheimer's disease be resolved ? What are the suggested approaches to this controversy and methodological issues to be considered ? *Journal of Toxicology and Environmental Health, 48,* 615-636.

56. Sapolsky, R. (1998). *Why zebras don't get ulcers : an updated guide to stress, stress-related disease and coping*. New York : W.H. Freeman and Co.

57. Le titre en anglais « Getting by with a little help from your friends » fait référence à la célèbre chanson des Beatles « With a little help from my friend ». (N.D.T.)

58. Rizzolatti, G., & Craighero, L. (2004). The Mirror Neuron System. *Annual Review of Neuroscience, 27,* 169-192.

59. Katzman, R., *et al.* (1988). Clinical, pathological, and neurochemical changes in dementia : a subgroup with preserved mental status and numerous neocortical plaques. *Annals of Neurology, 23,* 138-144.

60. Smith, A.D., & Zigmond, M.J. (2003). Can the brain be protected through exercise ? Lessons from an animal model of parkinsonism. *Experimental Neurology, 184,* 274-284.

61. Par exemple, une femme en bikini, palmes et tuba, posant sur un rocher au fond de l'eau ; une vieille dame dans le cockpit d'un bimoteur ; un homme sautant par dessus un canyon, etc. (N.D.T.)

62. En francophonie, on trouve des initiatives similaires, par exemple via l'association Opale qui propose des formations au recueil d'histoires auprès des personnes âgées (http://www.culture-proximite.org), via une série de projets intergénérationnels autour des récits que l'on trouvera décrits sur le site www.intergenerations.be, par le biais de l'association RAMAGE (Récits Autobiographiques Messages Aux Générations Emergentes), http://www.parisruecler.com/solidaire7/images/cybercafe.pdf, ou encore par le site développé par l'UNICEF et Google pour aider à recueillir, conserver et partager en ligne des récits de personnes du monde entier, avec leurs cultures et leurs communautés, http://www.ourstories.org/fr/about.html. (N.D.T.)

63. Zhang, M., *et al.* (1990). The prevalence of dementia and Alzheimer's disease in Shanghai, China : impact of age, gender, and education. *Annals of Neurology, 27*, 428-437.

64. Whalley, L.J., *et al.* (2000). Childhood mental ability and dementia. *Neurology, 55*, 1455-1459.

65. Fritsche, T., *et al.* (2005). Associations between dementia/mild cognitive impairment and cognitive performance and activity levels in youth. *Journal of the American Geriatrics Society, 53*, 1191-1196.

66. Snowdon, D.A., *et al.* (1996). Linguistic ability in early life and cognitive function and Alzheimer's disease in late life. Findings from the Nun study. *Journal of the American Medical Association, 275*, 528-532.

67. Kraemer, G.W. (1998). Brain development, attachment and impact on psychic vulnerability. *Psychiatric Times, 15*, 1-5.

68. Greenough, W.T., Black, J.E., & Wallace, C.S. (1987). Experience and brain development. *Child Development*, *58*, 539-559.

69. Fritsche, T., *et al.* (2005). Associations between dementia/mild cognitive impairment and cognitive performance and activity levels in youth. *Journal of the American Geriatrics Society, 53*, 1191-1196.

70. « In the making » traduit l'idée de « en train de se faire » ; le titre du programme dont il est question pourrait donc se traduire approximativement par « Mémoire en herbe » ou « Graine de mémoire ». (N.D.T.)

71. « Jouer seul(e) au bowling » (N.D.T.)

72. House, J.S., Robbins, C., & Metzner, H.L. (1982). The Association of Social Relationships and Activities with Mortality : Prospective Evidence From the Tecumseh Community Health Study. *American Journal of Epidemiology, 116,* 123-140.

73. Fabrigoule, C., *et al.* (1995). Social and leisure activities and risk of dementia : a prospective longitudinal study. *Journal of the American Geriatrics Society, 43*, 485-490.

74. Chaîne de renommée internationale qui produit et distribue des émissions d'information, des débats et des divertissements. (N.D.T.)

75. Lindstrom, H.A., *et al.* (2005). The relationships between television viewing in midlife and the development of Alzheimer's disease in a case-controlled study. *Brain and Cognition, 58,* 157-165.

76. Nalsh, J. (2006, 21 octobre). Chief of the screen police : Susan Greenfield tells John Nalsh why our onscreen computer culture could create a dumb generation. *The Times*, p. 6.

77. Ecrivain états-unien né en 1959 ; le livre *Tuesday's with Morrie* (« Les mardis passés avec Morrie ») relate les moments qu'il a passés avec son ancien professeur, souffrant de sclérose latérale amyotrophique. (N.D.T.)

78. Rowe, J.W., & Kahn, R.L. (1998). Successful aging. *Aging (Milano), 10,* 142-144. Rowe, J.W., & Kahn, R.L. (1987). Human aging : usual and successful. *Science, 237,* 143-149. Stuck, A.E., Walthert J.M., Nikolaus, T., Bula, C.J., Hohmann, C., & Beck, J.C. (1999). Risk factors for functional status decline in community-living elderly people : a systematic literature review. *Social Science & Medicine, 48,* 445-469.

79. Welin, L., Larsson, B., Svardsudd, K., Tibblin, B., & Tibblin, G. (1992). Social network and activities in relation to mortality from cardiovascular diseases, cancer and other causes - a 12 year follow up of the study of men born in 1913 and 1923. *Journal of Epidemiology and Community Health, 46*, 127-132. Brown, G.W., & Harris, T. (1978). *Social origins of depression.* London : Tavistock. Unger, J.B., Johnson, C.A., & Marks, G. (1997). Functional decline in the elderly : evidence for direct and stress- buffering protective effects of social interactions and physical activity. *Annals of Behavioral Medicine*, *19*, 152-160.

80. Marmot, M.G., Syme, S.L., Kagan, A., Cohen, J.B., & Belsky, J. (1975). Epidemiological studies of coronary heart disease and stroke

in Japanese men living in Japan, Hawaii, and California : Prevalence of coronary and hypertensive heart disease and associated risk factors. *American Journal of Epidemiology, 102,* 514-525. Marmot, M.G., & Syme, S.L. (1976). Acculturation and coronary heart disease in Japanese Americans. *American Journal of Epidemiology*, *104*, 225-247.

81. Programme gouvernemental aux Etats-Unis aidant les personnes âgées et leurs familles à avoir accès à des services tels que des transports, de l'aide à domicile, un soutien aux proches, etc. Dans les pays francophones, nous vous suggérons de contacter votre mairie pour qu'elle vous informe quant aux services disponibles. (N.D.T.)
82. House, J.S., Robbins, C., & Metzner, H.L. (1982). The association of social relationships and activities with mortality : Prospective evidence from the Tecumseh community health study. *American Journal of Epidemiology, 116,* 123-140.
83. Berkman, L.F., & Breslow, L. (1983). *Health and Ways of Living : The Alameda County Study* (pp. 83-85). New York : Oxford University Press. Moen, P., Dempster-McClain, D., & Williams Jr., R. (1989). Social integration and longevity : An event history analysis of women's roles and resilience. *American Sociological Review, 54*, 635-647.
84. Les cytokines sont des substances solubles de communication, essentiellement synthétisées par les cellules du système immunitaire, qui agissent à distance sur d'autres cellules pour en réguler l'activité et la fonction. Elles sont impliquées dans quantité de processus tels que l'embryogenèse, la reproduction, la gestation, la réponse immunitaire, l'inflammation, etc. (N.D.T.)
85. Blazer, D.G. (2003). Depression in Late Life : Review and Commentary. *The Journals of Gerontology Series A : Biological Sciences and Medical Sciences*, *58,* M249-M265.
86. Steffens, D., *et al*. (2002). Hippocampal volume and incident dementia in geriatric depression. *American Journal of Geriatric Psychiatry. 10,* 62-71.
87. Il s'agit de services dits "Hospice facilities", qui fournissent notamment des aides médicales et psychologiques, à domicile, en ambulatoire ou en institution, à des personnes en fin de vie et à leur entourage ; initialement développés pour les soins palliatifs, ils offrent maintenant également leur assistance à des personnes en phase terminale d'autres affections, y compris démentielles. (N.D.T.)

88. Scheidt, R., Humpherys, D., & Yorgason, J. (1999). Successful aging : What's not to like ? *The Journal of Applied Gerontology, 18*, 272-282.

89. Baltes, P. (1988). The aging mind. *Gerontologist, 33*, 580-594.

90. *Ibid.*

91. www.aarp.org (accédé le 16 décembre 2006) ; l'AARP est l'American Association for Retired Person, une organisation non gouvernementale destinée aux personnes de plus de 50 ans, qui compte plus de 35 millions de membres et qui a pour but d'améliorer la qualité de vie dans le vieillissement, en offrant toutes sortes de prestations, produits, etc., à ses membres. (N.D.T.)

92. Shore, R. (1997). *Rethinking the brain*. New York : Families and Work Institute.

93. Les taux de toutes ces protéines augmentent dans les états inflammatoires, chroniques ou aigus, et en sont des marqueurs. (N.D.T.)

94. Finch, C.E., & Crimmins, E.M. (2004). Inflammatory exposure and historical changes in human life-spans. *Science, 305*, 136.

95. Toxine très dangereuse produite par des champignons, également hautement cancérigène et tératogène, que l'on trouve surtout dans les moisissures de céréales, de fruits secs ou de noix. (N.D.T.)

96. Golden, M.H. (1998). Oedematous malnutrition. *British Medical Bulletin, 54*, 433-444.

## ÉPILOGUE :

## PENSER COMME UNE MONTAGNE : L'AVENIR DU VIEILLISSEMENT

1. Traduction de « Les Voyages de Gulliver » basée sur celle de l'abbé Pierre François Guyot Desfontaines (1727), retravaillée par Imago Mundi sur le site http://www.cosmovisions.com/Swift0310.htm (accédé le 09.09.09.).

2. Poète et moraliste américain (1807-1882). (N.D.T.)

3. Aux Etats-Unis, on parle de « Hospice care » pour faire référence à des établissements initialement dévolus exclusivement aux soins palliatifs, mais qui, au fil du temps, ont été ouverts à toute personne ayant un pronostic de vie de moins de six mois. Les soins fournis sont essentiellement centrés sur l'accompagnement et la palliation des symptômes, que ces derniers soient physiques ou émotionnels. (N.D.T.)

4. Le terme de « free clinic » fait référence à un service médical de proximité offrant des soins communautaires (prévention, maladies chroniques, soins dentaires...) gratuits ou très peu onéreux dans des pays ne disposant pas d'une couverture médicale universelle. Les soins sont en général fournis aux personnes ayant un revenu bas et n'ayant pas d'assurance de santé ; aux Etats-Unis, ce groupe inclut les personnes qui ne peuvent pas bénéficier de programmes d'assurance étatiques tels que Medicare. En Europe, on trouve, par exemple en Belgique, des « Free Clinics » qui dispensent une assistance psycho-médico-sociale et juridique. (N.D.T.)

5. Le Research Triangle Institute International est un organisme de recherche à but non lucratif situé dans le Research Triangle Park, deuxième centre de recherche de haute technologie des Etats-Unis derrière la Silicon Valley. Cette organisation, qui emploie plus de 2600 personnes, effectue des recherches dans de nombreux domaines, notamment l'application de technologies de pointe à la santé et à la pharmacologie, à des enquêtes et à des statistiques, à l'éducation et la formation, au développement économique et social, à l'environnement, etc. (N.D.T.)

6. Le terme d'« activisme » est utilisé ici dans le sens général d'une attitude consistant à prendre une part active aux événements, particulièrement dans un contexte social. (N.D.T.)

7. Il s'agit de petites unités de vie intégrant des espaces privés et des espaces communs, animés d'une vie collective et gérées dans une perspective participative. Elles impliquent généralement un projet de vie commun : les résidents y partagent des activités et s'accordent sur la part que chacun apporte au groupe (contribution financière, services et temps offerts à la communauté...). Dans certains cas, des bénévoles apportent un soutien communautaire (repas, nettoyage, transports, démarches administratives...) à des résidents fragilisés. Un nombre croissant d'initiatives d'habitat alternatif pour les personnes âgées voient actuellement le jour en Europe ; voir notamment les projets liés aux « Demenzfreundliche Kommune » en Allemagne (http://www.aktion-demenz.de/home/143.html) et l'appel à projets de la fondation belge « Roi Baudouin » pour des communes « Alzheimer admis (http://www.kbs-frb.be/call.aspx?id=251480&LangType=2060). (N.D.T.)

8. Dessin animé produit dans les années 1960 par Hanna et Barbera (aussi créateurs de *Tom et Jerry, Yogi l'ours, La famille Pierrafeu...*), projetant la vie quotidienne d'une famille américaine dans le futur. (N.D.T.)

9. A l'origine, cette mention faisait partie de la loi d'utilité publique des Etats-Unis ; elle a été intégrée à la loi sur la radiodiffusion de 1927 pour constituer la base opérationnelle de décision d'attribution de licence d'émission. (N.D.T.)

# INDEX